ここが知りたかった
緩和ケア
改訂第3版

著

余宮きのみ

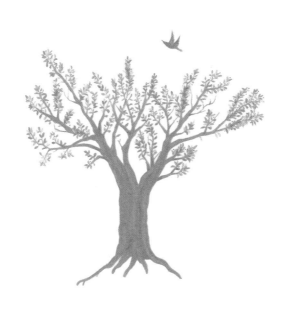

南江堂

改訂第3版　序文

　改訂第2版の増刷に際して内容を改めて見直していたところ，今の私の診療とは異なってきている点が随所にみられたため，改訂することにしました．

　以下に，主な改訂点をまとめてみたいと思います．

　一つ目は，新しい薬剤の登場に伴う変化を反映したことです．ここ数年，新たな鎮痛補助薬，悪液質治療薬，便秘治療薬，睡眠薬の登場により，緩和ケアにおける薬剤の選択方法が大きく変わってきています．新規薬剤は，既存薬では満たされないニーズに対応するものです．したがって，よりよい症状緩和ができるかどうかは，新薬をいかに活かし使いこなすかにかかっています．改訂第3版では，新規薬剤によりアップデートした臨床について新たに執筆しております．

　二つ目は，私たち臨床家が毎日直面している課題について，新たな項目を設けたことです．例をあげると，激痛時の急速鎮痛，メサドンを飲めなくなったときの対応，鎮痛補助薬の選択方法，薬物療法を行ううえで心得ておきたい放射線治療の適応，見逃されやすい筋・筋膜性疼痛，単なる薬物療法を続けていては危険な骨転移を見逃さない方法と対応方法，アカシジアの治療法，アナモレリンとコルチコステロイドの選択方法，新しい便秘治療薬を含めた治療法などです．どれも科学的エビデンスは不十分，あるいは情報が限られているものですが，現場ではこうしたことが課題になります．患者さんは生きた教科書です．エビデンスのないことにも踏み込んで，患者さんから学んだことを存分に執筆しました．

　三つ目は，初版から掲載している症状緩和の項目についても，少しずつ内容を変更・削除・追加したことです．たとえば，おなじみの「痛みと眠気の組み合わせで解決の糸口をつかもう」では，全国の皆さんから「眠気とは？」「眠気をうまく評価できない」といったお声をいただき，そうした疑問に答えるべく内容を変更・追加しています．

　以上の3点に加えて，強調したい内容については，臨床場面をより想起しやすいように新たにイラストを描いてもらいました．

こうした筆者の考えを全面的に汲んで，よりよい書籍となるよう細やかに改訂作業をご支援くださった南江堂の髙橋有紀さん，髙橋幸子さん，また表紙絵とイラストを描いてくださった柏木リエさんに心からの感謝を申し上げます．

　本書の最大の特徴は，"患者さんから学んだことをもとに積み重ねてきた臨床が書かれている"ということです．本書が，今苦しんでいるがん患者さんの苦痛緩和の一助となれば，これほど嬉しいことはありません．

2023年 夏

余宮　きのみ

改訂第2版　序文

「書かれた医学は過去の医学である．目前で悩む患者のなかに明日の医学の教科書の中身がある」東京大学名誉教授の沖中重雄先生の言葉です．

9年前，この言葉を知り，本書を執筆する決心をしました．

実は今になって白状すると，出版当初は，こんなことを執筆してしまって "科学的エビデンスがない" とお叱りを受けるのではないかと恐れていました．科学的エビデンスのあることは当然行う，でも科学的エビデンスだけでは苦痛緩和は得られない．目の前の苦しんでいる患者さんの苦痛を今すぐに緩和する必要に迫られて，筆者が蓄積してきた知恵を執筆することこそが，身を挺して筆者に経験の機会をくれた患者さんとご家族への恩返しであると，勇気を奮って出版しました．

そうしたところ，ありがたいことに全国各地の多くの医療者の方々が，"実用的" "臨床で本当に役立っている" などの感想をお寄せくださいました．本書を患者さんの幸せに役立ててくださった方々に心からの感謝を申し上げます．

2011年の初版刊行後，新規薬剤などを補った「増補版」を2016年に刊行しましたが，ここ数年でさらに多くのことを患者さんを通して教えてもらいました．そこで，内容を刷新して第2版を刊行することとしました．

第2版では，最近使用されるようになったヒドロモルフォンやメサドン，筆者が鎮痛補助薬として使用しているラコサミド，ミロガバリンやメマンチン，複数の新規便秘治療薬を加えて大幅に加筆修正しました．武器が増えたことの恩恵を患者さんの幸せに活かす手助けとなれば嬉しいです．

加えて，高齢化によりポリファーマシーが問題となるなかで，常に薬物相互作用を念頭に置かないと，患者さんに予想外の害を与えてしまうことになります．そのため，各所に薬物相互作用について加筆しました．そのほか，患者さんから経験を積ませていただいた悪心・嘔吐，せん妄，不眠の薬物療法を全面的に改訂し，そのまま臨床で役立つ処方例に変更しました．

今回，このような改訂を行うことができたのは，初版，増補版をご利用下

さった多くの方々のお蔭と感謝の気持ちでいっぱいです.

　最後に, 第2版刊行へ導いてくださった南江堂の杉浦伴子さん, 一條尚人さん, また表紙絵を描いてくださった画家の柏木リエさんに深く感謝を申し上げます.

　本書が, 続けて, 苦しんでいる方々のお役に立てることを心より祈っております.

2019年 春

余宮　きのみ

初版の序

　私は医学生の時に，がんで苦しんでいる患者さんの「緩和ケア」に携わろうというきっかけを与えられました．時は1987年，たまたまWHOから『がんの痛みからの解放』の日本語版が出版された年でした．

　当時の日本は「緩和ケア」という言葉を耳にすることもなく，「ターミナルケア」などと呼ばれてオピオイドの使用もままならない時代でした．そのような時代からこれまで，周囲の先輩たちから教えを受け，緩和ケアに関する本を読みながら，いかに目の前の患者さんの苦痛を和らげるかということに力を尽くしてきました．

　それでもなお，苦痛を和らげることができない，緩和の難しい激しい苦痛に遭遇し，本を調べて得られることでは太刀打ちできないというケースにたびたび遭遇しました．いつも「どうしたらこの患者さんの苦痛を一刻もはやく和らげられるのか」と考えてきました．そんな逡巡を繰り返すうちに，こうした解決の糸口は基本をさらに掘り下げたところにあることに気づき，すこしずつ自分なりの工夫が生まれました．このような難渋症例は，臨床研究では対象から除外されること，そしてさまざまな事例に対処できる臨床は個々の臨床家が経験の中で培った小さなノウハウの集積であるのだな…ということにも気づきました．ひとつひとつのノウハウは小さなものでも，それが大きく患者さんに影響する．しかし，それは本にはあまり取り上げられないこともわかりました．

　このような内容を医療者向けの勉強会で話していたところ，南江堂の方から本にしてみないかとの提案があり，本書の企画がスタートしました．コンセプトは「教科書には載っていない，でもそこが本当は知りたかったんだ」という，まさに私が20余年来抱いてきた思いに答えようとするものです．

　がんで苦しんでいる患者さんたちの声が「がん対策基本法」に結びつき，ここ数年で緩和ケアの教育環境は大きく好転しました．「ターミナルケア」だけでなく，「診断時からの緩和ケア」の重要性も叫ばれるようになりました．いまでは基本的な緩和ケア教育も盛んになり，緩和ケアについての書物もたくさん出版されています．しかし教育を受けて得た知識をもってしても，対応でき

ない症例に出会うことがあるはずです．

　このような時にどうするか？

　ひとつは，基本にもどること．基本的知識の理解を深めることが，技術の向上に直結します．もうひとつは，小さなノウハウを知ることです．本書では，よく遭遇する症状や病態について，他書では触れられることのなかった内容を多く盛り込みました．もちろん，死が差し迫った患者さんの問題の中には，自分の持てる資源の限界に達し，鎮静を行う必要がでてくることもあります．そのような場面であっても最善を尽くすこと，鎮静を行う場合でも適切な手順をふむことについても触れました．

　目の前の患者さんの苦痛を思うように和らげられない，そんな時に本書が一助となれば著者としてこれに勝る喜びはありません．

　最後に，本書が誕生するまでに出会った患者さんとご家族，緩和ケアの基本を叩き込んでくださった藤井勇一先生，10年間ともに働いてきた松尾直樹先生，臨床でのさまざまな疑問に答え多くのヒントをくださった星薬科大学薬品毒性学教室の鈴木勉先生，学ぶ機会や出会いを数多く与えてくださった国立がん研究センター中央病院の的場元弘先生，執筆にあたって貴重なご意見をいただいた薬剤師の細谷治氏，国分秀也氏，佐野元彦氏，武井大輔氏，さらに毎日一緒に働いている埼玉県立がんセンターの医師，看護師，薬剤師の皆さん，そして本書のきっかけを与え，企画から出版まで励まし知恵を絞ってくださった南江堂の杉浦伴子氏，網蔵久美子氏，また表紙絵とイラストの校正を何度も重ねてくれた友人であり画家の柏木リエさんに心からの感謝を申し上げます．

　いま，この本を開いてくださっている皆さんの手を通じて，患者さん，ご家族に笑顔がもたらされることを願ってやみません．

　2011年 初秋

　　　　　　　　　　　　　　　　　　　　　　　　　余宮　きのみ

目　次

I　疼痛治療　　　　　　　　　　　　　　　　　　　　　　1

A アセスメント
1　痛みのスケールの使いこなし法 ……………………………… 2
2　痛みのスケールだけじゃない，便利なツール ……………… 7

B 非オピオイドと鎮痛薬
3　疼痛治療では腎障害をチェック！ ………………………… 11
4　NSAIDsを使用する前に消化性潰瘍のリスクを考える ……… 14
5　アセトアミノフェンを活用する …………………………… 19

C オピオイド
6　オピオイドをうまく使い分けるには ……………………… 23
7　経口オピオイドの導入 ……………………………………… 27
8　オピオイド注射の導入と増量間隔 ………………………… 33
9　痛みが強いなら急速鎮痛 …………………………………… 38
10　フェンタニル貼付剤投与中の患者で急に強い苦痛が出たら ……… 41
11　オピオイドスイッチング：換算比は万能ではない ……… 43
12　オピオイドの非経口投与への変更 ………………………… 48
13　オピオイド投与中に腎障害が悪化したとき ……………… 51
14　肝代謝が低下している状態でオピオイドを使用するには ……… 56
15　レスキュー薬：説明が大事！ ……………………………… 58
16　レスキュー薬：剤形の選択と投与量の決定 ……………… 62
17　フェンタニル口腔粘膜吸収剤：適応患者をピックアップする …… 64
18　フェンタニル口腔粘膜吸収剤：導入する ………………… 68
19　フェンタニル口腔粘膜吸収剤：タイトレーションする …… 73
20　フェンタニル口腔粘膜吸収剤：継続して使いこなす …… 78
21　失敗しないメサドンの使い方 ……………………………… 81

22 メサドンが飲めなくなったとき ……………………………… 86

D 鎮痛補助薬

23 鎮痛補助薬を使用するタイミング ……………………………… 89
24 鎮痛補助薬の選択方法（経口剤）……………………………… 93
25 鎮痛補助薬の選択方法（注射剤）…………………………… 101
26 鎮痛補助薬を使用するポイント …………………………… 105
27 どの鎮痛補助薬も無効というときのポイント …………… 109

E 鎮痛薬への抵抗解消

28 疼痛治療の意義を考える ………………………………… 113
29 オピオイドに抵抗があるとき …………………………… 115

Ⅱ 疼痛治療がうまくいかないとき   119

30 痛みと眠気の組み合わせで解決の糸口をつかもう ………… 120
31 いま一度，痛みの原因を評価する：関連痛 ………………… 123
32 いま一度，痛みの原因を評価する：筋・筋膜性疼痛 ……… 127
33 「痛みがとれない」という中身をアセスメントする ……… 130
34 持続痛なのか突出痛なのか ……………………………… 132
35 レスキュー薬の効果判定による対処方法 ………………… 136
36 夜間だけ痛みが増強する場合 …………………………… 138
37 新しい場所に痛みを訴えたら脊椎転移，脊髄圧迫を見逃さない … 141
38 骨転移痛における病的骨折，麻痺のリスクをどう評価するか … 146
39 骨転移による体動時痛への対応：薬に頼りすぎない対応 ……… 150
40 悪性腸腰筋症候群を見逃さない ………………………… 155
41 ステロイドパルス療法の出番 …………………………… 159
42 どうしても痛みが和らがず，苦痛が強いときどうするか ……… 163

Ⅲ 痛み以外の症状の緩和   167

A 全身症状

43 オピオイドの副作用と思ったらすべき3つのこと ………… 168
44 これで見逃さない，薬剤性錐体外路症状 ………………… 171
45 困ったときのステロイド …………………………………… 177

46 ステロイドを開始するときの注意点 ···················· 181

47 ステロイドの具体的な投与方法 ······················· 185

48 食べられないことにどう対応するか：がん悪液質への対応を
含めて ······································· 189

49 終末期の輸液・栄養管理の考え方 ······················ 196

50 見逃してはならないオンコロジーエマージェンシー：
高カルシウム血症 ································· 199

51 激しい苦痛のあるときの助け舟 ······················· 202

B 消化器症状

52 悪心が緩和されないとき：原因を考え，原因治療を行う ········ 206

53 悪心が緩和されないとき：症状緩和を行う ················ 211

54 排便コントロールの重要性をもう一度 ·················· 217

55 新しい便秘治療薬を活かす ·························· 220

56 オピオイド誘発性便秘治療薬（ナルデメジン）を使いこなす ···· 229

57 オピオイド投与中の患者で悪心や下痢：実は，便秘 ·········· 233

58 腸閉塞時の治療方針：「食べたい」を叶えるために ··········· 238

59 腸閉塞時の治療方針：「食べたい」を叶える薬物療法 ·········· 242

60 必ず「舌を出してください」とお願いしよう ··············· 247

61 悪性腹水による腹部膨満感 ·························· 251

C 呼吸器症状

62 呼吸困難：評価と原因治療 ·························· 257

63 呼吸困難：症状緩和 ····························· 262

D 睡眠障害，精神症状

64 眠気が強いとき，せん妄のときにすべきこと ·············· 269

65 過活動型せん妄の薬物療法 ·························· 272

66 睡眠マネジメントは症状緩和の土台 ··················· 281

67 注射剤による睡眠コントロール ······················ 285

Ⅳ 鎮　静   289

68 鎮静の基本 ································· 290

69 鎮静の方法 ································· 293

70 持続的深い鎮静前に確認しておく事項 ……………………………… 296

71 鎮静について家族へどのように説明したらよいか ……………… 301

V コミュニケーション   305

72 最短の時間で最大の効果をあげるチューニング ……………… 306

73 化学療法をやる・やらない：患者の選択への援助 ……………… 309

74 コミュニケーションは質問力 ……………………………………… 312

75 難しい質問には逆質問 ……………………………………………… 317

76 家族ケア ……………………………………………………………… 320

77 チーム医療の"うまくいっているつもり"が危ない！ …………… 324

索　引 ………………………………………………………………………… 327

表紙絵・イラスト：柏木リエ

I　疼痛治療

A アセスメント

1 痛みのスケールの使いこなし法

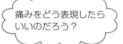
- 患者は痛みの唯一の情報源なので，漏れなくアセスメントしよう
- 患者が痛みの治療に必要な情報を効率よく表現するのは難しい

スケールを使用し，アセスメントに必要な質問をきちんとする

痛みをどう表現したらいいのだろう？

- 痛みの部位
- 痛みの性状
- 痛みのはじまり
- 痛みの強さ
- 時間経過による変化
- 生活への影響
- 増悪因子・緩和因子
- これまでの鎮痛薬の効果

　痛みのスケールには様々なものがあるが，ここではスケールとして数値的評価スケール（Numerical Rating Scale：NRS）を取り上げる．他のスケールでもポイントは同じである．

1 きちんと質問をしよう

　痛みは，患者本人の表現が唯一の情報源である．でも患者は，医療者がどういった情報を必要としているのか，知らないことが多い．また，「痛みをどう表現したらよいのか？」と困惑している場合もあるため，医療者は必要な質問を正確に行うという心構えが大切である．また，痛みの治療に行き詰ったら，もう一度アセスメントをしてみよう．アセスメントを漏れなく忠実に行うことで見逃していた情報が得られ，そこから答えがみつかることが多い．アセスメントを漏れなく行うことは時間がかかるし，難しいと思われるかもしれない．そこで，効率よくアセスメントする方法について紹介したい．

2 痛みのスケールを使用しよう

　スケール（**図1**）は増悪因子や薬剤による痛みの変化，疼痛治療の目標を効率的に把握するのに便利である．

　苦痛とは，現在と目標のギャップである．スケール（**図1**）で「現在の痛みの強さ」と「患者が目標とする痛みの強さ」の双方を聞き取ることで，苦痛の度合いの把握が容易になる．また，スケールを用いることで，「患者にとって薬剤がどれくらい効いたか」を医療者が把握しやすいことも利点である．これらの情報は，治療方針に直結する．たとえば，現在と目標とする痛みの強さのギャップが小さい場合には，鎮痛薬の増量幅を小さくするなどである．

> ### スケールの説明例（NRS）
> ①スケールの指標を説明する．
> 例：「"痛みがない"を『0』，数字が上がるほど痛みが強くなって"これ以上は考えられないくらい強い痛み"を最高の『10』とすると，いまの痛みはどれくらいですか？」
> ②スケールを使用する理由を，必要に応じて説明する．
> 例：「これから痛みの治療をしていきます．鎮痛薬の効果をみながら調整していくのですが，実際には痛みとか薬の効果がどの程度あったのかというのは本人しか感じられないので，ある程度痛みの変化の度合いを数字であらわしていただけると助かります．こういったスケールを使わせていただいてよろしいでしょうか？」

3 スケールを使用する際のポイント：最短の時間で詳細なアセスメント

a スケール片手に問診するだけで，痛みの全体像がつかめる

　まず，"いまの姿勢の痛みの強さ"を尋ねる．そのあと，「それより強くなる場合，あるいは軽くなる場合があるか？」を尋ね，各々の痛みの強さをスケールで表現してもらう．そして同時に，増悪・緩和因子が「時間帯によるものか？ 体動などの誘因によるものか？ それとも突発的なものか？」を尋ねる．レスキュー薬使用後の痛みの強さも把握しておく．

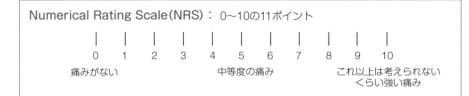

Numerical Rating Scale（NRS）：0〜10の11ポイント

| | | | | | | | | | | |
0　1　2　3　4　5　6　7　8　9　10
痛みがない　　　　　　中等度の痛み　　　　これ以上は考えられない
　　　　　　　　　　　　　　　　　　　　　　　くらい強い痛み

Wong-Baker Faces Pain Rating Scale（フェイススケール）

0　　　1　　　2　　　3　　　4　　　5

Visual Analogue Scale（VAS）：100mmの直線上に，痛みの強さのところに印をして
　　　　　　　　　　　　　　　　　　もらい，0mmからの長さを測定する

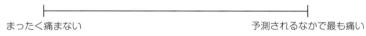

まったく痛まない　　　　　　　　　　　　　　予測されるなかで最も痛い

Verbal Rating Scale （VRS）

　　　　　　痛みなし ｜ 少し痛い ｜ 痛い ｜かなり痛い｜耐えられない
　　　　　　　　　　　　　　　　　　　　　　　　　　　くらい痛い

図1　痛みのスケールの例

「痛みの強さ」の表現を助けるスケールはいくつか種類がある．スケールは使いやすいものでよいが，筆者は長年NRSを使用している．

認知機能が低下している患者や激痛で会話もままならない状況以外では，大体の患者で使用が可能である．また患者が慣れてくると，スケールがなくても数字（0〜10）で表現できる点で簡便である（VASはスケールがないと表現できない）．さらに11段階なので，すこしの薬効でも表現しやすい．

　　漫然と "痛みの強さはどれくらいか" と尋ねるのではなく，このように順序よく尋ねることで，痛みの強さとともに時間による変化，増悪・緩和因子，レスキュー薬などの鎮痛薬の効果までを効率よく把握できる．

b 鎮痛の目標も尋ねてみよう

"NRSが7"と聞くと,「けっこう痛いのだな,鎮痛薬の調整もかなり必要だな……」と思ってしまう.しかし,NRS 7の意味合いは人によって異なり,また目標とするNRSも人によって差があるものである.

そこで現在の痛みを尋ねたあとに,"目標のNRS"も尋ねてみよう.「この7の痛みを薬などを使い,どれくらいの痛みになればよいでしょうか?」というふうに目標を尋ねてみると,「NRS 6であれば普通に生活できるので,NRS 7が6になるだけでよい」「ごく局所の痛みなのでNRS 6でよい,むしろ内服量が増えたり,眠気が強くなる負担感のほうが生活の質を下げる」など,患者の希望は様々であることがわかる.

実際にはNRS 1〜3くらいを目標として答える患者が多い.その場合には「いまの7の痛みを,1〜3くらいに下がるように調節していきましょう」という具合に,目標を言語化して共有しよう.患者の目標を確認し,それを言語化し共有すると,患者を尊重している姿勢が伝わり満足度の向上につながる.

スケールを片手に行う問診例

- いまの痛みの強さ:「いま(この姿勢で)痛みはどれくらいの強さですか?」
- 増悪因子と強さ:「これより痛みが強くなることはありますか?(スケールを用いて)その強さはどのくらいですか?それはどういうときですか?」(動いたときに出る,同一姿勢が長引いたときに出る,誘因なく発作的に出現する,時間帯が決まっている,などの増悪パターンがあることを念頭に置いて質問する)
- 緩和因子と強さ:「これより痛みが楽になることはありますか?(スケールを用いて)その強さは?それはどういうときですか?」(姿勢,時間帯,温めたときなど)
- 鎮痛の目標:「いま寝ている状態や,立ったり歩いているときの痛みは『2』でしたが,座ると痛みが『8』になると伺いました.これから痛み止めの薬を使っていきますが,それぞれどれくらいにするのを目標にしたらよいでしょうか?」
- 目標の共有化:「それでは座ったときの痛みが『8』であるのを,『2』くらいで済むようにお薬を調節していきます.よろしいですか?」

c 痛みの変化を把握しやすいようナビゲート

患者が評価に困る場合には,増悪因子や薬効による痛みの強さの変化を把握できるようにナビゲートするとよい.

例：「ベッドに横になっているときは『2』とおっしゃっていましたが，座ったと
　　きはどれくらいですか？」

例：「昨日は『6』とおっしゃっていましたが，今日はどうですか？」

4　数字で痛みを評価できないとき

　　NRSなどの数字で痛みを評価できないときでも，少し痛いのか，かなり
痛いのかによって対応方法が変わるため，ある程度の痛みの強さを把握する
ことが必要である．かなり痛いようであれば，注射剤で迅速に鎮痛する必要
があるし，痛みは軽いがもう少し楽になりたい場合には，薬の使用量を参考
に少し増量する，といった具合である．

NRSで表現できない患者への対応例

①フェイススケール（図1）を試す．

②VRS（図1）を念頭に置いた質問を試す．

例：「痛みは軽いですか？　それともかなり痛いですか？　その中間くらいですか？」

2 痛みのスケールだけじゃない, 便利なツール

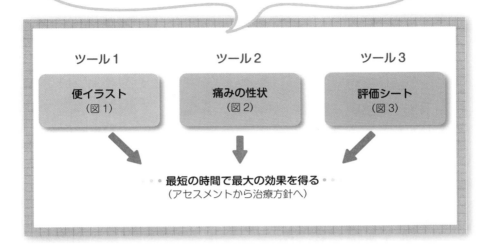

ツール1　便イラスト（図1）

ツール2　痛みの性状（図2）

ツール3　評価シート（図3）

・・・ 最短の時間で最大の効果を得る ・・・
（アセスメントから治療方針へ）

　前項で，痛みの強さのスケールが効率的な痛みのアセスメントに便利であることを述べた．ここでは最短の時間で最大の効果を得るための痛みのスケール以外にアセスメントから治療方針の決定・説明まで役立つ便利なツールを紹介する．

1 便イラスト

　がん疼痛治療の主役となるオピオイドは，ほとんどの患者で便秘を引き起こす．また，がん患者はオピオイド以外にも便秘になりやすい多くの要因にさらされており，疼痛治療と便秘は切っても切り離せない．排便の苦しみだけでなく，頑固な便秘が食欲不振や悪心につながり，便秘を理由にオピオイドの増量に消極的になり疼痛緩和ができなくなる患者もいる．そこで，筆者は痛みのスケール（NRS）と便の性状のイラスト（便イラスト）をいっしょにしたものを使用している（図1）．痛みと排便の評価を同時に行えるので効率的である．

　排便コントロールの目標は，困難をきたさず順調に排便が行われることである．臨床では便の回数だけにとらわれ便秘を見逃しやすいが，回数だけでなく便の性状と量，排便困難感を知ることが大切である．

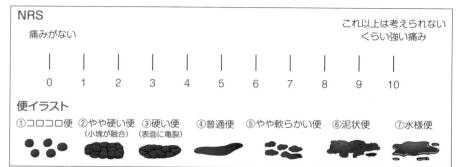

図1 ツール1（便イラスト）
筆者は，便秘を見逃さないために痛みのスケール（NRS）の下（または裏）に便の性状をあらわすイラストを併記したものを用いている．こうすると排便について忘れずにアセスメントできる．
(O'Donnell LJD et al：Br Med J **300**：439-440，1990；Longstreth GF et al：Gastroenterology **130**：1480-1491，2006より作成)

効率的に排便情報を得るコツ
便の性状を患者に表現してもらうのは時間がかかるので，便の性状のイラスト（図1）をみせ，「どんな感じの便ですか？」と尋ねると効率的である．そこから量や回数，排便困難（強いいきみ，残便感など）などを尋ねるという具合にすれば，効率的に排便状況が把握できる．

2 痛みの性状の表

　痛みの性状を知ることが，痛みの診断に役立つ．特に神経障害性疼痛の診断においては，痛みの性状が重要である．しかし，患者に「どんな感じの痛みですか？」と尋ねても「表現するのが難しい」となかなか返事が返ってこないことが多い．こういう場面でも，患者に痛みの性状の表（**図2**）をみせながら「どんな感じの痛みですか？」と尋ねると，患者は表現しやすく最短の時間でアセスメントできる．

鋭い	ズキズキ	脈打つような（ズキンズキン）		体性痛
ヒリヒリ	しみるような			（局在が明瞭で体動時に増強する，圧痛）
鈍い	重い	ズーン	ギューッ	内臓痛
圧迫されたような				（局在が不明瞭）
電気が走るような（ビリビリ）	キリキリ	ジンジン		神経障害性疼痛
ビーンと走るような		正座をしたあとのしびれるような		（感覚鈍麻，痛覚過敏，アロディニア，運動障害
締めつけられるような	針で刺すような	チクチク		を伴うことがある）
チリチリ	ビリビリ	引きつるような	突っ張るような	
焼けるような				
こるような	筋肉がけいれんするような			筋れん縮による痛み（体性痛）

図2 ツール2（痛みの性状の表）
痛みの性状と痛みの種類は必ずしも一致しないが，ひとつの目安になる．
このような表を提示すると，患者は答えやすく効率的に痛みの性状を把握できる．

3 評価シート

　　われわれの頭のなかで自由に想像できるくらい患者の苦痛の状況がわかると，最適な治療やケアを提供することができる．時間の限られている臨床現場で，できる限り必要な情報を得るために評価シート（図3）を用いるとよい．当シートは，筆者がアセスメントをする場面そのものを再現したものである．医療者が問診する際，または診察前に患者に記入してもらい，シートをみながらアセスメントすることができる．

　　痛み以外の症状のチェック欄を設けてある．疼痛治療といえども，痛み以外の情報から鎮痛薬の選択につながることは多い．逆に痛み以外の情報がないと本当に患者の満足のいく治療やケアの選択はできないといってもよい．
痛み以外の症状の詳細については，聞き取りながら余白に追記する．たとえば，不眠といっても原因は痛みなのか頻尿なのか不安なのか，もともとの睡眠習慣なのか，などによっても対応方法は異なってくる．

痛みの治療のための評価シート

名前

記入日　　　年　　月　　日

■痛みはいつ頃からですか？

　　　　日前から
　　　　週間前から
　　　　ヵ月前から

■痛みの場所

■今の痛みの強さはどのくらいですか？

全くない　0　1　2　3　4　5　6　7　8　9　10　これ以上考えられない程ひどい

■最近数日で最大の痛みはどのくらいですか？

全くない　0　1　2　3　4　5　6　7　8　9　10　これ以上考えられない程ひどい

■どのようなときに痛みますか？

□動作時　　　　　□姿勢（　　　　）
□痛みやすい時間帯がある（　　）　□きっかけなく突然痛くなる（　　）

■レスキュー薬の回数と時間は？

（　）回/日　　□服用時間（　　　　）

■レスキュー薬で、どの程度痛みがやわらぎますか？

全くない　0　1　2　3　4　5　6　7　8　9　10　これ以上考えられない程ひどい

■レスキュー薬の効き始める時間

（　）分後　　□効いている時間（　）時間

■レスキュー薬で眠気は

□強くなる（　　）　□変わらない（　　）

■どれくらいの痛みの強さを__目標__としたらよいでしょうか？

全くない　0　1　2　3　4　5　6　7　8　9　10　これ以上考えられない程ひどい

■痛みの性状は？

鋭い		スキスキ しみるような	脈打つような（ズキンズキン）
ビリビリ	ピリピリ	鈍い	キューン
圧迫されるような（ビリビリ）		重い	ジンジン
電気が走るような（ビリビリ）			キリキリ
ピーンと走るような		正座をしたあとのしびれるような	
締め付けられるような		針で刺すような	チクチク
チリチリ	ピリピリ	引きつるような	突っ張るような
焼けるような		筋肉がけいれんするような	
でるような			

■どのような便ですか？

①コロコロ便　②硬い便　③普通便　④やや軟らかい便　⑤泥状便　⑥水様便

■排便の回数は？

毎日　1日おき　2日おき　3日おき　4日おき
その他　　　　　1日に　　　回

■排便時、いきみますか？

□排便、いきみます　□いきんで出す　□いきまずに出る

■残便感はありますか？

□ある　□ない

■他に、つらい症状があれば教えてください

□眠気　　　　□不眠
□食欲不振　　□倦怠感
□吐き気
□息苦しさ（□安静にしていても苦しい　□動くと苦しくなる）
□気持ちのつらさ
　気持ちのつらさ（気がかりなど）：
□その他（　　　　）

■薬について気がかりがあれば、教えてください

（　　　　　　　　　　　　）

■もう少し、こうなったらよいと感じることはどんなことですか？

（　　　　　　　　　　　　）

図3 ツール3（評価シート）

痛みの治療のための評価シート

B 非オピオイドと鎮痛薬

③ 疼痛治療では腎障害をチェック！

腎障害があったら……

第1段階

非オピオイド鎮痛薬
△NSAIDs
○アセトアミノフェン

第2段階

弱オピオイド鎮痛薬
△ コデインリン酸塩
○トラマドール*
○少量ヒドロモルフォン*
○少量オキシコドン*
○少量タペンタドール**
±
**非オピオイド鎮痛薬
鎮痛補助薬**

第3段階

強オピオイド鎮痛薬
△モルヒネ
○ヒドロモルフォン*
○オキシコドン*
○タペンタドール**
○フェンタニル
±
**非オピオイド鎮痛薬
鎮痛補助薬**

非オピオイド鎮痛薬➡NSAIDsを避ける
オピオイド鎮痛薬　➡モルヒネ, コデインリン酸塩を避ける

*トラマドールまたはヒドロモルフォン, オキシコドン投与中に腎機能が悪化した場合には, 過量投与にならないよう観察し必要に応じて用量調整を行う.
**タペンタドール（日本発売2014年）は, 当ラダー上の位置づけはなされていない. ここでは便宜上, 図のように記した.

　世界保健機関（WHO）の3段階鎮痛ラダーの第1段階で何を選択するか, 第2, 3段階でどのオピオイドを選択するか, 検査データのなかの腎機能をチェックしよう.

1 NSAIDsのPG合成抑制は"両刃の剣"（図1）

　非ステロイド性抗炎症薬（NSAIDs）は, シクロオキシゲナーゼ（COX）という酵素の活性を阻害することにより, プロスタグランジン（PG）の合成を抑制し鎮痛, 抗炎症作用を発揮する. がんにより組織が傷害されると, 発痛物質（ブラジキニンなど）とPGが合成される. さらにPGは神経終末の痛覚閾値を下げて, ブラジキニンなどの発痛作用を増強させ, がんの痛みにつながる. ここにNSAIDsを投与すると, PGの合成が抑制されて鎮痛作用と抗炎症作用が発揮される.

　ところが, PGは組織傷害時に合成されるだけでなく, 腎臓や胃腸粘膜な

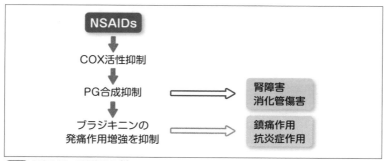

図1 NSAIDsは両刃の剣

表1 NSAIDsによる腎障害のリスク因子

腎血流量が低下している患者	循環血漿量が低下している患者
• 脱水 • 高齢者 • 高血圧 • 糖尿病 • CKD • 腎血流量を低下させる薬物 　（ACE阻害薬，ARB）	• 心不全 • ネフローゼ症候群 • 肝硬変 • 細胞外液量低下

（日本腎臓学会（編）：エビデンスに基づくCKD診療ガイドライン2018，東京医学社，2018より作成）

どの恒常性の維持にも働いている．具体的には，腎血管拡張により腎血流量維持に，また胃酸分泌抑制や胃腸粘液分泌により胃腸粘膜保護に役立っている．したがって，NSAIDsによってPGの合成が抑制されるとこれらの働きが弱り，患者によっては腎障害や消化管傷害が起きるのである（**表1**）．NSAIDsは，鎮痛作用と同時に腎障害や消化管傷害を併せ持つ"両刃の剣"なのである．

NSAIDsによる急性腎障害
● 内服3〜7日後に乏尿で発症．
● 早期診断し中止すれば，腎機能は1週間以内に回復することが多い．
● 十分な飲水や補液を行うことで発症率は低下する．

2　モルヒネは腎障害があるときは避ける

　モルヒネは，グルクロン酸抱合により約15%がモルヒネ-6-グルクロニド

（M-6-G）に代謝される．M-6-Gは，鎮痛作用や鎮静作用などの活性を持ち，主に腎臓から排泄される．そのため，腎機能低下時にはM-6-Gが蓄積され，眠気や悪心，せん妄，ミオクローヌスなどの副作用が出現することになる．がん疼痛では，モルヒネ以外にも保険適用となっているオピオイドが複数ある．そのため，腎障害がある，あるいは今後，腎障害の生じるおそれがある状況ではモルヒネを避けるほうが得策である．

また，コデインの10％が体内でモルヒネに変換されるため，モルヒネ同様に注意する．

3 その他のオピオイドは慎重に投与

トラマドールは活性代謝物と未変化体が，オキシコドンも未変化体が蓄積し作用を強めることがある．しかし，鎮痛効果を観察しながら漸増するぶんには問題になることはない．ただ，ヒドロモルフォンやオキシコドン，トラマドール投与中に急激に腎機能が低下した場合，傾眠など作用が強まるようなら投与量や回数を減らす必要がある（**p.51** 参照）．フェンタニルとタペンタドールは最も安全である．

鎮痛薬選択のコツ
- 腎障害がある患者では，NSAIDsとモルヒネ，コデインは可能なら避けよう．
- 腎障害がある患者でNSAIDsを使用せざるを得ない場合には腎機能をモニタリングし，腎機能が悪化するようならNSAIDsは中止する．また可能であれば頓用とする．
- トラマドール，ヒドロモルフォン，オキシコドンは慎重に投与しよう．

参考文献
1) Dean M：Opioids in renal failure and dialysis patients. J Pain Symptom Manage **28**：497-504, 2004
2) Sande TA et al：The use of opioids in cancer patients with renal impairment-a systematic review. Support Care Cancer **25**：661-675, 2017
3) King S et al：A systematic review of the use of opioid medication for those with moderate to severe cancer pain and renal impairment：a European Palliative Care Research Collaborative opioid guidelines project. Palliat Med **25**：525-552, 2011

B 非オピオイドと鎮痛薬

4 NSAIDsを使用する前に消化性潰瘍のリスクを考える

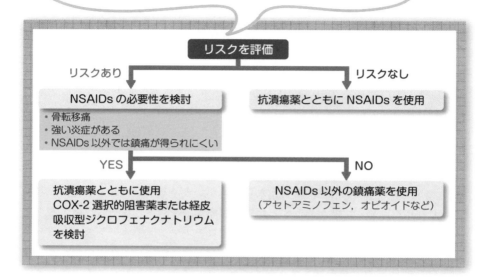

1 NSAIDs潰瘍の頻度

　　NSAIDsを使用すると消化管出血のリスクは約4倍高まるといわれ，ピロリ菌（*Helicobacter pylori*）感染のある患者にNSAIDsを投与する場合には約10倍とされている．

2 消化性潰瘍のリスクをどう判断するか？

　　様々な報告から，**表1**のような場合はリスクが高いとされている．年齢や併用薬（抗凝固薬，ステロイド）については意識すれば気づけるが，潰瘍の既往については自己判断で市販の胃薬で対処し診断されていない場合もある．したがって，必ず潰瘍の既往の可能性を問診で確認することが大切である．

> **消化性潰瘍のリスクを判断するコツ**
> 「胃は丈夫なほうですか？」と問診すると，情報が得られることが多い．

表1 NSAIDs使用に伴う消化性潰瘍発症のリスク因子

高リスク因子	• 消化管出血を伴った潰瘍既往歴
中等度のリスク因子	• 高用量NSAIDs，2種類以上の NSAIDs使用 • 抗凝固・抗血小板作用のある薬剤の 併用 • 潰瘍の既往 • 高齢者（70歳以上） • *H.pylori*陽性者 • ステロイドの併用 • 重篤な全身疾患を有する者 • ビスホスホネートの併用者

表中の因子が増えるほど，消化管出血のリスクが高くなる．

3　NSAIDsを使用したい場合，抗潰瘍薬を併用する

　NSAIDsはがん疼痛，特に炎症が強い場合や骨転移のある場合に有用であり，リスクはあっても使用したい場面が多い．

　PG製剤，プロトンポンプ阻害薬（PPI），高用量のH_2受容体拮抗薬といった抗潰瘍薬は，NSAIDs潰瘍を予防することが明らかになっている．高用量のH_2受容体拮抗薬は，潰瘍治療量の2倍量を指す．

処方例

- PG製剤：ミソプロストール1回200μg，1日2～4回（下痢をする場合は少量から開始）
- PPI：エソメプラゾール1回20mg，1日1回，ランソプラゾール1回15mgまたは30mg，1日1回
- 2倍量のH_2受容体拮抗薬：ファモチジン1回80mg，1日1回または1回40mg，1日2回，ニザチジン1回600mg，1日1回または1回300mg，1日2回
  一般に使用される投与量の2倍であるため，通常は使用しない．

NSAIDsを使用する際のコツ

リスクの有無にかかわらず，抗潰瘍薬（PG製剤，PPI，高用量のH_2受容体拮抗薬のいずれか）を併用することが大切．

4 NSAIDsの必要性を検討しよう

　　鎮痛が安定していれば，本当にNSAIDsが必要なのか検討しよう．骨転移痛や強い炎症がある場合には，アセトアミノフェンやオピオイドでは痛みが十分緩和されないが，NSAIDsがよく効くという場合がある．そうでない限りは，NSAIDsにこだわらずアセトアミノフェンやオピオイドを優先しよう．

NSAIDs選択のコツ
リスクが心配される場合は，NSAIDs以外の鎮痛薬を試して，対応可能ならばそちらを優先しよう．

5 COX-2選択的阻害薬を過信しない

　　NSAIDsの消化管傷害は主にCOX-1阻害作用によるものである．したがって，COX-1を阻害せずにCOX-2をより選択的に阻害するNSAIDsを用いれば，抗炎症作用，鎮痛作用など期待する効果を得ながら消化管傷害を軽減することができる．

　　実際に，COX-2選択的阻害薬は非選択的薬剤と比べ，潰瘍発生率や出血などの潰瘍合併症が明らかに少ないことが報告されている．また，潰瘍出血の既往のある患者において，セレコキシブはジクロフェナクにPPIを併用した場合と出血の再発は同等であることも報告されている．

　　その一方で，長期投与に関しては，COX-2選択的阻害薬と非選択的なNSAIDsの消化性潰瘍のリスクには差がないとする報告もある．

　　以上のことから，COX-2選択的阻害薬だからといって過信せず，どのNSAIDsであっても必要性について常に留意する．

> **memo**
>
> COXには，主にCOX-1とCOX-2という2つのアイソザイムがある．COX-1は，胃粘膜，腎，血小板などほとんどの細胞に常時発現しており，PG産生により胃粘膜保護，腎血流維持，血管拡張作用などの生体の恒常性維持を担っているため，構成型酵素と呼ばれる．一方，COX-2は，局所の組織傷害など炎症性サイトカインの刺激により発現が誘導され，炎症に関与するPGを産生するため，誘導型酵素と呼ばれる．

6　経皮吸収型NSAIDsという新たな選択肢

　経皮吸収型ジクロフェナクナトリウム（ジクトルテープ®）は，2022年に世界ではじめて開発された全身性NSAIDs貼付剤である．ジクロフェナクは，NSAIDsのなかでも比較的COX-2選択性が高い．加えて，貼付剤のため胃粘膜に対する直接的な作用を回避できることから，内服できない患者のみならず，消化性潰瘍の懸念がある場合の選択肢として検討の余地がある．

7　消化性潰瘍のリスクがある患者にNSAIDsを使用するとき

　COX-2選択的阻害薬や経皮吸収型NSAIDsは，潰瘍のリスクが小さい可能性はあるものの，潰瘍の発生がゼロになるわけではない．COX-2選択的阻害薬のセレコキシブをPPIとともに使用すると，消化管傷害のリスクが抑えられることが報告されている．消化性潰瘍のリスクが高い患者で，どうしてもNSAIDsが必要な場合には，COX-2選択的阻害薬または経皮吸収型NSAIDsにPPIを併用する方法も選択肢のひとつである．

> **処方例**
> - セレコキシブ1回100mgまたは200mg，1日2回＋エソメプラゾール1回20mg，1日1回
> - 経皮吸収型ジクロフェナクナトリウム150mg＋エソメプラゾール1回20mg，1日1回

参考文献

1）日本消化器病学会（編）：消化性潰瘍診療ガイドライン2020，改訂第3版，南江堂，2020

2) Silverstein FE et al：Gastrointestinal toxicity with celecoxib vs nonsteroidal anti-inflammatory drugs for osteoarthritis and rheumatoid arthritis：the CLASS study：A randomized controlled trial. Celecoxib Long-term Arthritis Safety Study. JAMA **284**：1247-1255, 2000
3) Chan FK et al：Celecoxib versus diclofenac and omeprazole in reducing the risk of recurrent ulcer bleeding in patients with arthritis. N Engl J Med **347**：2104-2110, 2002
4) Wright JM et al：The double-edged sword of COX-2 selective NSAIDs. CMAJ **167**：1131-1137, 2002
5) Cryer B et al：Cyclooxygenase-1 and cyclooxygenase-2 selectivity of widely used nonsteroidal anti-inflammatory drugs. Am J Med **104**：413-421, 1998

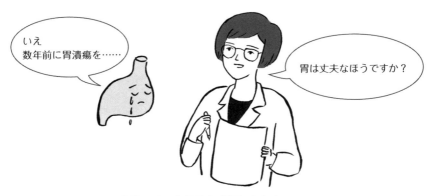

問診でリスク因子を確認しよう！

5 アセトアミノフェンを活用する

利点① 眠気がない
- 車の運転をする患者，眠気の不快な患者，精神症状のリスクのある患者（高齢者や脳転移など），体動時の痛み（体動時痛）の患者にも使える

利点② 独自の鎮痛作用
- NSAIDs，オピオイド，鎮痛補助薬への上乗せ効果がある

利点③ NSAIDs が使えない患者にも使用できる（消化性潰瘍，出血傾向，腎障害）
- 化学療法中でも使用しやすい
- 食前投与も可能

アセトアミノフェンの出番は
- 最初の鎮痛薬として
- オピオイドを使用する前に，NSAIDs にプラス
- オピオイド，鎮痛補助薬にプラス
- 食前のレスキュー薬として

留意点
- 剤形が少ないので，内服が負担にならないようにする
- 肝障害のある患者では肝機能を悪化させる可能性もあるため，モニタリングを行う

　がん疼痛治療で使用されている鎮痛薬を改めて眺めてみると，アセトアミノフェン，NSAIDs，オピオイドの3つに大別できる．このうち，アセトアミノフェンとNSAIDsは非オピオイド鎮痛薬と呼ばれ，がん疼痛治療の初期に投与される（**p.11**の冒頭図参照）．ここでは，アセトアミノフェンをどのようにがん疼痛治療に活かすかについて紹介したい．

1 利点①：眠気がない

　アセトアミノフェンはそれ自身で眠気や精神症状を生じることはないので，眠気を不快に感じている患者や，車の運転をしたい患者などにも問題な

く使用できる．オピオイドや多くの鎮痛補助薬（抗うつ薬，抗けいれん薬，ケタミンなど）は眠気や精神症状を生じることがあるので，アセトアミノフェンの"眠気が生じない"という特徴は大きな利点である．

また体動時痛は，オピオイドだけでは「眠気が増えるわりに痛みがとれない」ことがあるが，アセトアミノフェンを追加すると眠気をきたさずに鎮痛が得られることがある．

2　利点②：独自の鎮痛作用

アセトアミノフェンは中枢神経系の視床や大脳皮質に作用して，鎮痛効果を発揮すると考えられている．同じ非オピオイド鎮痛薬のNSAIDsが，末梢の傷害局所に作用し抗炎症・鎮痛作用を生じるのとは対照的である．このように，アセトアミノフェンとNSAIDsはまったく作用メカニズムの異なる鎮痛薬なので，併用することで相加的な効果が得られる．もちろんオピオイドや鎮痛補助薬とも鎮痛メカニズムが異なるので，これらへの上乗せ効果もある．

3　利点③：NSAIDsが使えない患者にも使用できる

腎障害や消化性潰瘍，出血傾向のある患者ではNSAIDsは使用できないが，アセトアミノフェンは使用できる．

化学療法中の患者は腎障害や血小板減少をきたすことがあるが，その場合でもアセトアミノフェンは使用できる．日本では非オピオイド鎮痛薬というとNSAIDsが第一にあげられるが，フランスのがん疼痛ガイドラインでは安全性の高さからアセトアミノフェンが第一選択薬とされている．

4　十分な用量を用いる

アセトアミノフェンを有効に使用するポイントは，十分な用量を用いることである．日本でも海外と同様の4,000mg/日を使用できるようになっている．1回の最大投与量は1,000mgである．

5 効果判定を行おう

アセトアミノフェンはときに内服の負担が問題となるので, 効果判定を行い, 効果がなければ中止しよう. アセトアミノフェンの経口剤は, 200mg錠, 300mg錠に加えて500mg錠がある. 200mg錠, 300mg錠では1回に複数錠が必要になるし, 500mg錠は形が大きく患者によっては負担に感じることがある. 散剤が苦手でない患者では, アセトアミノフェン末を選択するとよい. アセトアミノフェンが「よく効く」と実感している患者は副作用のほとんどない安心感もあり, 内服の負担を訴えることは意外と少ない. 十分な用量を用いても有効でない場合には, 内服の負担だけを強いることになるので中止すべきである.

6 アセトアミノフェンの出番いろいろ

a 最初にアセトアミノフェンを処方する

最初の鎮痛薬としてアセトアミノフェンを処方し, 鎮痛が得られることも多い. NSAIDsが使用できないときはよい適応である. NSAIDsのような抗炎症作用はないが, 消化性潰瘍の予防薬を併用しなくてよい利点がある.

b NSAIDsにアセトアミノフェンをプラス

NSAIDsだけで十分痛みが和らがないときにも, オピオイドの前にアセトアミノフェンを追加してよい. 特に日常的に車を運転している患者, 高齢者や脳転移などオピオイドで精神症状出現のリスクが高い患者, オピオイドに対する心配が強い患者ではよい方法である.

c NSAIDs，オピオイドまたは鎮痛補助薬にアセトアミノフェンをプラス

すでにいろいろな鎮痛薬が投与されているにもかかわらず，痛みがすっきりとれないような場合でも，アセトアミノフェンを追加することで鎮痛が得られることがある．特に，骨転移による体動時痛ではオピオイドや鎮痛補助薬の増量が眠気を招くことがあるが，アセトアミノフェンを追加するとよい鎮痛が得られることがあるため試してみるとよい．

d 食前のレスキュー薬として

腹水や肝腫大による胃の圧迫が原因で"食後の腹部膨満感"を訴える場合や，骨転移で食事の際の体位で痛みが誘発される場合に，アセトアミノフェンやオピオイドの食前投与が有効なことがある．NSAIDsの食前投与では消化性潰瘍を招くおそれがあるため長期投与は難しいが，アセトアミノフェンであれば食前投与でも長期投与が行える．こうしたちょっとの工夫で患者のQOLを上げることができる．

7 肝障害への配慮

通常の投与量では肝細胞壊死を引き起こすことはほとんどないが，アルコール大量常飲者や低栄養状態ではアセトアミノフェン投与によりリスクが高まることがある．肝障害のある患者では，定期的に肝機能のモニタリングを行い，肝機能が悪化する場合には中止する．

memo

アセトアミノフェン投与直後に，AST（GOT），ALT（GPT）が上昇する人がいる．その多くは肝障害ではなく，一種のアレルギー反応である．検査値上昇のピークは7〜14日とされているので，ビリルビン値が上昇していなければ経過観察とする．多くは1ヵ月以内に検査値が元に戻る．一方，問題となる肝障害は肝細胞壊死である．ASTとALTとともに，直接型ビリルビン優位の総ビリルビン値の上昇，さらに重症になるとプロトロンビン時間の延長を認める．通常の投与量ではまれで，10万〜100万人に1人とされる．いずれにしても，むやみに肝障害を恐れるのではなく，アセトアミノフェンが必要な患者にはきちんと有効用量を使用し，検査値をモニタリングすることが大切である．

C オピオイド

6 オピオイドをうまく使い分けるには

オピオイドを選択するときに考えることは 5つ

データで確認
❶ 腎障害　　　　⇨　モルヒネを避ける

問診で確認
❷ 緊急性　　　⎫
❸ 内服の負担　　⎬　⇨　注射剤を選択
❹ 呼吸困難　　　⇨　フェンタニル，タペンタドールを避ける
❺ 悪心，眠気，せん妄　⇨　モルヒネを避ける

　オピオイドは，モルヒネ，ヒドロモルフォン，オキシコドン，フェンタニル，タペンタドールが使用されており，剤形は様々である．各オピオイドそれぞれの薬理学的な特徴を知り，考えられる剤形のなかから目の前の患者に適切なオピオイド製剤を選ぼう．

　どのオピオイド製剤を選ぶか？　考えを巡らせるポイントは5つである．

1　データから腎機能をチェックする

　腎障害があれば，モルヒネを避けよう．ヒドロモルフォンやオキシコドンも，使用中に眠気や悪心が強くなるようならフェンタニルまたはタペンタドールに変更することも頭に入れておく（表1）．

2　緊急性があるか？

　痛みが激しい，余命が短い，衰弱のため痛みの負担感が強いなど，痛みをすこしでもはやく緩和すべき状況かどうか，観察，あるいは問診してみよう．このような緊急性がある場合には貼付剤や経口剤ではなく，注射剤を選

表1 オピオイドの比較

		モルヒネ（コデインリン酸塩）	ヒドロモルフォン	オキシコドン	フェンタニル	タペンタドール
製　剤	速放性製剤	末，錠，液	錠	散	粘膜吸収剤	
	徐放性製剤	錠，散，C	錠	錠	貼付	錠
	注射剤	○	○	○	○	
代謝		グルクロン酸抱合*	グルクロン酸抱合*	CYP3A4 CYP2D6	CYP3A4	グルクロン酸抱合*
活性代謝物		M-6-G	―	オキシモルフォン（極少）	―	―
腎障害の影響		＋＋＋	＋＋	＋＋	＋	＋
副作用	便秘	＋＋	＋＋	＋＋	＋	＋
	悪心	＋＋＋	＋＋	＋＋	＋	＋
	眠気・せん妄	＋＋＋	＋＋	＋＋	＋	＋

- 副作用については，慢性疼痛に対するオピオイドの忍容性に関する無作為化比較研究のネットワーク解析，がん疼痛に対するオピオイドスイッチングに関する前後比較研究の系統的レビュー，がん疼痛に対する無作為化比較研究を参考に作成した．オピオイドの初回投与についてオピオイド間の副作用を比較した研究は限られている．
- タペンタドールは，モルヒネ，オキシコドンより副作用の程度は軽いが，フェンタニルとの比較に関しては十分なエビデンスが得られていない．
- *グルクロン酸抱合は，薬物相互作用を生じることが知られている薬剤が少ない．

択しよう（**p.28**の**表1**参照）．

3　内服の負担はあるか？

　　内服の負担感がある，または消化管閉塞など内服が困難な場合には，当然のことながら経口剤以外の注射剤や貼付剤，坐剤が選択肢となる．また，ヒドロモルフォンの徐放性製剤は1日1回の内服で済むので，選択肢のひとつとなる．

4　呼吸困難があるか？

　　オピオイドで緩和すべき呼吸困難がある場合には，フェンタニルとタペンタドールを避けるほうがよい．軽度の呼吸困難であればフェンタニルやタペ

ンタドールも有効であることを経験するので，必ずしもフェンタニルやタペンタドールがダメということではない．ただし，呼吸困難に対する効果はモルヒネやヒドロモルフォン，オキシコドンのほうが優れていることを頭に入れておこう．

5 悪心，眠気，せん妄が問題となっていないか？

　これらの症状はオピオイドの副作用として知られているが，がん患者ではオピオイド以外の原因でもこれらの症状が出現しやすい．投与開始前からオピオイドの副作用と同様の症状がある場合には，オピオイドにより症状が増強する可能性がある．その場合には，モルヒネを避け，ヒドロモルフォンやオキシコドン，または副作用の少ないタペンタドールやフェンタニルが望ましい．

　患者は，遠慮から人知れず悪心や眠気で苦しんでいる場合もあるのできちんと問診しよう．せん妄については数分の日常会話ではわからない場合もある．一日を通して患者と接する家族や看護師に，つじつまの合わない言動がないか，いつもと変わった様子がないか尋ねてみよう．

問診のコツ
オピオイド製剤を選択する際には，以下のことを問診しよう．
- 緊急性：患者に対して「注射を使用すると必要な鎮痛薬の量がすぐに決められて，はやく痛みを和らげることができます．まずは注射でお薬を開始し，あとから飲み薬などに変更することもできますよ．注射ではやく痛みを和らげることを優先したほうがよさそうですか？」
- 内服の負担：患者に対して「内服は負担でしょうか？」
- 呼吸困難：患者に対して「呼吸が苦しい，息切れがするということはありますか？」
- 悪心・眠気：患者に対して「吐き気，眠気で困っていませんか？」
- せん妄：家族や看護師に対して「つじつまの合わないことをお話ししたり，いつもと変わった様子はないですか？」

弱オピオイドと強オピオイド

一般的に，オピオイドは弱オピオイドと強オピオイドに分けられる．弱オピオイドは，WHO 3段階鎮痛ラダーの第2段階のオピオイドで，コデインリン酸塩（以下，コデイン），トラマドールなどが該当する．強オピオイドは第3段階のオピオイドで，モルヒネ，ヒドロモルフォン，オキシコドン，フェンタニル，タペンタドールが該当する．弱オピオイドのコデインとトラマドールは，一定以上に増量しても副作用が増すばかりで鎮痛効果が増強しなくなる「有効限界」がある．有効限界の目安は，一般的に300～400mg/日である．

また，コデインとトラマドールはいずれも肝臓でCYP2D6により代謝されて鎮痛効果が発揮されるが，CYP2D6には下記のような遺伝子多型がある．

UM（ultrarapid metabolizer）：酵素活性が異常に亢進．日本人の約1%
EM（extensive metabolizer）：通常の代謝活性
IM（intermediate metabolizer）：EMの約50%の活性しかない．日本人の20～40%．
PM（poor metabolizer）：代謝活性がほとんどない．日本人の1%未満（欧米では7～10%）．

IMまたはPMのような酵素活性が低い患者では，コデイン，トラマドールの効果が減弱する．そのような患者で，コデインやトラマドールを300mg/日などの高用量の強オピオイドに変更すると過量投与になる可能性がある．

このようなリスクを避けるため，筆者は「がんそのものによる痛み」のある患者では，弱オピオイドは使用せず，強オピオイドでオピオイド導入をしている．特に，進行がん患者の多くは，いずれ強オピオイドが必要になるためCYP2D6の遺伝子多型の影響を受けない強オピオイドを使用するほうが安全である．

また，小児の場合は酵素系も十分発達していないことが多いので，むしろ代謝の影響を受けずに鎮痛効果をあらわす強オピオイドを使用している．

参考文献

1) Meng Z et al : Tolerability of opioid analgesia for chronic pain : a Network meta-analysis. Sci Rep **17** : 1995, 2017

2) Colri O et al : Are strong opioids equally effective and safe in the treatment of chronic cancer pain? A multicenter randomized phase IV 'real life' trial on the variability of response to opioids. Ann Oncol **27** : 1107-1115, 2016

3) Dale O et al : European Palliative Care Research Collaborative pain guidelines : opioid switching to improve analgesia or reduce side effects. A systematic review. Palliat Med **25** : 494-503, 2011

4) Lee MA et al : Retrospective study of the use of hydromorphone in palliative care patients with normal and abnormal urea and creatinine. Palliat Med **15** : 26-34, 2001

C オピオイド

7 経口オピオイドの導入

```
• • • 導入時，副作用を極力避けたいなら • • •
```

導入オピオイド

①低用量で開始できるオピオイド
②腎障害の影響をそれほど考えなくて済むオピオイド
③相互作用を考えなくて済むオピオイド

特に，高齢者では……
①比較的低用量で鎮痛が得られることが多い
②腎機能が低下している
③併存疾患により多剤併用している

副作用対策

- 便秘は予防的に対応
- 悪心・嘔吐は頓用で対応

　患者にとって内服が負担でない限り，通常は経口剤でオピオイドを導入する．複数の選択肢のなかから，どのオピオイドを選んだらよいのだろうか．オピオイドにはじめてさらされる導入時は，オピオイドの副作用が最も出現しやすい．また，一度つらい副作用が出て，なかなか対処されないと患者はそのオピオイドを飲みたくなくなってしまう．この項では，副作用を最小限にするための経口オピオイドの導入薬と副作用対策について述べる．

1　低用量で開始できるオピオイド

　徐放性製剤の最小規格で開始する場合，経口モルヒネ換算で，モルヒネは20mg/日，オキシコドンとタペンタドールは15mg/日，ヒドロモルフォンは10mg/日であり，ヒドロモルフォンが最も低用量で開始できる（表1）．
　特に高齢者では，若年者と比べて低用量で鎮痛できることが指摘されていることから，低用量で開始できるヒドロモルフォン，またはタペンタドールやオキシコドンが優先される．
　なお，弱オピオイドのトラマドールでは，1日2回投与型の徐放性製剤であればモルヒネ経口換算10mg/日と低用量で開始できるが，速放性製剤（1錠

表1 経口オピオイド製剤と薬物動態

薬剤			規格	1日最小投与量（経口モルヒネ換算mg）	最高血中濃度（効果判定）	投与間隔
モルヒネ	速放性製剤	モルヒネ末	原末		30〜60分（1時間）	3〜5時間（定期投与：4時間，レスキュー：1時間）
		モルヒネ錠	10mg			
		オプソ®内服液	5mg，10mg			
	徐放性製剤	MSコンチン®錠	10mg，30mg，60mg	20	2〜4時間	8〜12時間
		モルペス®細粒	10mg，30mg		2〜4時間	8〜12時間
		MSツワイスロン®カプセル	10mg，30mg，60mg		2〜4時間	8〜12時間
		パシーフ®カプセル	30mg，60mg 120mg	30	速放部：40〜60分 徐放部：8〜10時間	24時間
ヒドロモルフォン	速放性製剤	ナルラピド®錠	1mg，2mg，4mg		30〜60分	4〜6時間
	徐放性製剤	ナルサス®錠	2mg，6mg，12mg，24mg	10	3〜5時間	24時間
オキシコドン	速放性製剤	オキノーム®散	2.5mg，5mg，10mg，20mg		30〜120分	4〜6時間（定期投与：6時間，レスキュー：1時間）
		オキシコドン内服液	2.5mg，5mg，10mg，20mg			
	徐放性製剤	オキシコンチン®TR錠	5mg，10mg，20mg，40mg	15	2〜3時間	12時間
タペンタドール	徐放性製剤	タペンタ®錠	25mg，50mg，100mg	15	5時間	12時間
コデイン	速放性製剤	コデインリン酸塩錠，末，散	5mg，20mg錠 原末 1%散（10mg/g）	1日4回では13	30〜120分	4〜6時間（定期投与：4〜6時間，レスキュー：1時間）
		ジヒドロコデインリン酸塩末，散	10%散（100mg/g）			
トラマドール	速放性製剤	トラマール®OD錠	25mg，50mg	1日4回では20	1.2〜1.5時間	4〜6時間
	徐放性製剤	ツートラム®錠	25mg，50mg，100mg，150mg	10	1〜2.6時間	12時間
		ワントラム®錠	100mg	20	9〜12時間	24時間

p.44の図1の換算比を用いた場合の目安

25mg）を1日4回（100mg/日）使用したり，1日1回投与型の徐放性製剤を使用するとモルヒネ経口換算20mg/日となる．コデインでは，1錠（20mg）を1日4回（80mg）使用するとモルヒネ経口換算13mg/日程度となる（**表1**）．つまり，1日2回投与型のトラマドールを除けば弱オピオイドだからといって必ずしも低用量で開始できるわけではない．特に進行がん患者では，いずれ痛みが強くなって強オピオイドに変更せざるを得ないことが多いため，最初から強オピオイドが使用されることが多い．

2　腎障害の影響をそれほど考えなくて済むオピオイド

　腎障害があればモルヒネを避け，ヒドロモルフォン，オキシコドン，タペンタドールを優先して選択する（**p.13**，**p.23**参照）．

3　相互作用を考えなくて済むオピオイド

　緩和ケアの普及で早期からオピオイドが導入されるようになり，またがん薬物療法の進歩によって長期生存が可能となり，オピオイドの使用は長期にわたるようになってきている．加えて，高齢化やがん薬物療法による併存疾患から，オピオイドが複数の薬剤と併用されることは今後ますます増えてくるであろう．

　以上のことから，薬物相互作用を念頭に置いたオピオイドの選択の重要性が増してきている．

　オキシコドン，フェンタニル，メサドンはチトクロームp450（CYP450）で代謝される．オキシコドンはCYP3A4やCYP2D6阻害作用を有する薬剤との併用により，フェンタニルはCYP3A4阻害作用を有する薬剤との併用により，各オピオイドの作用が増強することが報告されており，注意が必要である（**表2**）．

　一方，モルヒネ，ヒドロモルフォン，タペンタドールはグルクロン酸抱合で代謝され，肝機能障害が高度でなければ代謝には大きく影響しないとされている．

表2 がん患者で使用されるCYP阻害薬・誘導薬

	基質（阻害薬や誘導薬からの相互作用を受けるオピオイド）	阻害薬（基質の血中濃度を上昇させる薬物など）	誘導薬（基質の血中濃度を低下させる薬物）
CYP3A4	オキシコドン フェンタニル メサドン*	抗がん薬 　ビカルタミド，イマチニブ，ダサチニブ 制吐薬 　アプレピタント アゾール系抗真菌薬 　イトラコナゾール，ミコナゾール， 　フルコナゾール ニューキノロン系抗菌薬 　シプロフロキサシン マクロライド系抗菌薬 　クラリスロマイシン，エリスロマイシン カルシウム拮抗薬 　ベラパミル，ジルチアゼム グレープフルーツジュース**	抗けいれん薬 　フェノバルビタール 　フェニトイン 　カルバマゼピン メサドン 副腎皮質ステロイド製剤
CYP2D6	オキシコドン トラマドール***	抗がん薬 　イマチニブ，ゲフィチニブ，パゾパニブ 抗うつ薬 　パロキセチン，セルトラリン， 　デュロキセチン，クロミプラミン NSAIDs 　セレコキシブ 抗精神病薬 　クロルプロマジン，ハロペリドール	

基質の薬物は，同じ代謝酵素欄の阻害薬，誘導薬の薬物との併用により相互作用が起こりうる．一般に，阻害薬と併用すると基質の薬効が増強して有害事象が出る可能性があり，誘導薬と併用すると薬物代謝が促進して基質の薬効が減弱する．また，誘導薬を中止した場合には，基質の薬効が増強し有害事象が出る可能性がある．誘導効果は阻害効果と異なり，発現するまでに数日～数週間を要し，中止後も持続しやすい．

　*メサドンについては，**p.84**「併用オピオイドとの相互作用に注意！」参照．
　**グレープフルーツがCYP3A4を阻害するのは，フラノクマリン類が原因と考えられている．グレープフルーツのほかフラノクマリン類が多く含まれるものには，ザボン，スウィーティー，メロゴールド，バンペイユ，レッドポメロ，ダイダイ，ブンタン，ハッサク，甘夏みかんなどがある．一方，同じ柑橘類でもデコポンと温州ミカンにはフラノクマリン類が含まれない．
　***トラマドールは，CYP2D6で代謝されて鎮痛効果を発揮するため（**p.26** コラム「弱オピオイドと強オピオイド」参照），CYP2D6阻害薬との併用で効果が減弱することに注意する．

薬物相互作用

　表2に示したような薬剤間の併用を避けるべきというのではなく，オピオイドの副作用が出る，または鎮痛効果が減弱した場合に，相互作用による影響を念頭に置くことが大切である．
〈相互作用による悪影響が想定された場合の対処例〉
①オピオイドの増減量
②グルクロン酸抱合のモルヒネ，ヒドロモルフォン，タペンタドールへオピオイドスイッチング
③可能であればCYP3A4，CYP2D6阻害薬または誘導薬の減量・中止

4 導入時，副作用を極力避けるための経口オピオイド

　以上の①低用量で開始できる，②腎障害の影響，③相互作用，の3点を総合的に考え，筆者は副作用が最小限になるオピオイドの導入として，ヒドロモルフォンまたはタペンタドールを使用している．両者ともグルクロン酸抱合で相互作用を生じることがわかっている製剤が少ない．加えて，ヒドロモルフォンは最も低用量で開始できるオピオイドであり，モルヒネより腎障害での忍容性がある．タペンタドールは，最も腎障害の影響が少なく，モルヒネより低用量で開始できる．重度の腎障害がある場合には，タペンタドールを選択している．

> **高齢者に最適なオピオイドは？―相互作用の回避とマネジメント―**
>
> ヒドロモルフォンとタペンタドールは，高齢者に適したオピオイドである．併存疾患があり多剤併用になりやすい高齢者において「相互作用」が比較的少ないからである．厚生労働省による「高齢者の医薬品適正使用の指針」においても，"薬物相互作用は，単に効果の減弱，増強のみならず重大な有害作用をおよぼすことがあるため，常に相互作用に関する認識を持つ"ように指摘されている．さらに，両オピオイドともモルヒネと比べて「腎障害下での忍容性」があり，「低用量で開始」ができる．低用量で開始ができる剤形が揃っているということは，おのずと用量調整を細やかにできるという利点もある．加えて，ヒドロモルフォンは1日1回であるため，内服負担がある，認知機能が低下している，介護者が服薬管理をしている，施設に入所している患者などで服薬コンプライアンスの向上が期待できる．

5 オピオイド導入時の副作用対策：便秘

　便秘は各国のガイドラインで予防的な対応が推奨されている．便秘は頻度が高く，便秘治療薬の害では大きなものはなく，利益と害のバランスから考えて予防したほうがよいと考えられるからである．

6 オピオイド導入時の副作用対策：悪心・嘔吐

　オピオイド導入時，制吐薬は頓用で使用できるようにしておく．日本では過去に制吐薬の予防投与がなされていたが，予防的な制吐薬を推奨している

ガイドラインはない．悪心・嘔吐は，それほど頻度は高くなく，プロクロルペラジンなどの制吐薬は錐体外路症状や眠気などの副作用がある（**p.171**「**44. これで見逃さない，薬剤性錐体外路症状**」参照）．このような利益と害のバランスから考えて，「悪心・嘔吐が出たときに対応すればよい」という考え方である．

　錐体外路症状のなかでもアカシジアは，投与直後から出現し，出現した場合には患者の苦痛が大きいにもかかわらず見逃されやすい．より安全なオピオイドの導入という観点からみても，抗ドパミン作用のある制吐薬の予防投与は慎重に検討すべきである．

処方例①
- ヒドロモルフォン徐放錠2mg，1回（24時間ごと）
- ナルデメジン1錠，朝1回
  痛い時：ヒドロモルフォン速放錠1mg
  便秘時：ポリエチレングリコールLD 1包，1回から開始し適宜調整
  吐き気時：ジフェンヒドラミン1錠（悪心が続く場合には，定期的に1日2〜3回）

処方例②
- タペンタドール徐放錠25mg，1日2回（12時間ごと）
- ナルデメジン1錠，朝1回
  痛い時：ヒドロモルフォン速放錠1mg
  便秘時：ポリエチレングリコールLD 1包，1回から開始し適宜調整
  吐き気時：ジフェンヒドラミン1錠（悪心が続く場合には，定期的に1日2〜3回）

参考文献
1) 鈴木洋史：これからの薬物相互作用マネジメント，じほう，2014
2) 杉山正康：薬の相互作用のしくみ，日経BP，2016
3) Saita T et al：Screening of furanocoumarin derivatives in foods and crude drugs by enzyme-linked immunosorbent assay. Jpn J Pharm Health Care Sci **32**：693-699, 2006
4) 高齢者の医薬品適正使用の指針　総論編，厚生労働省，2018年5月
5) Claxton AJ et al：A systematic review of the associations between dose regimens and medication compliance. Clin Ther **23**：1296-1310, 2001

C オピオイド

8 オピオイド注射の導入と増量間隔

オピオイド注射剤が有用なとき

①苦痛が強く緊急性が高い
　　レスキュー薬や増量の効果が，よりはやく得られる

②内服の負担がある
　　注射針や，持続注射によるルート類への負担にも配慮する

• • • 症状緩和をはやく得るには，レスキュー薬の投与量を微調整する • • •

　がん疼痛治療では，しばしばオピオイド注射剤を持続皮下投与または持続静脈内投与する方法（以下，オピオイド注射）がとられる．**p.23**「6. オピオイドをうまく使い分けるには」では，注射剤は緊急性がある場合や内服の負担がある場合によい選択肢になると述べた．

　一方，患者が注射針を使用したくない，またはルート類につながれたくないと思っている場合には，できるだけ注射剤以外の方法を選択する．

　ここでは，どのような場合にオピオイド注射を使用すべきか，またその導入の方法についても記す．

1　緊急性がある

　剤形による効果発現時間と，継続的に使用したときの定常状態に達するまでの時間を**表1**に示した．注射剤は短時間で定常状態に達するため，はやく増量していくことができ，より迅速な症状コントロールが可能である．レスキュー薬（以下，レスキュー）として用いた場合も，速放性の経口剤より注射剤のほうが効果発現ははやい．これらのことから，苦痛が強く緊急性がある場合には注射剤を選択するメリットは大きい．

表1 オピオイドの製剤別薬物動態の目安

製剤の種類	効果発現	定期投与時の定常状態に達するまでの時間**（➡増量間隔に反映される）
注射剤	数分	6～12時間
経口徐放性製剤（1日1～2回）	数時間*	2～3日
経口速放性製剤（1日4～6回）	数十分	6～12時間
貼付剤	数時間	3～5日

注射剤を使用すると，レスキューや，増量の効果がよりはやく得られる．
*製剤によりばらつきが大きい（**p.28の表1**参照）．
**個々の患者の半減期の3倍以上の時間であれば，90%以上定常状態に達する．表中の数字は，一般的に考えられている半減期から計算した結果（3倍）を目安に記載している．
注意：この表はあくまでも目安であり，各製剤によって若干の違いがある．また，肝・腎障害時に定常状態に達するまでの時間は，これより延長することを念頭に置いておく．

2　内服の負担がある

　疼痛治療を行う際は，必ず患者に内服薬の負担があるかどうかを尋ねる．嚥下困難や悪心，腹部膨満感がある場合や，すでに多くの薬剤を服用しているなどで内服の負担を感じている場合には注射剤を提案してみよう．

3　オピオイド注射の導入方法（オピオイドをいままで投与されていない患者）

a 定期投与量

　オピオイドの導入の投与量は一定の見解がない．そのうえ，注射剤は生理食塩水などで薄めれば投与量はどのようにも調整できるので，初期投与量をどの程度にすべきか悩むところである．筆者は以下のように行っている（**図1**）．

ヒドロモルフォン注 0.48mg から
開始する場合
(0.2%ヒドロモルフォン注 2mg/mL)

　0.2%ヒドロモルフォン注　2mL
　生理食塩水　　　　　　　8mL
　　　　　　　　　　計　10mL

- -

　0.05mL/ 時で投与
　レスキュー 0.2mL/ 回，3 回/ 時まで

オキシコドン注 7.2mg から
開始する場合
(オキシコドン注 10mg/mL)

　オキシコドン注　3mL
　生理食塩水　　　7mL
　　　　　　　　　計　10mL

- -

　0.1mL/ 時で投与
　レスキュー 0.2mL/ 回，3 回/ 時まで

モルヒネ注 7.2mg/ 日で開始する
場合
(1% モルヒネ注 10mg/mL)

　1%モルヒネ注　3mL（30mg）
　生理食塩水　　7mL
　　　　　　　　計　10mL

━━━━━━━━━━━━━━━━━━

　➡ 0.1mL/ 時で投与

- -

　レスキュー
　　　　0.3mL/ 回，3 回/ 時まで

フェンタニル注 0.12mg/ 日で開始
する場合
(フェンタニル注 0.1mg/2mL)

　フェンタニル注　10mL（0.5mg）
　　➡ 0.1mL/ 時で投与

- -

　レスキュー
　　　　0.3mL/ 回，3 回/ 時まで

　どちらもレスキューの投与量は適宜調整

図1 オピオイドの持続静注または持続皮下注の指示例

処方例

　経験的に，経口モルヒネ 10〜15mg/日相当で開始している．

　なお，高カロリー輸液などのなかに1日量のオピオイドを入れて，24時間で持続静注する方法は望ましくない．なぜなら，レスキューを使用するたびに高カロリー輸液も注入されてしまうし，定期投与量の微調整もできないからである．6〜12時間で投与量を微調整できる持続注射のメリットを活かすためにも，オピオイド注は単独のルートで投与する．

- ヒドロモルフォン注の場合：0.5〜0.75mg/日あたりから開始
- オキシコドン注の場合：7.5〜9mg/日あたりから開始
- モルヒネ注の場合：5〜7.5mg/日あたりから開始
- フェンタニル注の場合：0.1〜0.15mg/日あたりから開始

b レスキューの投与量

　レスキューは，一般に1時間量とされることが多いようである．しかし，初期投与量は低用量なので1時間量だと少なすぎることが多い．

　筆者は2〜5時間量と多めに設定し，1時間に3〜4回程度使用可能としている．そのうえで，有効かつ副作用がないレスキューの投与量に微調整する．

処方例

- 1%モルヒネ注原液0.05mL/時の場合：レスキュー0.15mL/回，4回/時まで
- フェンタニル注原液0.1mL/時の場合：レスキュー0.3mL/回，4回/時まで

レスキューの投与量調整のコツ

- レスキューを有効かつ副作用が許容範囲内の投与量に微調整するのが，症状緩和をはやく得るための最大のコツである．
- レスキューを使用しても苦痛が和らがないようなら，レスキューをすぐに追加，または苦痛が緩和されるまで20〜30分ごとに（医師の指示の範囲で）レスキューを使用しよう．そうすることで1回に必要なレスキュー量の目安がわかる．
- あるいはレスキューを徐々に増量する．苦痛が強い場合には特にこの作業を怠らないようにしよう．患者の苦痛を迅速に緩和できるとともに，ベースとしてどの程度のオピオイドが必要なのかの目安にもなる．

c 増量の方法

　有効性と副作用を観察し，レスキューで症状を緩和しながら，ベースの投与量を6〜12時間ごとに増量する．増量の幅は20〜50%などとされるが，レスキューの頻度や投与量を勘案してできるだけ患者の苦痛が早期にコントロールされるよう臨機応変に増量しよう．

　ただし，肝障害や腎障害がある場合には定常状態になる時間が延長するので，患者の苦痛がある程度和らいでいれば24〜48時間以上ごとに増量するなど，安全性にも配慮する．投与量は一定でも眠気が徐々に増強し，48時間以上経ってから幻覚，ミオクローヌス，呼吸抑制などの副作用が出現することもある．この場合でもきちんと観察を行い，副作用に気づいて減量すれば大事に至ることはない．

4 他の剤形への変更

　注射剤で良好なコントロールが得られて退院する場合などは，他の剤形への変更が必要となる．

換算の目安(例)

- モルヒネ注（mg）≒2倍の経口モルヒネ（mg）
- ヒドロモルフォン注（mg）≒4倍の経口ヒドロモルフォン（mg）
- フェンタニル注（mg/日）≒フェンタニル貼付剤（mg/日）
- オキシコドン注（mg）×1.3≒経口オキシコドン（mg）

　経口剤は，早期に血中濃度が上昇し始めるので，内服と同時に持続注射を減量または中止する．一方，フェンタニル貼付剤は血中濃度の立ち上がりが遅いため，貼付から6〜12時間後に持続注射を減量または中止しよう．

参考文献

1）国分秀也ほか：薬物動態からみたオピオイド・ローテーション．ペインクリニック 29：910-921，2008

9 痛みが強いなら急速鎮痛

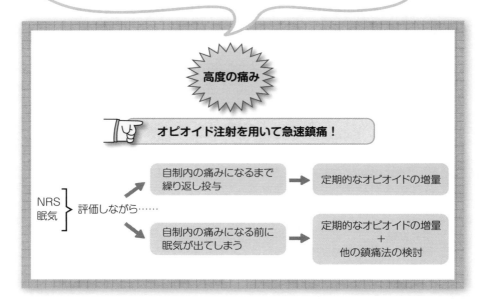

痛みが高度の場合には，鎮痛を迅速に行う必要がある．なぜなら，高度の痛みにさらされれば，誰もが不安になるからである．精神的な余裕がなくなり，その人らしさが保てなくなる．身体的にも食欲低下や不眠，動けないなど生活の破綻につながる．そこで，その場で鎮痛する急速鎮痛法について述べる．

1 患者との情報共有

患者に，注射ですぐに痛みをとる治療が可能だが，希望するかどうかを尋ねる．患者が希望すれば，オピオイド注射を準備する．その際に，「いまの痛み」と「目標とする痛み」のNRSを患者に尋ねておく．

問診例
「いまの痛みはNRS7とのことですが，どれくらいの痛みを目標にしたらいいでしょうか？」

2　オピオイド注射を準備し投与する

　　外来でも入院でも方法は同様である．オピオイド注射を生理食塩水に溶解し，小児用点滴セットをつなぎ，静脈ルートに接続する．そしてモルヒネ経口換算5mg程度を急速投与する．静脈内投与なので，即座に効果判定ができる．眠気が出なければ，目標とするNRSに達するまで2〜5分程度間隔で点滴静注を繰り返す．

3　眠気が出てしまったら

　　もし，目標のNRSに達する前に軽度の眠気が出てくるようなら，半量で投与してみる．眠気が増強するようなら，そこでいったん点滴静注は中止する．この場合には，点滴静注したオピオイドだけでは十分な鎮痛が得られないということを意味する．そのため，オピオイドの増量とともに，他の鎮痛方法を併用する必要がある．

説明例

　　「それでは，目標の痛みになるまで痛み止めの点滴を繰り返していきます．すこしでも痛みが楽になったり，眠気が出たら，すぐに教えてください」

対処例

下記の処方の患者が痛みを訴えて外来受診．
- ヒドロモルフォン徐放性製剤4mg，分1
- レスキュー：ヒドロモルフォン速放製剤，1回1mg
　　持続痛NRS7，目標はNRS2．レスキュー薬を使用してもNRS5にしか下がらない．レスキュー薬は1日4回（4mg/日）使用していた．
①0.2%ヒドロモルフォン1A（2mg）＋生理食塩水100mLを準備
②患者に，少しでも鎮痛あるいは眠気が出たら報告するよう説明
③10mLをずつ速滴（1分程度）と評価を繰り返す
　　　1回目滴下：NRS7→6（眠気なし）
　　　2分後に2回目滴下：NRS6→5
　　　2分後に3回目滴下：NRS5→4（少し眠い）
　　　5分後に4回目滴下：NRS4→2（眠気の増強なし）
④約15分で計40mL，ヒドロモルフォン4mg相当の点滴静注で鎮痛できた
⑤処方：ヒドロモルフォン徐放性製剤12〜24mg程度とし，以後タイトレーション

4 急速鎮痛の意義

急速鎮痛には，鎮痛に加えて少なくとも以下のふたつの意義があげられる．

a 安心感

ひとつは，鎮痛によって得られる安心感である．激しい痛みが続くと不安になり，その不安が痛みの閾値を下げ，さらに痛みを強く感じる，といった悪循環に陥る．"たとえ激しい痛みが出ても痛みをとってもらえる"という安心感は，痛みの閾値を上げることもできる．何より，患者が痛みに対する不安や恐怖から解放されることの意義は大きい．

b 治療方針がその場で明確になる

もうひとつは，治療の方向性を即座に把握できることである．オピオイドによる急速鎮痛法で十分鎮痛できれば，オピオイドのタイトレーションで鎮痛可能である．一方，鎮痛が得られる前に問題となる眠気が生じれば，オピオイド増量に加えて他の方法を検討する必要がある，といったように治療方針が明確になる．

オピオイドを漸増し不快な眠気が出現してはじめてオピオイドの限界を見極めるのでは，患者を長期間痛みにさらす結果になることもある．

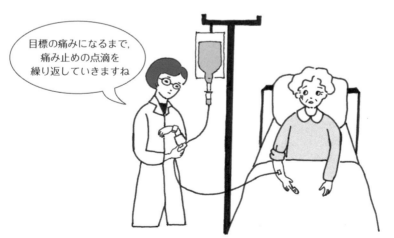

目標の痛みになるまで，痛み止めの点滴を繰り返していきますね

急速鎮痛のふたつの意義：①安心感，②治療方針がその場で明確になる

10 フェンタニル貼付剤投与中の患者で急に強い苦痛が出たら

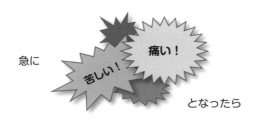

急に　苦しい！　痛い！　となったら

おすすめ　フェンタニル貼付剤はそのままで

• • • オピオイド注射の持続投与を追加し，オピオイドの必要量を見積もる • • •

　フェンタニル貼付剤投与中の患者で急に強い苦痛が出た場合の対応の選択肢として以下の3つが考えられるが，ここでは③を勧めたい．

①フェンタニル貼付剤を増量する

②経口剤または注射剤に変更する

③フェンタニル貼付剤は貼付したまま，経口剤または注射剤を追加する

1 フェンタニル貼付剤を増量するのは，緊急性の低い場合だけ

　目の前にいる患者の症状を緩和するのに必要なオピオイド投与量は予測できない．したがって徐々に投与量を増やしていくわけだが，フェンタニル貼付剤の増量は数日ごとであるため，必要量に達するまで時間を要する可能性が高い（**p.34**の**表1**参照）．つまり，緊急性のある強い苦痛の場合にはフェンタニル貼付剤で調節していくのは適切でない．

緊急性は高いがフェンタニル貼付剤で調節せざるを得ない場合

どうしても経口剤や注射剤が使用できないなど，フェンタニル貼付剤で調節せざるを得ない場合は，レスキュー薬（ヒドロモルフォン速放錠*，モルヒネ坐剤など）を積極的に使用し不足分を補うようにする．レスキュー薬もただ処方すればよいのではなく，十分苦痛を緩和できる投与量に調節することが大切である．

*ヒドロモルフォン速放錠：口腔内崩壊錠（OD錠）として承認されていないものの，OD錠並みの口腔内崩壊性を有するため，内服困難でも唾液が嚥下できる程度であれば使用できる．

2 経口剤または注射剤に変更してもよいか？

フェンタニル貼布剤を他のオピオイドに変更するときの換算比は一律には決めにくく，個々の患者によってどうしても差が生じる．投与量が少ないときはその差は少ないが，ある程度の量が使用されると個人差が大きくなり，予想以上に眠気などの副作用が出る可能性がある．このようなリスクを避けるために，フェンタニル貼付剤は貼付したまま，他のオピオイドを追加することを勧めたい．

3 フェンタニル貼付剤は貼付したまま，経口剤または注射剤を追加する

フェンタニル貼付剤に換算して，約10〜20％相当の経口剤または注射剤を開始する．

経口剤を開始する場合は徐放性製剤を使用することが多いと思うが，一般的に2日ごとの増量となるので，注射剤で開始することが望ましい．どうしても注射剤が使用できずに経口剤で調節を行う場合には，レスキュー薬を積極的に使用して不足分を補うようにする．また徐放性製剤を増量する際には，使用したレスキュー薬分を上乗せすることで早期に調節を行うことができる．

注射剤は6〜12時間ごとに調節を行うことができるので，最も早期に必要量に近づくことができる．必要なオピオイド量が決まれば，フェンタニル貼付剤や経口剤など患者の好む製剤に変更すればよい．

11 オピオイドスイッチング：換算比は万能ではない

どのような換算比を用いようと，大切なのは……

オピオイドスイッチング後の観察

①副作用と鎮痛をこまやかにモニタリング
②必要に応じて投与量の微調整
③すこしずつ変更する

理解しておこう

- 換算比は確立していない
- 交差耐性は不完全で個人差がある
- 個々の全身状態も影響する

1 オピオイドスイッチングとは

オピオイドスイッチングとは，①鎮痛が不十分な場合，または②副作用が強くオピオイドの継続や増量が困難な場合，にオピオイドの種類を変更することをいう．

日本では，コデインリン酸塩，トラマドール，モルヒネ，ヒドロモルフォン，オキシコドン，フェンタニル，タペンタドールの間でオピオイドスイッチングが行われている．たとえばオピオイドAの副作用が強い場合，別のオピオイドBに変更することで副作用が軽減し，またオピオイドを十分増量することもできるので痛みのコントロールも改善し……と状況が好転することがある．

このように，困ったときにオピオイドスイッチングは有用なことがある．その一方で，オピオイド間の換算比は必ずしも確立していないし，個々の患者の状況により，スイッチング後に投与量の微調整が必要となることも多い．いろいろな換算表が出回っているが，どの換算表を用いたとしても，い

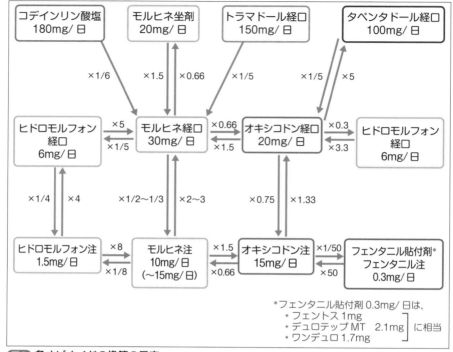

図1 各オピオイドの換算の目安

ちばん大切なことは"変更後のモニタリング（観察）と観察に基づいた微調整"である.

　さらに各オピオイド間の交差耐性は不完全であることを知ると，"変更後のモニタリング"の大切さが身にしみて理解できよう.

2　換算比にはばらつきがある（図1）

　各オピオイド間の換算比については多くの報告がされているが，その数値にはばらつきがある．また，痛みが安定している場合と痛みが強い場合では，一律に換算比を語ることも適切ではない．通常，痛みが安定している場合や副作用が問題となっている場合は換算量より少なめに変更するのがよいであろう．ともかく，換算比の過信は禁物である.

換算比はどのようにして決められるか？

換算比には下記の2種類があり，それぞれ求め方が異なる.

①同一オピオイドの剤形間の換算比

　同じオピオイドなのに，経口剤と注射剤とで鎮痛力価が異なる，すなわち換算比が必要となる理由は，経口投与では注射剤を投与したときとは生体内で利用される割合が異なるからである. これを生体内利用率といい，投与した薬物の何%が生体内（全身循環血）に取り込まれ活用されるかという薬物の利用率を示し，生物学的利用率，バイオアベイラビリティ（bioavailability）ともいう. 経口投与されると，吸収された薬物は，全身循環血に到達する前にすべて門脈血より肝臓を通過して代謝を受け，結果的に未変化体のまま全身循環に流れる薬物は減ってしまい，正味に利用される割合が生体内利用率となる. したがって，投与経路の方向性により換算比が異なることは理論上ない. たとえば，経口剤から注射剤が1：4というオピオイドであれば，逆の注射剤から経口剤は4：1になるということである.

　ちなみに生体内利用率（経口の場合）は，クロスオーバー試験で静注および経口での投与を行い，静脈内投与したときと経口投与したときのAUCを測定し，その比から求められる.

②異なるオピオイド間の換算比

　薬理活性と生体内利用率から決定される.

　換算比が生体内利用率で決まるのであれば，換算比は決して一定のものではなく，個々の患者によって，また同一患者でも病状によって異なってくることは容易に理解できる. 肝機能によって肝代謝の酵素活性は変化するので，生体内利用率にも個体差が出てくるのである. 「個体差➡生体内利用率➡換算比」という具合に換算比が影響を受けるため，換算比を1つに定めたとしてもあくまでも目安であることに留意し，患者ごとに用量調整を行うことが必要となる.

3　各オピオイド間の交差耐性について知ろう（図2）

　交差耐性とは，ある薬剤に対して耐性を獲得すると同時に別の種類の薬剤に対しても耐性を獲得することをいう. 化学構造や作用機序が似ている各オピオイド間でみられるが，その獲得は不完全である.

　たとえば，モルヒネをしばらく使用していると鎮痛や副作用に対して耐性が生じてくるので，オキシコドンやフェンタニルに変更しても，もし交差耐性が完全であれば副作用は出現しないで済む. ところが，各オピオイド間でこうした交差耐性が完全に獲得できるわけではなく不完全なのである.

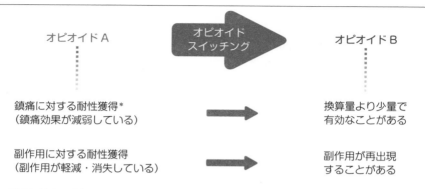

オピオイドA

オピオイド
スイッチング

オピオイドB

鎮痛に対する耐性獲得*
（鎮痛効果が減弱している）

換算量より少量で
有効なことがある

副作用に対する耐性獲得
（副作用が軽減・消失している）

副作用が再出現
することがある

*鎮痛に対する耐性：鎮痛に対する耐性が獲得されても，通常はオピオイドを増量することで，再び鎮痛が得られることが多い．そのため，疼痛治療で鎮痛耐性が大きな問題となることは少ないとされている．

図2 不完全な交差耐性のため，オピオイドスイッチング時に生じうること

　交差耐性が不完全で，オピオイドの種類を変更するとどのようなことが起こるか．オピオイドAでせっかく副作用の耐性が獲得されていたのに，オピオイドBに変更することで副作用が再出現するというリスクがある．また逆に，オピオイドAの鎮痛耐性が軽減され，より少量のオピオイドBの投与量でも鎮痛が得られるという利点が生じうる．

　したがって，①オピオイドAを増量してもなかなか鎮痛が得られない場合にも，オピオイドBに変更することで等力価の換算量より少量で鎮痛が得られる可能性，②副作用で困っている場合でも，副作用が再出現する可能性，がある．このように交差耐性が不完全であることを考えると，等力価より少ない投与量で変更しそうになる．しかし実際には，少なめで換算すると痛みが増悪してしまったり，等力価の鎮痛用量で換算しても副作用は軽減することもある．このようなことは，耐性形成や交差耐性にはそもそも個人差があること，また消化吸収障害，肝・腎機能低下の影響なども考えられる．オピオイドスイッチングによる有用性を一律に語ることは難しい．

4　大切なのは，変更後のモニタリング（観察）と調整

　以上述べたように，①換算比は確立していないこと，②交差耐性が不完全

表1 各オピオイドの換算の目安

経口モルヒネ	60mg
経口トラマドール	≒約300mg
経口コデインリン酸塩	≒約360mg
経口ヒドロモルフォン	≒約12mg
経口オキシコドン	≒約40mg
経口タペンタドール	≒約200mg
フェンタニル貼付剤	≒約0.6mg
モルヒネ坐剤	≒約40mg
モルヒネ注	≒約30mg
ヒドロモルフォン注	≒約3mg
オキシコドン注	≒約30mg
フェンタニル注	≒約0.6mg

で個人差があること，③全身状態が影響すること，などいずれの換算比を用いたとしても“オピオイドスイッチング後のモニタリング”が大切となる．痛みが増強しているようならオピオイド投与量を増量する，副作用が増強するようなら減量する，という具合に副作用と鎮痛効果をこまやかに観察し，微調整を行うことが大切である．

5 すこしずつ変更しよう

患者によって換算比にばらつきがあっても，約20～30％量ずつ変更し，投与量を微調整していけば，副作用の出現や痛みの増悪を最小限に防ぐことができる．筆者が使用している換算比を表1に示したが，あくまでも目安と考え，痛みが増せば増量して副作用が出れば減量する，など微調整を行う．その後，さらに続けて20～30％程度ずつ変更していくようにする．

　“痛みが緩和され，副作用がない”状態であれば，全量をオピオイドスイッチングしなくても，2種類のオピオイドを併用しても構わない．

🔖 **参考文献**
1）日本緩和医療学会（編）：オピオイドスイッチング．がん疼痛の薬物療法に関するガイドライン 2020年版，金原出版，p.58-59，p.76-81，2020

12 オピオイドの非経口投与への変更

内服困難は突然 やってくる!

①高用量のオピオイドを内服している場合

- 内服の負担感がすこしでもある
- 近い将来に内服困難が予測される

・・・ 前もって投与経路を徐々に変更しておく ・・・

②一度に投与経路を変更せざるを得ない場合

- 鎮痛が得られており,オピオイドが高用量である
- 薬剤の消化管での吸収障害が疑われる

・・・ 基本の換算量よりも少なめに,30%程度減量とする ・・・

　オピオイドを大量に投与している場合,投与経路の変更は一度に行うのではなく,30〜50%ずつなど部分的に行う.変更後は観察を行い,投与量の微調整をすることが望ましい.個体差から生じる換算比の相対的な不足によって痛みが悪化したり,相対的な過量投与によって副作用が増強する可能性があるためである.しかし,嘔吐や意識レベルの低下,消化管の通過障害や嚥下障害など,がん患者は突然内服困難となることも多い(表1).そうなると,投与経路を一度に変更せざるを得なくなる.さらに,このような場合は病状が悪化しており,肝・腎障害など複数の要因が重なって過量投与による思わぬ副作用が起こりやすい.高用量のオピオイドを内服している患者では内服困難をあらかじめ予測し,なるべく一度に投与経路を変更しなくて済むようにしたい.

表1 がん患者が内服困難になるとき

- 通過障害：頭頸部腫瘍，消化管への腫瘍浸潤，糞便塞栓など
- 嚥下障害：脳転移などの中枢性の要因，意識レベルの低下，反回神経麻痺，薬剤性の錐体外路障害など
- 衰弱
- 強い苦痛：悪心・嘔吐，痛みなど

1 内服困難を予測し，はやめに非経口投与に変更する

　内服が負担になっていないか，日頃から尋ねるようにする．悪心・嘔吐，嚥下障害，眠気，衰弱，身体的な苦痛など，内服困難の原因がすこしでもあれば内服を負担に感じるものである．負担感が軽いうちなら，徐々に非経口投与へ変更することができる．患者の負担も減るし，突然内服ができなくなって高用量のオピオイドを一度に変更する必要もなくなる．

　また，消化管の通過障害など近い将来に内服が困難となりそうな患者も，あらかじめ徐々に非経口投与に変更しておこう．

2 一度に投与経路を変更せざるを得ない場合

　突然内服できなくなった場合には，経口オピオイドを全量，すぐに貼付剤または注射剤に変更せざるを得ない．特に以下の場合には，基本の換算比より30％程度に減量し，変更後の観察を注意深く行うなど慎重さが求められる．

a 鎮痛が得られていて，オピオイドが高用量の場合

　高用量であるほど誤差が大きくなるため，30％程度の減量など少なめに換算したほうが安全である．ただし鎮痛が得られておらず，もともとのオピオイドが不足している場合には基本の換算より0～20％程度減量とする．

b 小腸での内服薬の吸収が障害されている可能性が考えられる場合

　モルヒネ，ヒドロモルフォン，オキシコドンは，胃のような強酸性（pH 1～3）の環境では吸収されずにpH 6～8の小腸で吸収が始まり，ほとんどが小腸で吸収される．膵臓がんや胃がん，食道がんなどで通過障害があり，小腸まで薬剤が到達していないことが疑われる場合には30％程度減量したほうがよい．

ⓒ 一定期間，食事が摂れていない患者の場合

　　食事はできないが，服薬だけは頑張っているという患者は多い．腸管の萎縮によって吸収機能が低下している可能性がある．オピオイドを内服していても，十分に吸収が行われていない可能性があり，通常の換算量の非経口剤が投与されると過量投与となる．やはり30%程度減量したほうがよい．

> **少なめの換算で変更を行うときの注意**
> 少なめに変更することで痛みが増強してしまうことがある．鎮痛に十分なレスキューが使用できるように準備しておく．

処方例

- オピオイド注射：レスキューとして 1mL/回 → 効果不十分ならレスキュー1.3mL/回へ増量可 → まだ効果不十分ならレスキュー1.7mL/回へ増加可 →……というように有効なレスキューが使用できるようにしておく．

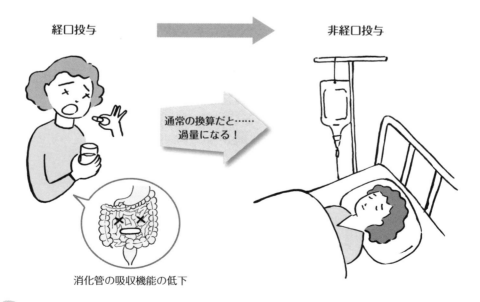

経口投与　　　　　　　　　　　　　　　非経口投与

通常の換算だと……
過量になる！

消化管の吸収機能の低下

13 オピオイド投与中に腎障害が悪化したとき

	腎障害下で オピオイドを開始	オピオイド投与中に 腎機能が悪化
モルヒネ	可能なら避ける	減量を念頭に置いて観察 他のオピオイドへの変更を検討
ヒドロモルフォン オキシコドン	効果をみながら 漸増すれば問題ない	過量投与にならないよう注意 必要に応じて減量する
フェンタニル タペンタドール メサドン	効果をみながら 漸増すれば問題ない	比較的安全と考えられるが， 必要に応じて減量する

　腎障害がある患者では，モルヒネやコデインを避けることが望ましいことは他項で述べた．それでは，すでにオピオイドを使用している患者に腎障害が新たに出現したり，悪化した場合にはどうしたらよいのだろうか．がん患者では腹腔内，骨盤内腫瘍による尿管圧迫など腎機能が急速に悪化することをよく経験する（図1）．

　モルヒネ，ヒドロモルフォン，オキシコドン，フェンタニル，タペンタドールは，その代謝の相違から腎機能が悪化した場合の対応がおのずと異なってくる．各オピオイドの代謝と対応について整理しておこう（表1）．

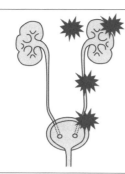

腹腔内・後腹膜の腫瘍
（消化器がん，婦人科がん，泌尿器がん，
腹部のリンパ節転移）

骨盤内の腫瘍
（消化器がん，婦人科がん，泌尿器がん，
骨盤内のリンパ節転移）

図1 がん患者では腎障害が起こることが少なくない

表1 オピオイドの薬物動態

	代謝物	代謝物の活性	尿中の未変化体 （腎排泄） （活性がある）	腎障害時の推奨
モルヒネ	M-6-G[*1]（15%）	活性あり	7%	・減量を念頭に置いて観察 ・腎機能が悪化傾向なら，他のオピオイドへの変更を検討する
	M-3-G[*2]	有意な活性なし		
ヒドロモルフォン	H-3-G[*3]	有意な活性なし	3%	
オキシコドン	オキシモルフォン（1%未満）	あるが微量で，またグルクロン酸抱合により不活化される	19%	・注意して使用 ・必要に応じて減量する
	ノルオキシコドン	なし		
フェンタニル	ノルフェンタニル	なし	10%	・安全と考えられるが，必要に応じて減量する
タペンタドール	T-O-G[*4]	なし	3%	
メサドン	EDDP[*5]	なし	20%	

[*1] モルヒネ-6-グルクロニド
[*2] モルヒネ-3-グルクロニド
[*3] ヒドロモルフォン-3-グルクロニド
[*4] タペンタドール-O-グルクロニド
[*5] 2-Ethylidene-1, 5-dimethyl-3, 3-diphenylpyrrolidine

1 モルヒネ

腎機能が低下しているときにはモルヒネの代謝物（M-6-G）が蓄積され，眠気，悪心などの副作用が増強するのでモルヒネは避ける（**p.11**「3. 疼痛治療では腎障害をチェック！」，**p.23**「6. オピオイドをうまく使い分けるには」）．モルヒネ投与中に腎機能が悪化した場合にも減量を念頭に置いて観察し，できればモルヒネ以外のオピオイド（ヒドロモルフォン，オキシコドン，フェンタニル，タペンタドール）に変更するのが望ましい．

2 ヒドロモルフォン

ヒドロモルフォンは未変化体の尿中排泄率が少なく，代謝物の活性もヒトでは証明されていないため，理論上は腎障害時にも安全に使用できる．しかし，ヒドロモルフォン速放錠4mgを投与したとき，健常人と比較して中等度腎障害患者（Ccr 40〜60/分）ではAUCが2倍，重度腎障害患者（Ccr 30/分未満）では4倍高かったことが報告されている．そのため，ヒドロモルフォンを使用していて腎障害が悪化した場合には，過量投与になっていないか観察し必要に応じて用量調整を行う．

3 オキシコドン

オキシコドンは，その約19％が未変化体として尿中に排泄され，残りは肝臓で活性のない代謝物になる．腎障害時には，未変化体（オキシコドン）の排泄遅延により副作用が出現する可能性がある．腎障害患者にオキシコドン徐放性製剤20mgを投与したとき，健常人と比較して中等度腎障害患者（GFR 30〜50/分）ではAUCが1.5倍，重度腎障害患者（GFR 30/分未満）では2.5倍高かったことが報告されている．そのため，腎障害が悪化した場合には過量投与になっていないか観察し必要に応じて用量調整を行う．

4 フェンタニル

　フェンタニルは肝臓でほとんど活性のないノルフェンタニルに代謝され，その大部分が尿中に排泄されるが，活性代謝物はほとんどなく未変化体（フェンタニル）も10％未満であるため，腎機能低下時においても安全に使用できる．腎障害が著しい場合には，フェンタニルの排泄遅延による影響が出る可能性もあるので，必要に応じて減量する．

5 タペンタドール

　タペンタドールは肝臓で代謝され，活性のないタペンタドール-O-グルクロニドになる．未変化体も約3％と少ないため，腎機能低下時においても安全に使用できる．腎障害が著しい場合には，タペンタドールの排泄遅延による影響が出る可能性もあるので，必要に応じて減量する．

6 メサドン

　メサドンは肝臓で代謝され，活性のないEDDPになることから，腎障害時には比較的安全であるとされる．一方で，未変化体は約20％で血中濃度半減期が長いため，腎障害が著しい場合にはメサドンの排泄遅延による影響が出る可能性があるので，必要に応じて減量する．

🔍 参考文献

1）Lugo RA, Kern SE : The pharmacokinetics of oxycodone. J Pain Palliat Care Pharmacother **18** : 17-30, 2004
2）Dean M : Opioids in renal failure and dialysis patients. J Pain Symptom Manage **28** : 497-504, 2004
3）Johnson SJ : Opioid safety in renal & hepatic dysfunction. PAIN TREAT-MENT TOPICS. 〈http://pain-topics.org/pdf/Opioids-Renal-Hepatic-Dysfunction.pdf/〉
4）Vadivelu N et al : Patient considerations in the use of tapentadol for moderate to severe pain. Drug Healthc Patient Saf **5** : 151-159, 2013
5）Sande TA et al : The use of opioids in cancer patients with renal impairment-a systematic review. Support Care Cancer **25** : 661-675, 2017
6）Durnin C et al : Pharmacokinetics of oral immediate-release hydromorphone (Dilaudid IR) in subjects with moderate hepatic impairment. Proc West Pharmacol Soc **44** : 83-84, 2001
7）Molhotra BK et al : The pharmacokinetics of oxycodone and its metabolites following single oral doses of Remoxy®, an abuse-deterrent formulation of extended-release oxycodone, in patients with hepatic or renal impairment. J Opioid Manag **11** : 157-169, 2015
8）King S et al : A systematic review of the use of opioid medication for those with moderate to severe cancer pain and renal impairment : a European Palliative Care Research Collaborative opioid guidelines project. Palliat Med **25** : 525-552, 2011

14 肝代謝が低下している状態で オピオイドを使用するには

肝代謝の低下：肝血流の低下（肝機能の低下）

オピオイドの代謝速度が低下

①定常状態に達するまでの時間が延長 ➡ 増量間隔を長めにとる
②少量でも強い効果をあらわす ➡ 投与量に注意

さらに……

思った以上に，少量でも強い効果が出ることがあるので気をつけよう！

1 肝代謝の低下とは：特に肝血流の低下に注意

　オピオイドは，大部分がまず肝臓で代謝されるため，肝代謝の状態によって血中のオピオイド濃度が左右される．肝代謝能は，オピオイドでは"肝血流量"に大きく依存する．一方，肝機能の指標であるグルタミン酸オキサロ酢酸トランスアミナーゼ（GOT），グルタミン酸ピルビン酸トランスアミナーゼ（GPT）は相当な異常値でない限り，オピオイドの体内動態に大きく影響することは少ない．

　肝血流の低下は，肝硬変や肝がんの末期で門脈圧が亢進しているとき，および心不全や脱水，腹水や胸水が大量に貯留するなど循環血液量が減少しているときに起こる．肝臓に血液が入らなくなる状態なので，肝臓による代謝に時間がかかり血中濃度が上昇する．

2 投与量

　肝硬変や肝がんでオピオイドを投与した場合は，消失半減期が延長し，最高血中濃度が上昇し，血中濃度-時間曲線下面積（AUC）が増大する．簡単にいうと，少量の薬で強い効果をあらわすようになる．したがって，肝代謝が低下している状態（特に肝血流が低下した状態）でオピオイドを使用する際には，過量投与の徴候に注意してモニタリングし，投与量を調整する必要がある．

3 増量間隔

　肝代謝が低下している状態（特に肝血流が低下した状態）では代謝の速度が遅くなるので，オピオイド連続投与時に定常状態に達するまでの時間も延長する．定常状態に達する前に増量を続けていくと，予想以上に過量投与となることがある．苦痛にはレスキュー薬をうまく使用しながら，注意深くモニタリングしつつ用量調整するようにしよう．

肝代謝が低下している状態でオピオイドを使用するコツ

血液検査上の肝障害だけでなく，肝血流の低下が疑われるときには，"オピオイドの肝代謝が低下するかもしれない"と考える．"普段は安全"という投与量でも過量になることがあるので，少量から開始し増量間隔を長めにする．ただし，患者に苦痛を我慢させないために有効なレスキュー薬を設定する．

参考文献

1) Lugo RA et al : Clinical pharmacokinetics of morphine. J Pain Palliat Care Pharmacother 16 : 5-18, 2002
2) Kalso E : Oxycodone. J Pain Symptom Manage 29 : S47-S56, 2005
3) ナルサス®錠：インタビューフォーム
4) タペンタ®錠：インタビューフォーム
5) デュロテップMT®パッチ：インタビューフォーム
6) Davies G et al : Pharmacokinetics of opioids in renal dysfunction. Clin Pharmacokinet 31 : 410-422, 1996

15 レスキュー薬：説明が大事！

がん疼痛では，高頻度に"突出痛"が出現する
病状進行とともに"持続痛"が増強する

患者がレスキュー薬を使いこなすことで

生活の質が高まる
定期オピオイドの必要性が見積もれる

患者の理解が大事となる 3 つの項目

①突出痛とは

②レスキュー薬の
　役割
　　　　　・突出痛の緩和
　　　　　・痛みに振りまわされない生活
　　　　　・鎮痛薬の必要量の見積もり

③レスキュー薬の
　服用方法
　　　　　・効果発現時間，服用可能な時間間隔
　　　　　・1 日の制限回数は原則的にない
　　　　　・服薬記録をつける

1　レスキュー薬についての患者教育が大事

　レスキュー薬（以下，レスキュー）とは，疼痛時の臨時追加投与，いわゆる頓用薬のことで突出痛に対して使用される．突出痛は一過性の痛みの増強のことで，約半数の患者が経験しており患者の満足度に大きく影響する．レスキューをうまく使いこなすことが，がん疼痛治療の成功の秘訣といえる．
　突出痛が出現するまさにそのときに，医療者が患者のそばにいるというのはむしろまれなので，患者自身がレスキューを使えるように教育することが大切である．

2 まず"突出痛","持続痛の増強の可能性"を説明しよう

　　まず突出痛，そして持続痛が増強する可能性について説明すると，レスキューについての理解が得られやすい．

突出痛の説明
突出痛を経験することがあることを説明する．
① 「普段は痛みが和らいでいても，ときどき痛みが強くなることがあります」
② 「こういった一過性に強くなる痛みのことを，"突出痛"と呼んでいます」

持続痛が増強する可能性についての説明
① 「また，痛みそのものが強くなり，現在の定期薬の量では足りなくなることもあります」

突出痛の説明のコツ
患者にわかりやすいように，"突発的な痛み"と言い換えたほうがよいことも多い．

3 "レスキューの役割"を説明しよう

　　体動時痛のような予測できる突出痛の場合には，動作を開始する前に予防的にレスキューを使用する，また予測できない突出痛の場合にも，痛みが最高潮に達する前にはやめにレスキューを使用する，などレスキューの役割について説明する．

レスキューの役割についての説明
① 「突出痛には，レスキューを使うことで対応します」
② 「レスキューを使いこなすことで，痛みに振りまわされずに生活を送れます」
③ 「持続的な痛みが強くなってきたときに，痛みが十分緩和されるようにレスキューを服用することで鎮痛薬の必要量を見積もることができ，はやく痛みが楽になります」

レスキューの役割についての説明のコツ
患者にわかりやすいように，"頓服"と言い換えたほうがよいことも多い．

4 レスキューの使用方法を説明しよう

　　レスキューとして使用されるのはオピオイドの速放性製剤や即効性製剤（下記のmemo参照）である．即座に効いてこないと不安になる患者もいるので，服用後どれくらいで効いてくるか，患者に説明しておくことが重要である．また，他の非オピオイド鎮痛薬と同様に6〜8時間空けなければならないと思い込んでおり，痛いのに服用を我慢してしまう患者もいる．

レスキューの服薬指導（速放性製剤の例）

①「服用すると，10〜15分くらいで徐々に効き始め，30分〜1，2時間後には十分効いてきます．もし1時間経ってもまだ痛いようだったら，追加で同じレスキューを服用できます」
②「レスキューが効いてくるまで10〜15分かかるので，痛みが強くなり始めたら，はやめに服用しましょう」
③「1日の服用回数に制限はありませんが，1日5〜6回以上になるようなら，定期薬やレスキューを増やす必要があるかもしれませんので相談してください（外来通院中の場合）」
④「鎮痛薬の必要量を見積もるためにレスキューの使用状況が参考になります．レスキューを服用した日時をメモしておいてください．また痛くなったきっかけがあったら，それも同時にメモしておいてください．そうすることで，痛くなるきっかけに気づき，予防的にレスキューを使用できるかもしれません」

　　さらに，患者の突出痛の特徴に合わせて，「食事のとき，長く座っていると痛みが出てきてしまうので，食事前にレスキューを使用するのはいかがですか？」など，レスキューを使うタイミングについても患者とともに考えられるとよい．

memo

速放性製剤：経口オピオイドは速放性製剤と徐放性製剤とに分類される．速放性製剤は，効果開始までの時間や最大効果までの時間が徐放性製剤と比較して短いため，突出痛の際の臨時投与に適している．
即効性製剤：フェンタニル口腔粘膜吸収剤は，速放性製剤より即効性があるため，速放性製剤と区別するために「即効性オピオイド薬（rapid onset opioid：ROO）と呼ばれる．

5 "レスキューの役割の変化"を説明しよう

　　定期薬をタイトレーションしている期間は，積極的にレスキューを使用することで必要量をはやく見積もることができる．そのため，患者にも我慢せずに積極的にレスキューを使用することを勧める必要がある．

　　一方で，タイトレーションが済み，持続痛がマネジメントされたあとも，患者によっては定期的にレスキューを使用し，その結果，過量投与による眠気やせん妄が生じてしまうことがある．

　　そのため，タイトレーションが完了したあとは，レスキューは"突出痛"に対して使用するよう，"レスキューの役割の変化"（図1）について説明する必要がある．また痛みに対する不安から，痛くなくても「痛くならないように」定期的にレスキューを使用している場合もある．この場合には，説明の前に不安に対応する必要がある．

レスキューの役割の変化についての説明

「いままでは，定期オピオイドの不足を補うためにレスキューを使ってきたので，一定時間ごとにレスキューが必要でした．いまは，定期オピオイドの量は調整できていますので，突発的に痛みが生じたときにだけレスキューを使うようにしてみてください」

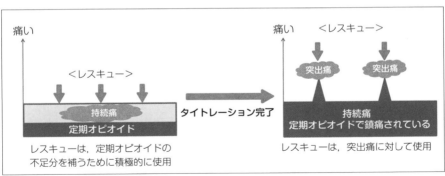

図1 "レスキューの役割"は変化する

16 レスキュー薬：剤形の選択と投与量の決定

個々の患者に最適な速放性製剤とは？

①剤形の選択
　　原則は，定期オピオイドと同じものだが，患者の苦手な剤形は避ける

　　・・・●　**定期オピオイドと異なる種類のオピオイドもありうる！**　●・・・

②投与量の決定
　　レスキュー薬の効果と副作用も評価

　　・・・●　**"有効かつ副作用がない"投与量を目指そう！**　●・・・

　　レスキュー薬（以下，レスキュー）は，突出痛に対する頓用なので，短時間で鎮痛効果が得られる速放性製剤や即効性製剤を選択する．これらには，いくつかのオピオイドと製剤がある（**p.24**の**表1**，**p.28**の**表1**参照）．ここでは，"本当に個々の患者に合わせたレスキュー"について考えてみたい．
　　剤形の選択と投与量という，2つのポイントがある．

1 速放性製剤の選択：患者の好む剤形を

　　患者に最も負担の少ない剤形を選択する．定期投与薬と同じ種類のオピオイドを使用すると，定期的なオピオイドの必要量を見積もる際に単純計算でよいという簡便さ，安全性がある．しかし，患者の剤形の好みによっては必ずしも同じ種類のオピオイドにする必要はない．苦手な剤形であるがために，うまくレスキューを利用できないということは避けたい．

散剤は，通常，頸部を伸展（後屈）させて服用させるため，服用そのもので痛みを生じるなど大きな負担になることがある．また，衰弱した患者では「粉薬は首を大きく動かさないといけないから飲みにくい」と感じていることがある．つらいときに使用するレスキューが患者の負担になっていないか確認しよう．「レスキューは錠剤，シロップ，粉薬がありますが，どれがいいですか？」と患者に選んでもらえれば理想的である．
頸部伸展が負担になる患者：頸椎転移がある，頭頸部腫瘍による痛みがある，頸部リンパ節や鎖骨上リンパ節転移による痛みがある，衰弱している

2 投与量は"有効かつ副作用がない"を目指す

レスキューの本来の役割は"困ったときの救済"である．救済にならないレスキューは，本来の役割を果たしていない．したがってレスキューも調節することが大切である．

経口では1日投与量の1/6，持続静注・持続皮下注では1時間量というのが目安とされている．初回投与時は，経口なら1/4〜1/6程度，持続注射なら2〜5時間程度としてみて（**p.36**参照），レスキューの効果をみながら，"有効かつ副作用がない"を目指して調節しよう（**p.136**参照）．

定期薬とレスキューは分けて有効性と副作用を確認しよう．そうすることで，定期薬とレスキューそれぞれが"有効かつ副作用がない"投与量に調節できる．

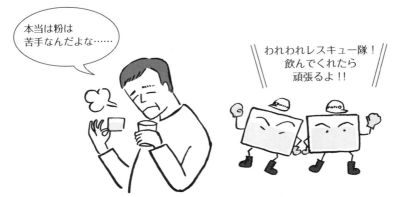

本当は粉は
苦手なんだよな……

われわれレスキュー隊！
飲んでくれたら
頑張るよ！！

患者の好む剤形を検討しよう！

17 フェンタニル口腔粘膜吸収剤： 適応患者をピックアップする

・・・フェンタニル口腔粘膜吸収剤を導入することで QOL が向上する患者・・・

①より即効性，より短い作用時間がレスキュー薬に求められる
②内服困難，嚥下障害，腸閉塞などがあり速放性製剤が内服できない
③眠気，悪心などが問題となっている．腎障害でも安全に使用したい

医療者側から積極的に質問し，適応患者をピックアップする

> レスキュー薬は，
> もうすこしはやく効いたほうが
> よいですか？

> レスキュー薬で
> 便秘や眠気，使いづらいなど，
> お困りのことはないですか？

　がん疼痛治療では，まず持続痛に対する定期鎮痛薬のタイトレーションを行う．このときに用いるレスキュー薬は，定期鎮痛薬の不足を補うモルヒネまたはヒドロモルフォン，オキシコドンの経口速放性製剤を用いる．そして，持続痛がマネジメントされたうえで残る突出痛に対しても，まずは経口の速放性製剤を用いる．これで間に合う場合はよいが，なかには突出痛に対するレスキュー薬としてフェンタニル口腔粘膜吸収剤を導入することでQOLが向上する患者がいる．

　フェンタニル口腔粘膜吸収剤の最大の特徴は，以下の3つに要約できる．
①速放性製剤と比べて，即効性があり，作用時間が短め
②内服困難や嚥下障害，腸閉塞でも使用できる
③眠気，悪心などの副作用が軽減でき，腎障害でも安全に使用できる

　これらの特徴を必要としている患者をいかにピックアップできるかが腕の見せどころである．

1 即効性と短い作用時間が活かされる場合

　突出痛のなかには，「痛みが発生するとすぐにピークに達し」，持続時間も30分〜1時間など「すぐおさまる突出痛」がある．何の誘因もなく突然生じる発作痛で比較的短時間で終息する突出痛や，動作を始めると痛くなり始めるが安静にすると痛みがおさまるといった体動時痛，処置に伴う痛みなどが代表的である．

　このような短時間の突出痛には，「すぐ効いて効き目の短い」即効性製剤が活きる．より適切な鎮痛効果のタイミングに加えて，突出痛が短時間で終息したあとも，数時間レスキュー薬が効きすぎて眠気が不快になるということも避けられる．

もっとはやくレスキュー薬が効いてほしいと望んでいる患者をみつけるコツ

速放性製剤を使用している患者に，「レスキュー薬は効きますか？」と尋ね，「効く」ということであれば，続けて「どれくらいの時間で効いてきますか？」と尋ねる．「30分」「1時間」など答えは様々であろうが，30分以上であれば「もうすこしはやく効いたほうがよいか？」と質問する．現在の速放性製剤で満足できていればよい．しかし，「効いてくるまでの30分，1時間がつらい」ということであれば，「もうすこしはやく効いてくる薬もある」ことを伝え，フェンタニル口腔粘膜吸収剤の導入について患者と相談する．

2 内服困難，腸閉塞などがあり，速放性製剤が内服できない場合

　口腔がん，頭頸部がん，食道がん，腸閉塞などで内服が負担，困難な場合には，フェンタニル貼付剤が使用されることが多い．本剤は，このような場合のレスキュー薬として使用できる．ただし，速放性製剤が内服しづらい状況なので，定期オピオイドを増量するなど常に持続痛をしっかりマネジメントすることが大切である．

　一方，衰弱のために嚥下困難になる場合には，フェンタニル口腔粘膜吸収剤のタイトレーションが負担になるので，むしろ注射剤を導入するほうが適切なことが多い．

3 眠気などを軽減したい，腎障害でも安全に使用したい場合

　体動時痛や処置時の痛みなど，強い痛みであるが短時間で終息してしまう突出痛に対して速放性製剤を使用すると，鎮痛効果がいまひとつであるわりに作用時間が長くその後の眠気につながりやすい．しかし，フェンタニル口腔粘膜吸収剤であれば，きちんと効いて，効く時間が短いため，突出痛がおさまったあとに眠気を引きずりにくい．

　また，腎障害下でモルヒネやヒドロモルフォン，オキシコドンの速放性製剤を使用し，蓄積効果による眠気が問題となる場合にもフェンタニルは使用しやすい．

内服や眠気などが負担になっている患者をみつけるコツ

フェンタニル口腔粘膜吸収剤がより適切な選択肢であったとしても，患者自身は，このような選択肢について知らないことが多い．そのため，医療者から「レスキュー薬で眠気，使いづらいなど，お困りのことはないですか？」と積極的に質問することがコツである．

フェンタニル口腔粘膜吸収剤の予防投与

　体動や動作，処置により引き起こされる痛みは，予測されるため，誘因が避けられない場合にはレスキュー薬が予防的に投与される．速放性製剤や注射剤が予防的に使用されていることから考えると，フェンタニル口腔粘膜吸収剤も同様に予防的に使用できると考える．

　投与する時間は投与経路により異なり，十分効果が出るまでに要する時間に合わせる（図1）．筆者は，食事，移動，入浴，処置など痛みを誘発する様々な状況で，フェンタニル口腔粘膜吸収剤の予防投与を行っている．特に，骨転移などのため朝起きて動き始めるときに痛い場合などでは，臥位のまま使用しやすいフェンタニル口腔粘膜吸収剤が活きる．朝覚醒後にすぐ使用し，15〜30分後を目安に起き上がるように指導するとよい．

突出痛	直前〜数分前	15分前	30分前	60分前
	静脈内投与	皮下投与	口腔粘膜投与	経口投与

図1 投与経路ごとの予防投与の時間（目安）

患者個々で血中動態にはバラツキがあるので，適切な投与時間は患者によって異なる．十分な予防効果が得られるように，投与時間も個々の患者ごとに調整する．

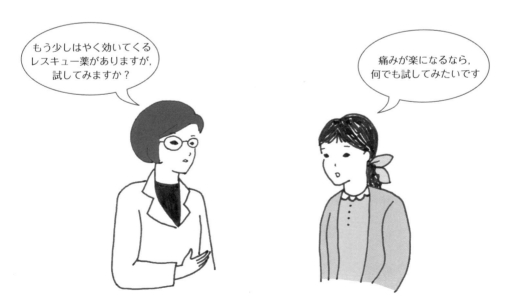

フェンタニル口腔粘膜吸収剤の導入について，患者と相談しよう

18 フェンタニル口腔粘膜吸収剤：導入する

開始の条件

- すでに強オピオイドが定期投与されていること
- 持続痛が適切にマネジメントされていること

突出痛の残存

突出痛そのものに対する治療

「34. 持続痛なのか突出痛なのか」
（**p.132**）参照

レスキュー薬の調整

- 経口の速放性製剤の調整
  （増量，はやめの使用）
       または
- フェンタニル口腔粘膜吸収剤の導入
  コツ：①導入時は，個々の患者に
        とってのメリットから説明
        する
        ②もうひとつのレスキュー薬
        を用意する

　経口の速放性製剤からフェンタニル口腔粘膜吸収剤へ"変更する"のではなく，経口の速放性製剤だけでは対応できない場合にフェンタニル口腔粘膜吸収剤を"導入し"，両者を併せて使用するのが実際である．

　フェンタニル口腔粘膜吸収剤の導入は，強オピオイドを定期的に使用し十分タイトレーションを行って持続痛がマネジメントされた状態ではじめて検討される．

1 開始の条件

　そもそも経口の速放性製剤は，持続痛に対する定期投与薬であり，フェンタニル口腔粘膜吸収剤こそが突出痛治療薬である．そのためフェンタニル口

表1 レスキュー薬の臨床上の比較

	発現	利　点	注意点
モルヒネ ヒドロモルフォン オキシコドン 速放性製剤	30〜60分	• 定期鎮痛薬のタイトレーションに向いている（定期鎮痛薬の切れ目の痛みによい適応） • 経験的に1/6など，投与量が決定しやすい（本来はタイトレーション） • 最高用量の上限がない	• 短時間の突出痛に用いた場合に，持越し効果による眠気が出ることがある • 突出痛に対しては即効性が不十分な場合がある • 有効かつ副作用が許容できる用量まで十分タイトレーションする
フェンタニル 口腔粘膜吸収剤	15〜30分	• より即効性で持続時間が短いため，突出痛（発作痛，体動時痛など）によい適応 • 内服困難，嚥下障害，腸閉塞でも使用可能 • 眠気の持越し効果を生じにくい • 悪心が問題となっている場合でも使用しやすい • 腎障害がある場合でも使用しやすい	• モルヒネ経口換算30mg/日（バッカル錠），60mg/日（舌下錠）以上投与されている患者にのみ使用可能 • 持続痛が適切にコントロールされている患者に使用する • 低用量（50または100 μg/回）からのタイトレーションが必須 • 4時間以上（バッカル錠），2時間以上（舌下錠）あけて使用する • 1日4回の突出痛の使用に限られる* • フェンタニル口腔粘膜吸収剤が使用できない時間帯に痛くなった場合の"もうひとつのレスキュー薬"を準備しておく • 入院中は看護師，外来では患者または家族が使用方法について理解している • 800 μg/回が最高用量

*許容できない持続痛が残存している，または定期鎮痛薬の切れ目の痛みに使用した場合には，有効に使用できない可能性が高い.

　腔粘膜吸収剤の使用方法には，経口の速放性製剤と異なる点がおのずと出てくる（表1）.

a すでに強オピオイドが定期投与されていること

　フェンタニル口腔粘膜吸収剤が速放性製剤と大きく異なる点は，「すでに強オピオイドを定期的に使用している患者だけが適応になる」点である．バッカル錠ではモルヒネ経口換算30mg/日以上，舌下錠ではモルヒネ経口換算60mg/日以上の強オピオイドを定期的に投与している患者のみに使用できる．この定期オピオイド量の規定を厳守することが，急速に血中濃度が上がるフェンタニル口腔粘膜吸収剤の安全性を担保する.

速放性製剤とのふたつ目の相違点は，「フェンタニル口腔粘膜吸収剤は突出痛治療の専用薬」であることである．一方，速放性製剤は，定期オピオイドの切れ目の痛み，すなわち持続痛のマネジメント不足を補うのによいレスキュー薬となる．もし，持続痛がマネジメントされていない状況でフェンタニル口腔粘膜吸収剤を導入するとなると，「1日4回では不足する」（フェンタニル口腔粘膜吸収剤は用量漸増中の追加投与を除いて1日4回の使用に限られる）ことになり，患者に痛みを我慢させることにつながる．

2　導入時の説明・方法

a **導入時の説明**

「フェンタニル口腔粘膜吸収剤のよい適応かもしれない」と思ったら，患者に説明して希望を尋ねることになる．わかりやすい説明のコツは，薬剤についての一般的な説明ではなく "患者にとってのメリット" の説明から始めることである．

> **導入時の説明のコツ**
> ①即効性がメリットとなる場合
> ➡もうすこしはやく，15〜30分で効いてくるレスキュー薬があります．はやく効いてくるからといって，副作用が強くなることはありません．一度試してみますか？
> ②内服しなくてよいことがメリットとなる場合
> ➡飲み込まなくても，お口のなかで溶けて口の粘膜から直接吸収されて鎮痛効果を発揮するお薬がありますが，試してみますか？

b **導入の方法**

患者にとっての個別のメリットを説明したうえで，「試してみますか」と声をかけて口腔内を水で湿らせ，練習用見本品（有効成分は入っていない）を使用してみてもらう．使用感に問題がなく，使用の希望があれば使い方の詳しい説明に入る．

もし，速放性製剤のほうが慣れている，うまく口腔内に置けない，溶けにくい，舌下錠では唾液が出て飲み込んでしまう，これらの新しい薬剤への物理的・心理的バリアを訴えられたときには，無理に導入，継続しない．しか

し，これらのバリアを予測して先手を打っておくことは，患者がフェンタニル口腔粘膜吸収剤の有用性を享受できることの助けになる．

練習用見本品を使うときの留意点
- 口腔内が乾燥していることが多いので，あらかじめ水で口腔内を湿らせておく．
- 30分経って効果が出た時点で飲み込んでよいことを伝えておく．内服することで鎮痛効果が減弱するが，患者によっては，飲み込むと逆に効果が強くなると誤解していることもある．例：「飲み込むと効果は減りますので，痛みが十分和らいだら，錠剤を飲み込んでもいいですよ（飲めない場合には，廃棄してよいことを説明）」
- バッカル錠でバッカル部位（上奥歯と歯茎の間）に錠剤を保持できない場合などには，バッカル錠の舌下投与を行ってもよいことを説明する．バッカル錠は，海外では舌下の適応があり，筆者も必要に応じて舌下投与を行っている（**p.78**「20. フェンタニル口腔粘膜吸収剤：継続して使いこなす」参照）．

3　"もうひとつのレスキュー薬"を用意する

　　フェンタニル口腔粘膜吸収剤を開始する際には，いままで使用していた速放性製剤も使用できるようにしておく．理由は，フェンタニル口腔粘膜吸収剤が1日4回では不足する場合が出てくるからである．1日5回以上必要となるのは，大きく分けて以下の2とおりの場合がある．
　　　①フェンタニル口腔粘膜吸収剤の有効用量が決まるまでの期間，効果が得られないときのレスキュー薬が必要になる．
　　　②痛みそのものが増強して1日4回では不足し，"もうひとつのレスキュー薬"が必要になる．持続痛が増強すれば次の投与時間まで鎮痛効果が維持されないし，突出痛が増強すればフェンタニル口腔粘膜吸収剤の効きが悪くなるためである（**p.78**「20. フェンタニル口腔粘膜吸収剤：継続して使いこなす」参照）．
　　以上のことを想定し，常に"もうひとつのレスキュー薬"（速放性製剤など）が使えるように準備しておく必要がある．

患者への説明のコツ：フェンタニル口腔粘膜吸収剤と速放性製剤の使い分け

2種類のレスキュー薬が処方されることになると，その使い分けについての説明に工夫が必要となる．患者の理解度などによってわかりやすい説明を行う．

必須の説明：効く時間の違いについて伝える

「速放性製剤（具体的な薬剤名を伝える）は1時間くらいから効いてきて5～6時間くらい効きます．フェンタニルは15～30分で効いてきて3～4時間効きます．使い分けて構いません」

などと説明し，必ず使用状況を記録してもらい，使い分けについての相談を継続する．

説明方法1：突出痛の種類によって使い分ける

本来の使用方法であるが，切れ目の痛みの判断など使い分けの判断が難しいこともあるので，高い判断力や理解力が必要．

「"定期的な薬の切れ目の痛み"には速放性製剤，"発作的な痛みや動いたときの痛み"にはフェンタニル口腔粘膜吸収剤を使ってください．ただし，フェンタニル口腔粘膜吸収剤は4時間（舌下錠は2時間）空け，1日4回までの使用としてください」

説明方法2：一律に決まった順番で使用する

最もシンプルでわかりやすい．

「まず，フェンタニル口腔粘膜吸収剤を使ってください．4時間以内（舌下錠では2時間以内）にレスキュー薬が必要であったり，1日5回以上になるときには，いままで使っていた速放性製剤を使ってください」

このようなシンプルな説明であっても，患者は，両薬剤の相違を実感できると「肩は突然痛くなるからフェンタニル，お腹は徐々に痛みが出てくるので速放性製剤」などと使い分けるようになることも多い．

19 フェンタニル口腔粘膜吸収剤：タイトレーションする

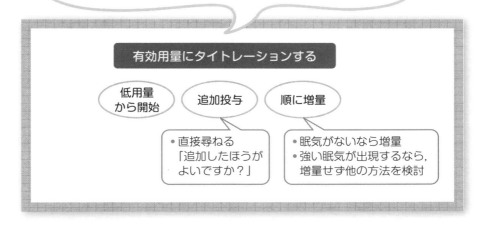

有効用量にタイトレーションする

低用量から開始

追加投与
・直接尋ねる
「追加したほうがよいですか？」

順に増量
・眠気がないなら増量
・強い眠気が出現するなら，増量せず他の方法を検討

1 有効用量にタイトレーションする

　バッカル錠は50または100 μg，舌下錠は100 μgの"低用量から開始し""追加投与し""順に*" タイトレーションすることで有効かつ副作用が許容できる量を決定する（図1）．これも急速に血中濃度が上昇することへの安全性の担保になる．

　このとき，タイミングよく有効だと感じられる量にタイトレーションすることが大切である．なぜなら，なかなかタイトレーションができないと，患者は有効性を感じられないので，有用性が活かされる前に薬剤を使わなくなってしまうからである．

＊薬剤ごとにタイトレーションの順番が指定されている．

・バッカル錠：（50→）100→200→400→600→800

・舌下錠：100→200→300→400→600→800

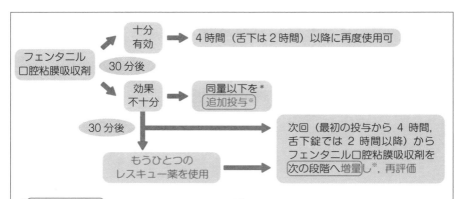

図1 フェンタニル口腔粘膜吸収剤のタイトレーション

> **追加投与の見極めのコツ**
> フェンタニル口腔粘膜吸収剤は使用後30分で効果を評価し，必要があれば追加投与を行い，追加投与の状況をみて指定された投与量へタイトレーションしていく．つまり，この「追加投与の必要性」を見極めることが円滑なタイトレーションのポイントとなる．
> ところが，使用前後の疼痛強度を観察しても，追加投与するかどうか判断が難しいことがある．たとえば，NRSが6から4に低下した場合，もっと鎮痛を希望する患者もいれば，これくらいなら様子をみたい患者もいる．このように，追加投与するかどうか迷うときには，「お薬を追加してもうすこし痛みを和らげたほうがいいですか？」などと患者に直接質問するとよい．

2 追加投与が可能な時間をどう考えるか

　　追加投与は，添付文書には「30分以降」と記載されているだけでその後何時間まで追加投与してよいのかの記載はない．臨床現場では，投与30分後は十分な効果が得られたが，1時間以降に再び突出痛が出現してしまうよ

うなことがある．この場合，何時間後まで追加投与してよいか迷うため，必要な追加投与が行われないことがある．

筆者の施設ではバッカル錠の場合，追加投与は2時間まで可能としている（図2）．以下がその理由である．フェンタニル口腔粘膜吸収剤の最高血中濃度は，錠剤が口腔内に残っていた際に飲み込んだ場合には投与後30〜40分，飲み込まずに溶けきるまで錠剤をバッカル部位に置いた場合には投与後45〜90分で，それ以降は血中濃度が徐々に下がると考えられる．このような薬物動態を考えると2時間あたりまでは鎮痛効果が得られることを期待し，用量不足と判断されるなら追加投与してもよいと考える．加えて，安全性の面からも2時間後までであれば，次の投与時間と接近しすぎることがなく許容されると考える．

このようにきちんと何時間後まで追加投与が可能かを明示することで，追加投与が行われやすくなり，円滑なタイトレーションが可能となる．

指示例（バッカル錠）

- 疼痛時：バッカル錠100μg
- バッカル錠使用後，30分で評価
- 鎮痛不十分なら，バッカル錠使用．30分〜2時間後※まで1回のみ追加可
- バッカル錠使用後（追加投与を含まない），4時間後※※はバッカル錠追加可*
- バッカル錠は1日4回まで（追加投与は含まない）
- 鎮痛不十分なら，○○○（もうひとつのレスキュー薬）を使用のこと
  ※舌下錠の追加投与は，30分までとする（添付文書では30分以降となっているが，もし1時間後まで可能とすると，1時間ごとに8回投与される危険があるため，安全性を考え実際には30分後の追加投与にとどめる）．
  ※※舌下錠は2時間後．
  *追加投与の指示は，タイトレーション中（用量調節期）に必要な指示である．ただし，在宅で行う場合や入院中でも夜間，あるいは後述の脆弱な病態（**p.77**「**b**慎重に増量する場合」）など，安全性が危惧される場合には，追加投与の指示は記載しない．このような場合では，医師あるいは複数の医療スタッフが観察できる状況下（日勤帯や往診時）で追加投与やタイトレーションを行うようにする．

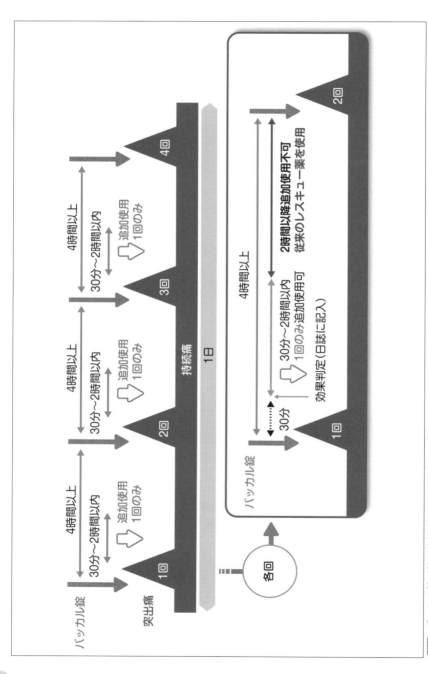

図2 バッカル錠の使用方法（用量調節期）の一例

（大鵬薬品工業：イーフェン®バッカル錠の使用方法より作成）

3 タイトレーションのスピード

　フェンタニル口腔粘膜吸収剤の投与後，効果不十分な場合に追加投与を行う．追加投与を行ったら，次回からすぐに1回投与量を増量するかどうかについては状況によって異なる．

a 比較的急速に増量する場合

　①フェンタニル口腔粘膜吸収剤投与後に眠気を生じない，②持続痛に対してオピオイドが十分使用されマネジメントされている，③体力がある，④薬効をしっかり評価する判断力がある，というような患者では，1回でも無効であれば増量を行う．

b 慎重に増量する場合

　①フェンタニル口腔粘膜吸収剤投与後に眠気を生じる，②経口モルヒネ換算30〜60mg程度しか定期オピオイドを使用していない，③高齢者，④腎機能低下，⑤効果の判断があいまい，⑥脆弱な病態，というような患者では，2回以上評価を行ってから，ややゆっくり増量する．そして，増量後の評価が可能な日中に増量を行うようにするとよい．

4 タイトレーションしてはいけない場合：フェンタニル抵抗性の突出痛

　フェンタニル口腔粘膜吸収剤を使用しても強い眠気のわりに効果が不十分な場合には，フェンタニルによる鎮痛がこれ以上は難しい可能性を考える．フェンタニル口腔粘膜吸収剤のタイトレーションは行わずに，痛みの病態を再び評価し，病態に応じた集学的な治療を検討することが大切である．たとえば，神経障害痛性疼痛であれば鎮痛補助薬を検討するなどである（**p.133**の**表1**参照）．

20 フェンタニル口腔粘膜吸収剤：継続して使いこなす

1日4回では不足する！

・・・ **1日4回以上必要な場合，効果がなくなってきた場合に考えること** ・・・

① 持続痛 突出痛 の再マネジメント

- 定期オピオイドを再タイトレーション
- オピオイド増量以外の集学的な治療
  「30. 痛みと眠気の組み合わせで解決の糸口をつかもう」（**p.120**）参照
  「34. 持続痛なのか突出痛なのか」（**p.132**）参照

②フェンタニル口腔粘膜吸収剤の再タイトレーション
- ①のあとにタイトレーションする場合
- ①と同時にタイトレーションする場合

　継続的に使用していると，「フェンタニル口腔粘膜吸収剤が効かなくなった」ということが出てくる．患者の訴えとしては，「1日4回では不足する」「4時間（舌下錠では2時間）もたない」ということになる．原因として持続痛または突出痛の増強を念頭に置いて対応する．具体的には，①持続痛と突出痛の再マネジメント，②レスキュー薬の再タイトレーション，であり，これらこそがフェンタニル口腔粘膜吸収剤を継続的に使いこなすポイントである．

1 持続痛が強くなっていないか評価する

　持続痛が強くなっているようなら，定期的な鎮痛薬を増量または追加する．持続痛が再びコントロールされれば，レスキュー薬の頻度は減るはずである．

　また，持続痛が増強しているか評価が難しい場合には，まずは持続痛と捉えて定期鎮痛薬を増量・追加するとよい．その結果，レスキュー薬の頻度が減るかもしれない．具体的には，眠気がなければオピオイド，神経障害痛性

疼痛であれば鎮痛補助薬の追加・増量などを行う（**p.120**「30. 痛みと眠気の組み合わせで解決の糸口をつかもう」参照）.

このように，フェンタニル口腔粘膜吸収剤をうまく使いこなすには，常に持続痛のマネジメントを行うことが重要となる.

2　突出痛が強くなっていないか評価する

突出痛が強くなっているなら，突出痛の強度または頻度を下げるといった，突出痛そのものに対する集学的な治療を行う（**p.132**「34. 持続痛なのか突出痛なのか」参照）.

3　フェンタニル口腔粘膜吸収剤を再びタイトレーションする

進行がんでは痛みは増強することが多いため，レスキュー薬は，いったん有効用量が決まっても常に効果を評価しタイトレーションについて検討する必要がある. この際に，増量についての患者の希望を確認しながら行うことはいうまでもない.

フェンタニル口腔粘膜吸収剤の再タイトレーションを行う際には，以下の2とおりの方法がある.

ⓐ 持続痛・突出痛の再マネジメントを行ったあとに，フェンタニル口腔粘膜吸収剤を増量する

持続痛または突出痛が増強していると考えられる場合には，まず持続痛と突出痛に対する治療を行う. それでもレスキュー薬の効きが改善しないのであれば，ここではじめてフェンタニル口腔粘膜吸収剤を増量するという方法である.

この方法が適応となるのは，痛みの増強が許容できる範囲内である場合，または持続痛・突出痛そのものに対する治療効果が大いに期待できる状況などである.

ⓑ 持続痛・突出痛の再マネジメントとフェンタニル口腔粘膜吸収剤の増量を同時に行う

痛みが強い場合や，持続痛・突出痛そのものに対する治療効果が不確実な状況などで行う.

この方法では，持続痛や突出痛が再び良好にマネジメントされると，フェンタニル口腔粘膜吸収剤の投与量が過量になり眠気や呼吸抑制の原因になることもある．その場合，いったん増量したフェンタニル口腔粘膜吸収剤は減量する．

4 バッカル錠と舌下錠の使い分け

a バッカル錠と舌下錠は1対1では交換しない

両薬剤は，生物学的利用率（バイオアベイラビリティ）が異なるため，1：1の変更をするべきではない．バッカル錠のほうが，生物学的利用率は高い．そのため，同じ規格で比較すると，バッカル錠のほうが血中濃度が高くなる可能性がある．

b 強オピオイドの定期投与量が低用量の場合

モルヒネ経口換算30mg/日以上投与されていれば，バッカル錠の50 μg を導入することができる．

c バッカル錠を投与できない場合

上歯が入れ歯であっても，頬粘膜から吸収されるのでバッカル錠でも問題はない．バッカル部位に錠剤を保持できない場合には，筆者はバッカル錠の舌下投与を行っている．欧米ではバッカル錠は舌下投与も可能となっており問題はない．また，バッカル錠の発泡性の刺激を不快と訴える患者では，舌下錠を使用する．

d 舌下錠を投与できない場合

舌がん，口腔底がん，開口障害がある場合には，舌下投与ができないためバッカル錠を使用する．

e 唾液の多い場合

舌下錠使用後に大量の唾液が出て飲み込んでしまい期待した即効性や効果が得られない場合，あるいは唾液を誤嚥してしまう場合には，バッカル錠に変更する．唾液が大量でない場合には，錠剤が崩壊するまで飲み込まないよう説明する．また，唾液が大量に出る患者が座位で痛みが出る場合には，仰臥位のまま使用できるバッカル錠がよい．

f 認知機能障害がある場合

介助者が投与して噛まれるおそれがある場合には，バッカル錠のほうが安全である．

21 失敗しないメサドンの使い方

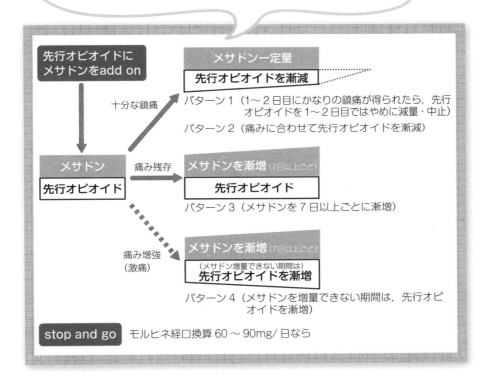

メサドンは，標準的なオピオイドを増量するだけでは鎮痛が得られにくい，あるいは大量にオピオイドを必要とするなど，難治性疼痛に立ち向かう際のよい選択肢である．一方，他のオピオイドと異なる特性（**表1**）があるため，使用するにはコツが必要である．筆者は，stop and go方式に加えてadd on方式を行っており，失敗なく使用できるひとつの方法として提案したい．

1 従来の方法の欠点

メサドンの導入方法として，stop and goや3 days switchの報告がある．stop and goは，先行オピオイドを中止し，同時にメサドンを開始する方

表1 メサドンの特殊性と対策

①QT延長作用がある
〈患者選択のチェックリスト〉
□オピオイドの使用状況：モルヒネ経口換算60mg/日以上の強オピオイド
　　　　　　　　　　　　内服可能または経鼻胃管や胃瘻などから投与可能*
□家族歴：突然死
□既往歴：不整脈，虚血性心疾患，薬剤性QT延長の既往
□心電図：QTc間隔の延長
□薬物相互作用**
　（メサドンの絶対的禁忌の薬剤はないが，薬物相互作用で注意する薬剤）
　● QT延長の増強・不整脈の誘発の可能性がある薬剤（抗不整脈薬，抗精神病薬，三環
　　系抗うつ薬）
　● 低カリウム血症を起こす薬剤（利尿薬，コルチコステロイド）
　● 中枢神経抑制作用のある薬剤（ベンゾジアゼピン系薬，三環系抗うつ薬，オピオイド）
　● メサドンの血中濃度が上昇する可能性のある薬剤（**p.30の表2**）
　　（CYP3A4阻害薬，CYP2D6阻害薬）
　● メサドンの血中濃度が低下する可能性のある薬剤（CYP3A4誘導薬）
□血液検査：QT延長を引き起こしやすい電解質異常
　　低カリウム血症，低マグネシウム血症，低カルシウム血症
〈メサドン投与中のチェック〉
開始前後，増量前後，1ヵ月ごと（100mg/日以上では2週間ごと）などの定期的な心電
図，電解質検査**
②一律の換算比では対応できない
③半減期が長く，個人差が大きい（7〜65時間）
　増量は7日以上空ける（予後が月単位以上見込めることが望ましい）
　投与中は，鎮痛効果と過量投与について評価を継続する
　内服できなくなった場合の対応を決めておく（退薬症候，痛み，眠気を観察し，他のオピ
　オイドによる対応を準備）

*メサドンは簡易懸濁にて投与が可能である.
**詳細はメサペイン® 適正使用ガイド参照のこと.

法である．メサドンを開始しても十分な鎮痛効果がすぐに得られない患者で
は，「痛みをとるために新しい薬を使いましょう」と説明してメサドンを開
始したのに，メサドンが効いてくるまでの数日間，かえって痛みが強くなっ
てしまう可能性がある．

　3 days switchは，1日目は先行オピオイドの30％を減量し，代わりに減量
分をメサドンに換算して投与し，2日目と3日目もそれぞれ同量を先行オピ
オイドからメサドンに置き換えていく方法である．毎日メサドンを増量して
いくことで過量投与になるリスクが高く，安全な方法とは考えられない．

　筆者は当初から，どちらの方法も患者のことを考えると選択できなかった．

　ただし，先行オピオイドが低用量であれば上記の弊害は回避できるので，
モルヒネ経口換算90mg/日以下であればstop and go方式を行っている．

2 add on 方式

先行オピオイドは投与量を変えずにそのまま継続し，メサドンを追加する．いま使用しているオピオイドでは鎮痛不十分なため，メサドンを追加するというごく自然な流れである．ただし，先行オピオイドによる副作用が疑われる場合には，先行オピオイドは減量または中止する．

その後の先行オピオイドとメサドンの投与量調整には，主に以下の4パターンがある．メサドンを開始または増量後，7日間かけて徐々にメサドンの血中濃度が上昇するイメージを描くと理解しやすい．

a パターン1：先行オピオイドをすぐ減量する

メサドンを開始した1〜2日目で「痛みはかなりよくなった」または「強い眠気が出る」のであれば，たとえ痛みが残存していても1〜2日目には先行オピオイドを減量または中止する．メサドンの血中濃度は3日目以降に確実に上昇すると考えられるので，過量投与になるのを避けるためである．

b パターン2：先行オピオイドを痛みに合わせて漸減する

多くの症例では，メサドン開始3〜4日後ごろから「徐々に痛みが楽になって」くる．この場合には，十分な鎮痛が得られた時点で，先行オピオイドの漸減を開始する．痛みが楽であれば，先行オピオイドを毎日減量してよい．

c パターン3：7日ごとにメサドンを漸増する

メサドン開始7日後，鎮痛が得られない，または鎮痛は得られたがまだ不十分な場合，眠気が許容できるならメサドンを増量する．痛みが問題となっている状況なので，先行オピオイドは基本的には減量しない．メサドン増量後は，毎日評価しパターン別に対応する．

d **パターン４：先行オピオイドを増量する**

　メサドンを開始したものの痛みが強く，７日後のメサドン増量可能時期まで待てないなら，先行オピオイドを増量する．メサドン開始（増量）７日後にメサドンを増量し，毎日評価しパターン別に対応する．

add on方式を成功させるコツ

過量投与を防ぐ対策ができれば，安心してadd on方式を行うことができる．

・週の始め（月曜日または火曜日など）にメサドンを開始する．なぜなら，メサドン開始後数日間，毎日綿密な確認と先行オピオイドの減量ができるからである．

・入院患者であれば，先行オピオイドを持続注射にしておく．なぜなら，減量が必要な際にすぐ減量ができるからである．

併用オピオイドとの相互作用に注意！（p.30の表２参照）

①メサドンはCYP3A4で代謝される

〈CYP3A4阻害薬との併用〉

メサドン使用中に，真菌感染のため抗真菌薬が開始される場合などに注意が必要である．抗真菌薬にはCYP3A4阻害作用を有するものが多いため，メサドンの血中濃度の上昇により副作用が増強する可能性がある．意識レベル，心電図，電解質などの注意深い観察を行う．

〈他のオピオイドとの相性〉

フェンタニルとオキシコドンもCYP3A4で代謝を受ける．そのため，高用量のフェンタニルまたはオキシコドンを使用しているところにメサドンを追加併用した場合，肝転移などによる肝機能障害があれば，メサドンまたはフェンタニル，オキシコドンの血中濃度が予想以上に上がり，QT延長や呼吸抑制を惹起する可能性がある．加えて，オキシコドン投与量とQT間隔は正の相関があるとの報告があり，オキシコドンはQT延長を生じる可能性のあるオピオイドと考えられている．高用量のフェンタニル，オキシコドンを使用している場合に限っては，それらの先行オピオイドの減量を前提にメサドンを開始するようにする．

②同時にメサドンはCYP3A4の誘導作用を有している

フェンタニルとオキシコドンを併用している場合，フェンタニルとオキシコドンの血中濃度が低下する可能性がある．

以上のように，メサドンと併用するオピオイドとして，フェンタニルとオキシコドンは薬物相互作用の影響を予測することが難しい．したがって，メサドンと比較的相性のよいオピオイドは，モルヒネ，ヒドロモルフォン，タペンタ

ドールということになる．レスキュー薬などを選択する際にも念頭に置く．ただし，突出痛に対するフェンタニル口腔粘膜吸収剤で有用性のある患者では，その限りではない．メサドンを使用していても突出痛のある患者は多く，相互作用にも留意しながらフェンタニル口腔粘膜吸収剤を利用することは少なくない．

3 導入のタイミング：適応患者

　メサドンは他のオピオイドと異なる使用上の注意が必要なため（**表1**），日本においては従来のオピオイドで対応困難な難治性疼痛が予想される場合（以下の4パターン）の選択肢となっている．

難治性疼痛が予想される場合①
- オピオイドを増量しても，眠気ばかり増強して鎮痛が得られない．

難治性疼痛が予想される場合②
- オピオイドをどんどん増量していく必要に迫られる．
- 増量すればそれなりの鎮痛は得られるものの，1〜2週間以内で痛みが再燃したり，レスキュー薬が頻繁に必要になるなどして，短期間でオピオイドの増量が繰り返され高用量化する．

難治性疼痛が予想される場合③
- 痛みの原因から難治性疼痛が予想される．
- 神経障害性疼痛が混在した痛みや骨転移の体動時痛など，オピオイドの増量だけでは対応が難しいと考えられる．

難治性疼痛が予想される場合④
- 痛みの状況から難治性疼痛が予想される．
- 経験的に，頻繁な発作痛，夜間痛，明け方に増悪する痛みは，通常のオピオイドの増量だけでは鎮痛が難しい．

　上記の4パターンのいずれかの場合で，メサドンの特殊性に対する対策（**表1**）が可能であれば，オピオイド投与量の多少にかかわらず（ただし，モルヒネ経口換算60mg/日以上の強オピオイド）メサドンの開始を検討して構わない．

参考文献
1）関根龍一：QT延長は本当にこわいのか？ 緩和ケア **26**：419-423, 2016
2）国分秀也ほか：メサドンの臨床薬物動態．Palliat Care Res **9**：401-411, 2014

22 メサドンが飲めなくなったとき

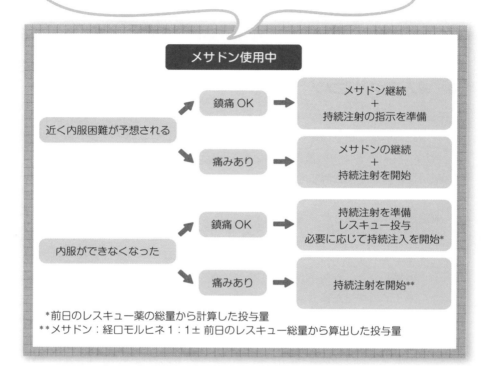

メサドン使用中

近く内服困難が予想される
- 鎮痛 OK → メサドン継続 + 持続注射の指示を準備
- 痛みあり → メサドンの継続 + 持続注射を開始

内服ができなくなった
- 鎮痛 OK → 持続注射を準備 レスキュー投与 必要に応じて持続注入を開始*
- 痛みあり → 持続注射を開始**

*前日のレスキュー薬の総量から計算した投与量
**メサドン：経口モルヒネ１：１± 前日のレスキュー総量から算出した投与量

　日本では経口剤しか使用できないため，内服困難になれば他のオピオイド注射剤へ変更しなければならない．

　メサドンの開始量は，先行オピオイドの投与量から定められている．しかし，この換算は先行オピオイドからメサドンへの一方通行であり，メサドンから他のオピオイドへの換算比について明確なものはなく，国内外の報告では経口メサドン：経口モルヒネ（経口モルヒネへ変更時）は１：４〜１：８と幅が広い．

　近く内服困難が予測されている場合と内服ができなくなったそのとき，また鎮痛が得られているか否かの場合ごとの対応について述べる．

1 近く内服困難が予想され，鎮痛が得られている場合

　　メサドンの内服を継続する．内服できなくなったときのため，持続注射の指示を準備しておく（指示は，後述の3に準じる）．

2 近く内服困難が予想され，痛みがある場合

　　メサドンを継続しながら，持続注入を開始し鎮痛を得るようにオピオイドをタイトレーションする．持続注射の開始量は，前日のレスキュー薬の総量から算出するとよい．

3 内服ができなくなったとき：鎮痛が得られている場合

　　メサドンが蓄積していることを考え，痛みが出現したら，まずはレスキュー薬で対応する．レスキュー薬の頻度が数時間に1回以上必要になったら持続注入を開始する．持続注射の開始量は，前日のレスキュー薬の総量から算出するとよい．

4 内服ができなくなったとき：痛みがある場合

　　持続注入を開始する．メサドンが蓄積していることを考え，開始量は，安全性を考えてメサドン：経口モルヒネ換算＝1：1で算出した投与量とする．痛みが強いなら，前日のレスキュー薬総量を加えた投与量とする．

5 持続注射を開始したあとの投与量調整

　　上記の換算量（経口メサドン：経口モルヒネ＝1：1）は，安全性を担保した初期量であり，メサドンの血中濃度の低下とともに痛みが増量することも想定し，1週間は綿密な投与量調整を行う．その際，国内外の報告では経口メサドン：経口モルヒネ（経口モルヒネへ変更時）は1：4〜1：8であることを念頭に置いておくとよい．

処方例

　メサドン15mg/日，レスキュー薬としてヒドロモルフォン速放錠4mg/回を服用していたが内服できなくなった．疼痛マネジメントは得られており，レスキュー薬は1日1〜2回使用する程度だった．

- 注射剤のレスキュー薬を準備
  ヒドロモルフォン皮下注射　レスキュー薬 0.8mg/回．15分ごとに4回/時投与可能．
- メサドン中止2日目から痛みが出現し始め，約2〜3時間に1回，10回/日（ヒドロモルフォン注8mg/日）のレスキュー薬を必要としたため，患者と相談し持続注射を開始することになった．
  レスキュー薬から計算した投与速度⇒ヒドロモルフォン注0.3mg/時で開始し，前日のレスキュー薬投与量を算出し毎日タイトレーションを行った．

内服の負担が出てきたときの対処法

内服が負担になってきたら，メサドンは半減期が長いため，1日2〜3回に分割せずに1日量を1回で服用するなど内服回数を減らすとよい．
また，終末期で肝機能や腎機能の低下が進行していれば，1回分を服用することで鎮痛が維持できたり，中止しても痛みが再燃しないため，結果的に注射剤が不要なことも経験する．

参考文献

1）板倉崇泰ほか：メサドンから他のオピオイド鎮痛薬への切り替えに関する検討—メサドンが飲めなくなったらどうするか．Palliat Care Res 10：245-250, 2015

23 鎮痛補助薬を使用するタイミング

オピオイドを増量しても鎮痛が得られず
かつ眠気が増強する場合

オピオイドが効きにくい痛み

 鎮痛補助薬を検討するタイミング！

1 鎮痛補助薬とは

　がん疼痛は，非オピオイド鎮痛薬とオピオイドを使用することで鎮痛が得られるが，一部の患者ではオピオイド抵抗性の痛みが残る．この痛みを改善するために，鎮痛補助薬を使用する．鎮痛補助薬とは「主な薬理作用は鎮痛ではないが，鎮痛薬と併用することで鎮痛効果を高めたり，特定の状況下で鎮痛効果をあらわす薬物」のことである．

　一般的にはステロイドも鎮痛補助薬に含まれることが多いが，本書では便宜上含まれないものとして扱う（鎮痛補助薬としてのステロイドは**p.159**「41．ステロイドパルス療法の出番」参照）．

2 鎮痛補助薬のタイミング

　オピオイドを増量しても，鎮痛が得られず眠気が増強する場合には，オピオイドが効きにくい痛みと判断する．このとき大切なのは，本当に "オピオイドの増量が十分なされているか？" "非オピオイド鎮痛薬のよい適応ではないか？" をいま一度，確認することである．

　鎮痛補助薬が必要となる痛みのほとんどは，神経障害性疼痛や骨転移によ

表1 **オピオイドのみでは鎮痛不十分な痛みとその治療法**

痛　み	原　因	治療例
神経障害性疼痛	神経浸潤・圧迫による痛み	● 鎮痛補助薬 ● コルチコステロイド ● メサドン ● 神経ブロック ● 放射線治療
体性痛による体動時痛	骨転移・皮膚転移による体動時痛	● 非オピオイド鎮痛薬 ● コルチコステロイド ● メサドン ● 鎮痛補助薬 ● 放射線治療 ● 骨転移では骨修飾薬*
筋れん縮による痛み	悪性腸腰筋症候群など	● 鎮痛補助薬（筋弛緩薬）
頭蓋内圧亢進による頭痛	脳転移	● コルチコステロイド ● グリセオール
消化管の蠕動亢進による痛み	腸閉塞	● ブチルスコポラミン ● オクトレオチド ● コルチコステロイド ● 緩和的手術療法

*破骨細胞の働きを抑制するなど骨に対する修飾作用を有する薬剤．骨転移ではビスホスホネート製剤とデノスマブが使用される．

る体動時痛，筋れん縮による痛みである（**表1**）．

　がんによる神経障害性疼痛のほとんどは，侵害受容性疼痛を合併している．そのため"非オピオイド鎮痛薬とオピオイドを併用して鎮痛が不十分な場合に，鎮痛補助薬を開始する"という手順が一般的で間違いがない．

オピオイド抵抗性を判断するコツ

眠気と持続痛の有無をチェックしよう．持続痛で眠気がなければ，まずはオピオイドを増量する．鎮痛が得られず，眠気だけが増強するようなら"オピオイド抵抗性の痛み"と考え，鎮痛補助薬を検討する．

3　神経障害性疼痛の見極め方

　痛覚伝達路が損傷されると，神経障害性疼痛が発生する．神経障害性疼痛は，鎮痛補助薬のよい適応である．

表2 神経障害性疼痛の診断

神経障害性疼痛は，以下の項目を確認し診断する

1. 臨床症状
- 痛みの部位が，神経支配領域と一致している
- 痛みの部位に，感覚鈍麻，痛覚過敏*またはアロディニア**がある
- 痛みの性状が特徴的（焼けるような，圧迫するような，電気が走るような，刺すような，締めつけられる，ビリビリした，しびれ）

2. 画像所見
- 神経圧迫や浸潤像を認める

3. その他
- 神経障害を示唆する病歴（例：がん治療，外傷，帯状疱疹，糖尿病など）

*痛覚過敏：痛み刺激を通常より強く感じる．
**アロディニア：通常では痛みを起こさない刺激で痛みが誘発される．

それでは，神経障害性疼痛はどのように診断したらよいのだろうか？

表2に神経障害性疼痛の診断の助けになる特徴を示した．これに基づいて問診と所見をとることで，神経障害性疼痛の診断ができる．

神経障害性疼痛は，神経が直接損傷される"神経浸潤"が典型的であるが，脊椎転移や硬膜外腔への進展による"神経圧迫"も含まれる．神経浸潤では，痛みは持続的または発作的な突出痛であることが多い．一方，神経圧迫の場合には神経圧迫が増強する姿勢で出現するなど，必ずしも持続的ではなく体動時痛として経験されることがある．いずれの神経障害性疼痛であっても，表2の特徴で診断できる．

神経障害性疼痛を診断するコツ

まずは痛みの場所を確認しよう．痛みの場所が神経解剖学的な分布に沿っていれば，神経障害性疼痛の可能性がある．次に，痛みの場所を触れてみよう．「感覚が鈍いとか，逆に痛みを感じるということはありませんか？」と尋ねて感覚鈍麻や痛覚過敏，アロディニアがないかを確認する．こうした所見があれば，おそらく神経障害性疼痛である．最後に，痛みの場所が画像所見や病歴で説明できれば，神経障害性疼痛と確定できる．

また，神経障害性疼痛は，痛みの性状が特徴的である（表2）．そのため，日常的に「どんな感じの痛みですか？」と痛みの性状を確認しておくと，神経障害性疼痛のスクリーニングになる．

4 鎮痛補助薬以外の治療

　オピオイドのみでは十分な鎮痛が得られにくい痛みのなかには，鎮痛補助薬以外の治療を考慮すべき場合があるため（**表1**），痛みの原因によってはそれらの適応についても検討しよう．

> ### リンパ浮腫による苦痛の際の注意点
> リンパ浮腫などで，皮膚の伸展などによる「張って痛い」という痛みは，オピオイドや鎮痛補助薬では，ほとんどの場合十分な緩和は得られない．進行がんでは限界があることも多いが，理学療法的な対応を検討する．ただし，何でも苦痛の原因をリンパ浮腫にしてしまわないよう注意する．リンパ浮腫とは別に，神経叢浸潤による神経障害性疼痛が混在している場合も多いからである．リンパ浮腫だからといってリハビリテーションスタッフに依頼しっぱなしにするのではなく，神経障害性疼痛の混在はないか，すなわち痛みの性状，感覚障害の有無，画像での神経浸潤の確認などを怠らないようにする．

参考文献
1) Finnerup NB et al : Neuropathic pain : an updated grading system for research and clinical practice. Pain **157** : 1599-1606, 2016

24 鎮痛補助薬の選択方法（経口剤）

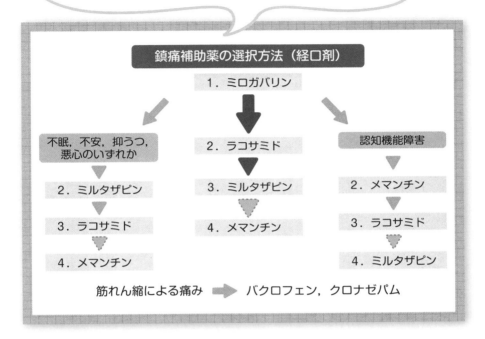

鎮痛補助薬の多くはがん疼痛に保険適用がなく，また臨床研究も不十分であるため，専門家の経験や考えに基づいて選択されているのが現状である．とはいっても，がん疼痛，特に神経障害性疼痛には鎮痛補助薬が必要であり，保険適用外であることを理由に使用を控えれば，患者に痛みを我慢させることになってしまう．

このように明確な指針がないなかで，どのように鎮痛補助薬を選択したらよいのだろうか．

筆者の鎮痛補助薬の経口剤のラインナップは，主にミロガバリン，ラコサミド，ミルタザピン，メマンチン，筋れん縮による痛みではバクロフェン，クロナゼパムである（**表1**）．ここでは，これらの薬剤をどのような順で選択しているか，筆者が指針としていることを紹介したい．

表1 鎮痛補助薬の投与量

薬効		一般名	開始量	可能なら増量し鎮痛効果を判定する投与量（目安）	最大維持量（目安）	主な副作用
抗けいれん薬		ミロガバリン	1回5mg（1日10mg），1日2回	〜30mg/日*	〜30mg/日*	眠気
		プレガバリン	1回25mg（50mg/日），1日2回	〜150mg/日*	〜600mg/日*	眠気
		バルプロ酸ナトリウム	1回200mg（400〜600mg/日），1日2〜3回	900mg/日	1,200mg/日	眠気，肝障害
		クロナゼパム	1回0.5mg，1日1回（就寝前）	〜1mg/日	〜3mg/日	眠気
		ラコサミド	1回50mg（1日100mg），1日2回	〜200mg/日	〜400mg/日*	浮動性めまい
		カルバマゼピン	1回200mg，1日1回（就寝前）	〜400mg/日	〜800mg/日	眠気，骨髄抑制，心伝導系障害
筋弛緩薬		バクロフェン	1回5mg（10〜15mg/日），1日2〜3回	〜30mg/日*	〜90mg/日*	眠気
抗うつ薬	三環系抗うつ薬	ノルトリプチリン アミトリプチリン	1回10〜25mg，1日1回（就寝前）	〜75mg/日	〜300mg/日	眠気，抗コリン作用（口渇，便秘，排尿困難，せん妄），心伝導系障害
	NaSSA	ミルタザピン	7.5〜15mg/日	〜45mg/日	〜45mg/日	眠気
	SNRI	デュロキセチン	1回20mg，1日1回（朝）	〜40mg/日*	〜60mg/日*	悪心，食欲不振，眠気
NMDA受容体拮抗薬		ケタミン	12〜48mg/日	〜150mg/日	300mg/日	眠気，悪夢
		メマンチン	5mg/日	〜10mg/日	〜20mg/日	眠気
		イフェンプロジル	1回20〜40mg（60〜120mg/日），1日3回	〜120mg/日	300mg/日	起立性低血圧
抗不整脈		メキシレチン	1回50mg（150mg/日），1日3回	〜300mg/日	〜450mg/日	悪心，食欲不振
		リドカイン	240mg/日	〜720mg/日	〜1,000mg/日	心伝導系障害

*腎障害時に減量基準があるので，添付文書を参照のこと．

- 保険適用外の薬剤がほとんどなので，実際の使用にあたっては現場の実情に合わせること．
- 実際の使用にあたっては，高齢者や中等度以上の肝・腎障害のある場合には，より少量から開始し，投与後の症状をよく観察し投与量の微調整を行うこと．

1 経口剤の第一選択薬：ミロガバリン

　神経障害性疼痛に保険適用があるものは，ガバペンチノイド（ミロガバリン，プレガバリン）だけである．進行がん患者を想定したとき，プレガバリンは鎮痛が得られる前に眠気が問題となることが多く，こうした副作用を回避できるという点で，筆者はミロガバリンを第一選択としている．ミロガバリンは，同じCa^{2+}チャネル阻害薬のプレガバリンと比べ，眠気などの副作用が少なく十分増量できるため，結果的に鎮痛が得られやすい．

　また，デュロキセチンは保険適用外だが，がん患者の神経障害性疼痛に使用されることも多い．しかし，デュロキセチンは悪心が問題となることが少なくなく，また中等度のCYP2D6阻害作用（**p.30**参照）があるので相互作用に注意が必要であり，化学療法による末梢神経障害に用いることはあっても，がんによる痛みには筆者は用いていない．

2 経口剤の第二選択薬：ラコサミド

　第一選択薬を十分に増量しても十分な鎮痛が得られなければ，第二選択薬を併用する．第二選択薬以降は，作用機序の異なるメカニズムの薬剤を選択していく（**表2**）．いきおい保険適用外となる．

　第一選択にCa^{2+}チャネル阻害薬を使用するので，第二選択はNa^+チャネル阻害薬のラコサミドを選択している．Ca^{2+}チャネル阻害薬とNa^+チャネル阻害薬の併用は，相加的な鎮痛効果とQOL向上が得られることが報告されているし，理にかなっている．

　鎮痛補助薬として使用されている抗けいれん薬は，クロナゼパム，バルプロ酸ナトリウムなどがあるが，いずれも眠気が生じやすい．一方で，ラコサミドではほとんど眠気は経験されないので，鎮痛が得られるまで増量しやすい．

表2 第二選択薬以降はメカニズムの異なるものを選択

薬効		一般名	剤形	Naチャネル阻害	Caチャネル阻害	NMDA受容体阻害	GABA抑制系の活性化	下行性疼痛抑制系の活性化	増量間隔の目安
抗けいれん薬		ミロガバリン	経口		◎				1～3日ごと
		プレガバリン	経口		◎				1～3日ごと
		バルプロ酸ナトリウム	経口	○			◎（GABA分解酵素阻害）		2～3日ごと
		クロナゼパム※ベンゾジアゼピン系（抗不安作用，筋弛緩作用）	経口				◎（GABA$_A$作動薬）		2～6日ごと
		ラコサミド	経口	◎					2～3日ごと
筋弛緩薬		バクロフェン	経口		○		◎（GABA$_B$作動薬）		1日ごと
抗うつ薬	三環系抗うつ薬	ノルトリプチリンアミトリプチリン	経口	◎		○		◎	1～7日ごと
	NaSSA	ミルタザピン	注射					◎	2～3日ごと
	SNRI	デュロキセチン	経口	◎				◎	7日ごと
NMDA受容体拮抗薬		ケタミン	注射			◎			
		メマンチン				◎			7日ごと
		イフェンプロジル	経口			◎			1日ごと
抗不整脈薬		メキシレチン	経口	◎					1～3日ごと
		リドカイン	注射	◎					
オピオイド								◎	

ラコサミドは，抗てんかん薬である．Na^+チャネル阻害薬であることから，糖尿病性神経障害性疼痛に治験が行われたが，鎮痛としての十分な結果が得られなかったため，適応症はとられなかった．しかし，海外では鎮痛薬としての一定の効果を示した報告が散見される．筆者の経験では，がんによる神経障害性疼痛に良好な結果が得られ，何よりも眠気がほとんどみられない．そのため，鎮痛補助薬の第一選択薬または第二選択薬として位置づけて使用している．

処方例

- ラコサミド1回50または100mg，1日2回から開始し，鎮痛効果が得られるまで200mg/日程度まで増量（最大投与量400mg/日）

3 第二選択薬のバリエーション①：ミルタザピン

　不眠，不安，抑うつ，悪心のいずれかを随伴していれば，第二選択薬としてミルタザピンを検討する．ミルタザピンの保険適応はうつ病であるが，神経障害性疼痛や悪心，不眠への有効性が報告されている．さらにCa^{2+}チャネル阻害薬と併用した際に相加的な鎮痛効果も報告されている．

　ミルタザピンの鎮痛メカニズムは，主に抗H_1作用，抗$5HT_2$作用によるものと考えられている．ミルタザピンは，痛みとともに不眠，不安，抑うつ，悪心（**p.213**参照）への効果も期待できるため，がん緩和ケアにおいて使いこなせるとよい薬である．

処方例

- ミルタザピン7.5または15mg/回，1回（眠前または夕食後）
  持ち越し効果が強ければ，7.5または3.75mg/回，1回に減量．
  眠気の忍容性があり効果不十分であれば増量（最大投与量45mg/日）．

4 第二選択薬のバリエーション②：メマンチン

　メマンチンは，アルツハイマー型認知症に使用されているが，N−メチル−

D–アスパラギン酸（NMDA）受容体拮抗薬である．そのため，鎮痛効果が期待できる薬剤であり，実際に鎮痛に関する報告もある．ただし，保険適応は認知症であることへの配慮は必要である．

特に高齢者で，日常生活には大きな問題はないが，易怒的な患者に出会うことがある．この易怒性をBPSDの一症状と捉え，メマンチンを使用すると，穏やかになり鎮痛も得られる経験をする．

鎮痛補助薬としてのメマンチン

メマンチンは，①眠気を含めて副作用が少ないこと，②作用機序の面で鎮痛効果が期待できること，③海外における症例報告や後ろ向きの研究が散見されること，などから筆者は患者の同意を得て使用しており，比較的良好な結果を得ている．

処方例

- メマンチン1回5mg，1回（眠前または夕食後）
  持ち越しが強ければ，2.5mgに減量．ただし眠気は耐性ができる．
  適宜増量．

5 経口剤の第三選択薬

第二選択薬を増量しても十分な鎮痛が得られなければ，第一選択薬，第二選択薬に加えて，第三選択薬を併用する．第三選択薬は，第一選択薬，第二選択薬と異なるメカニズムのものを順に併用していく．

6 筋れん縮を伴っている場合の選択薬

悪性腸腰筋症候群など，筋れん縮を伴っている痛みなどでは筋弛緩薬のバクロフェン，またはベンゾジアゼピン系薬（筋弛緩作用を有する）のクロナゼパム，ジアゼパムなどを選択する．

7　その他の病状による薬剤選択

　鎮痛補助薬の選択方法について示したが，患者の状況により，避けたほうがよい薬剤は除外する．悪心がある患者へのセロトニン・ノルアドレナリン再取込み阻害薬（SNRI）やメキシレチン，高度の肝障害時のバルプロ酸ナトリウムやリドカイン，メキシレチン，高度な腎障害時のプレガバリン，ミロガバリン，バクロフェン*などである．もし肝障害や腎障害時にこれらを使用する際には，通常より少量から開始する．

　*プレガバリン，バクロフェンは経口投与した90%以上が，ミロガバリンは約70%が未変化体（活性あり）として腎から排泄されるため，腎障害で作用が増強しやすい．

8　以前はよく使用していた"その他の鎮痛補助薬"：ノリトリプチリン，イフェンプロジル，メキシレチン，バルプロ酸ナトリウム

　メサドンが使用できるようになってから，鎮痛補助薬は以上に述べたなかから選択している．これらの薬剤を使いこなしてもマネジメントできない場合には，メサドンを使用するため，あえて"その他の鎮痛補助薬"はほとんど使用しなくなった．

　それでも，"その他の鎮痛補助薬"はいずれも眠気などの副作用が問題となることは少なく，以前はよく使用していた．出番が減った理由は，これらの薬剤と同様に眠気などの副作用が少ないうえに，内服負担の小さい鎮痛補

助薬が使えるようになったからである（ミロガバリン，ラコサミド，ミルタザピン，メマンチンはいずれも1日1～2回投与である）．"その他の鎮痛補助薬"は，鎮痛を得ようとすると内服錠数が多くなってしまう．ただし，いずれの薬剤も以前は汎用し効果も実感していたので，メサドンが使用できない状況下では出番がある．

> **処方例**
> - ノリトリプチリン1回10～25mg，1日1回（眠前）から開始し適宜増量
> - イフェンプロジル1回20mg，1日3回開始し適宜増量
> - メキシレチン1回50mg，1日3回から開始し適宜増量
> - バルプロ酸ナトリウム1回200mg，1日2～3回から開始し適宜増量

参考文献

1) Hearn L et al：Lacosamide for neuropathic pain and fibromyalgia in adults. Cochrane Database Syst Rev. 2012 Feb 15；2012（2）：CD009318.
2) McCleane G：Lacosamide for pain. Expert Opin Investig Drugs **19**：1129-1134, 2010
3) Nishihara M et al：Combinations of low-dose antidepressants and low-dose pregabalin as useful adjuvants to opioids for intractable, painful bone metastases. Pain Physician **16**：E547-552, 2013
4) Enomoto T et al：Effects of mirtazapine on sleep disturbance under neuropathic pain-like state. Synapse **66**：483-488, 2012
5) Loy BM et al：Memantine for the treatment of phantom limb pain：a systematic review. J Pain Palliat Care Pharmacother **30**：276-283, 2016
6) Aiyer R et al：A systematic review of NMDA receptor antagonists for treatment of neuropathic pain in clinical practice.Clin J Pain **34**：450-467, 2018

25 鎮痛補助薬の選択方法（注射剤）

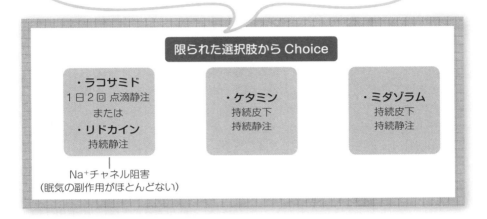

限られた選択肢から Choice

・**ラコサミド**
1日2回 点滴静注
または
・**リドカイン**
持続静注

Na⁺チャネル阻害
（眠気の副作用がほとんどない）

・**ケタミン**
持続皮下
持続静注

・**ミダゾラム**
持続皮下
持続静注

　内服困難時に加えて，迅速な鎮痛を要するときなどに注射剤が必要である．鎮痛補助薬のなかでも，注射剤として使用できるものは限られている．筆者は，ラコサミド注，ケタミン注，リドカイン注，ミダゾラム注を使用している．それぞれの特徴を踏まえて，個々の患者に合わせて選択する．

1 ラコサミド

　経口剤と同様に，眠気などの副作用もほとんどなく使用しやすい．鎮痛補助薬のなかで唯一，持続投与ではなく，1日2回点滴静注により投与する．ラコサミド錠のバイオアベイラビリティはほぼ100％であるため，経口剤：注射剤は1：1の用量である（ラコサミドの詳細は**p.93**「24. 鎮痛補助薬の選択方法（経口剤）」参照）．

処方例
・ラコサミド注 50または100mg＋生理食塩水100mL（速滴可），1日2回（1回量を適宜増量）

2　ケタミン

　　ケタミンは，催眠作用と鎮痛作用を持つ麻酔薬として，1970年に使用され始めた．その後，鎮痛作用は麻酔量より低用量で得られること，加えて鎮痛作用がNMDA受容体拮抗作用によることがわかり，非がん疼痛，がん疼痛に対する有効性が相次いで報告されるようになった．一方で，ほとんどの報告で眠気，ふらつき，めまい，悪夢，混乱などの精神症状が生じており，それに対して，ミダゾラムを予防的に併用する報告もある．これは，NMDA受容体が脊髄（鎮痛に関与）だけではなく，大脳に広く分布しているためである．

　　こうした副作用を考えると，ケタミンを使用せずに済むならそれに越したことはない．とはいっても，非経口投与の鎮痛補助薬は限られているため，ケタミン注をうまく活用したい．それには，"低用量から開始し，漸増する"ことに尽きる．また，すでにせん妄など中枢神経症状がある患者では避けることが望ましい．

処方例

- 持続皮下注：ケタミン静注用（200mg/20mL）10mL+0.4%ベタメタゾン0.2mL*
  *皮下投与による皮膚障害（発赤，硬結など）のため，継続できなくなることがあるため，予防的にベタメタゾンを混注するとよい．
- 持続静注：ケタミン静注用（200mg/20mL）原液
  ①慎重に開始したい場合
  　0.05mL/時（12mg/日）から開始し，0.1→0.2→0.3→0.4→……
  ②強い痛みで早急に対応する場合
  　0.2～0.4mL/時（24～48mg/日）から開始し，0.4→0.5→0.6→……
  （副作用と効果をみながら，必要に応じて毎日漸増）
  （レスキュー投与は可能．レスキュー量は，経験的に1時間量とすることが多い）

激しい痛み，長期に及ぶ痛みにNMDA受容体拮抗薬

NMDA受容体は，興奮神経系であるグルタミン酸受容体のサブタイプのひとつで，脊髄，大脳皮質，海馬，視床や辺縁系など中枢神経に広く分布している．通常NMDA受容体は，Mg^{2+}により蓋をされた状態にあるが，激しい痛みや持続する痛みでは，脊髄後角のNMDA受容体のMg^{2+}（蓋）がはずれ"開口"する．

NMDA受容体が"開口"してしまうと，二次ニューロンの細胞内にCa^{2+}が流入し，神経の過剰興奮が生じる．これが痛覚過敏やアロディニア，オピオイドの耐性形成，痛みの慢性化（痛み刺激が消失しても痛みが続く）の原因となる．NMDA受容体拮抗薬は，こういった状況に対して"脊髄のNMDA受容体を閉じる"ことによって鎮痛に寄与する．こうした機序から，激しい痛み，一定期間痛みにさらされていた患者には，NMDA受容体拮抗薬（ケタミン，メマンチン，イフェンプロジル）を選択することが多い．
一方，ケタミンは，脊髄だけではなく，大脳のNMDA受容体も閉じてしまうので，様々な中枢神経系の副作用が問題となるのである．ちなみに，ケタミンから派生したS-ケタミンは，海外で治療抵抗性うつ病の点鼻薬として用いられている．

3 リドカイン

　ラコサミドを使用するようになってから，リドカインを使用することは減っている．一方，ラコサミドは，1日2回点滴静注が必要であるため，在宅での使用は難しい．その点，リドカインは持続投与できる点で選択肢になる．また，リドカインは眠気などの副作用もなく使用しやすい．ただし，高度の肝，腎障害のある場合には，リドカイン中毒の初期症状である眠気などに注意する必要がある．

処方例

- 持続静注：2％キシロカイン（100mg/5mL）原液0.5mL/時（240mg/日）より開始
- 痛みと副作用を観察しながら毎日，1.0→1.5→2.0mL/時（480→720→960/日）まで増量（レスキュー投与はしない）
  皮下投与では，1.0mL/時（480mg/日）までしか投与できないことを前提に使用可能
- 単回投与法：リドカインテスト（リドカインが有効な痛みかどうかあらかじめ確認する）として，あるいは痛み，咳，しゃっくり，瘙痒感に対する間欠投与法として
  　2％リドカイン2.5mL（50mg）〜5mL（100mg）＋生理食塩水50mLとし，15〜30分で投与
  主な副作用：口唇のしびれ，眠気，不安，悪心・嘔吐，せん妄，けいれん，徐脈，血圧低下など．必要に応じてリドカインの血中濃度を測定する

4 ミダゾラム

　少量のミダゾラムの持続投与を行うことで，眠気をきたさずに鎮痛が得られることをしばしば経験する．ミダゾラムを鎮痛補助薬として用いるのは，世間では一般的ではないが，筆者にとっては苦しむ患者を救うための大切な方法である．鎮静ではなく，あくまでも眠くならない程度の投与量で行う鎮痛法であり，困ったときの強い味方である．

処方例

- ミダゾラム注 0.5〜1.5mL/時程度（**p.163**参照）

【激しい痛みに迅速に対応したいときの処方例】

- ケタミン静注用8mL＋ミダゾラム2mLまたはケタミン静注用9mL＋ミダゾラム1mLを0.2〜0.3mL/時から開始し適宜増量．眠気が強くなってきたらミダゾラムを減量または中止

参考文献

1) Chapman EJ et al: Practice review: Evidence-based and effective management of pain in patients with advanced cancer. Palliat Med **34**：444-453, 2020
2) Norris J et al: Does continuous subcutaneous infusion of lignocaine relieve intractable pruritus associated with advanced cutaneous T-cell lymphoma? A retrospective case series review. Palliat Med **33**：552-556, 2019
3) Kaneishi K et al: Continuous subcutaneous infusion of lidocaine for persistent hiccup in advanced cancer. Palliat Med **27**：284-285, 2013

26 鎮痛補助薬を使用するポイント

 ①少量からの開始で構わない

⬇

 ②微妙な鎮痛効果も評価する

● **患者への説明がポイント** ●
　こまやかに問診，診察する
- 低用量では効果が不十分な可能性がある
- わずかな効果も評価してもらう

⬇

 ③無効または鎮痛不十分な場合

十分増量したかを確認

⬇

たとえ無効でも継続し，作用機序の異なるものを**併用**

⬇

鎮痛が得られた時点で，薬を整理（無効だった薬の減量・中止を試みる）

1 少量からの開始で構わない

　鎮痛補助薬は，実際に投与してみなければその患者に有効かどうかわからない．このように有効性が不明確なうえに眠気を生じやすい鎮痛補助薬が多いので，最初は少量から開始する．「これくらいのプロフィールの患者なら，この薬剤は中等量から開始できる」といった経験を積んでいる場合は別だが，通常は自分の確信が持てる少なめの投与量から開始するので構わない．

2 最大のポイントは"患者にわずかな効果の評価も求めること"

　少量から開始し十分な鎮痛効果が得られないと，患者によっては「この薬

は効かない」という判断を下してしまい，ときには自己中止してしまうことも ある．だから，「最初は少量から開始するので，効果が不十分かもしれません」と説明し，「効果がすこしでもあれば，増量することで鎮痛が得られる場合が多いので，すこしでも効いたかどうかを教えてください」とわずかな効果も見逃さず評価してもらうことが最大のポイントである．また，痛み自体は和らいでいないがアロディニアは和らいでいることもある．投与前にアロディニアがあった場合には，投与後に変化がないかを確認しよう．

さらに，痛みが誘発される姿勢や動作があれば，その際の痛みが和らいだかどうか，突出痛の頻度が減ったかどうか，頻度は同じだが痛みの強さが軽くなったかどうかなど，こまやかに尋ねることで微妙な効果をキャッチすることができる．そして，問題となる副作用がなければ十分増量しよう．

鎮痛補助薬の使用のコツ

ちょっと使ってみて，劇的に効かないと"無効"と判断して増量せずに次々と薬を変えてしまう人をみることがあるが，評価を適切に行わないといつまで経っても有効な薬剤はみつからない．微妙な変化も見逃さぬよう，患者とともに二人三脚で薬効を評価しよう．逆にこまやかな評価ができないのならば，鎮痛補助薬を使いこなすことは難しいので専門家に相談したほうがよい．また基本的な注意事項だが，鎮痛補助薬の多くは"痛み止め"として保険適用外なので，患者にそのことを説明し同意を得る必要がある．

3　この薬剤は"無効"と判断したとき，どうするか？

副作用が許容できる範囲で，鎮痛効果を判定する投与量（**p.94**の**表1**）まで十分増量を試みたか，もう一度確認しよう．そして，たとえ無効であっても継続し，作用機序の異なるものを併用しよう．A剤，B剤などの単独投与では無効でも，メカニズムの異なるA剤＋B剤の併用は有効ということがあるからである．さらに，十分な鎮痛が得られなかった場合でも，A剤＋B剤＋C剤＋……と併用していく．そして，鎮痛が得られた時点で薬を整理する．このときに，効果が小さかったものから順に減量・中止を試みるとよい．結果的に，2剤，3剤併用してはじめて鎮痛が得られるということもある（**図1**）．

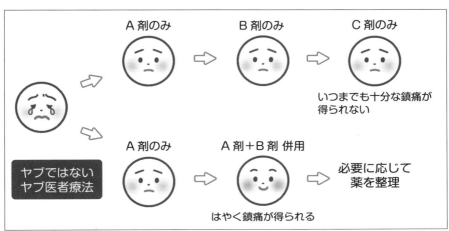

図1 2剤，3剤と併用していくヤブ医者療法

鎮痛補助薬を最大限に活かすコツ

ずばり，キーワードは"増量"と"併用"である．

まず1剤を十分増量する．十分増量しなければ，効く薬も効かない．増量を躊躇するとしたら，その理由は眠気などの副作用を気にしてのことだろう．問題となる眠気が出るようなら，ゆっくり増量すればよい．必要ならいったん減量し，再度増量を試みる．

次に，作用機序が異なるものを併用しよう．どんどん薬剤を併用していくので，まるで"ヤブ医者"のようだが，これぞ"ヤブ医者療法"（図1）．ヤブではないのである．無効な薬を中止して2剤目，中止して3剤目といって，いつまでも鎮痛が得られないより，異なる薬剤を併用したほうがはやく鎮痛が得られる．

ミロガバリン1回5mg, 1日2回を開始. 有効だが不十分

→3日後, ミロガバリン1回10mg, 1日2回に増量. 増量による効果はないが副作用もない

→3日後, ミロガバリン1回15mg, 1日2回（最大量）. 増量による効果は若干あるが, 不十分

→3日後, ミロガバリンに加えて, ラコサミド1回50mg, 1日2回を開始

→翌日, 鎮痛による満足を得た

→数日後, 患者と相談のうえ, ミロガバリンを1回10mgに減量してみる

→痛みが増悪したため, ミロガバリン1回15mg, 1日2回＋ラコサミド1回50mg, 1日2回を継続

増量してこそ本領発揮！

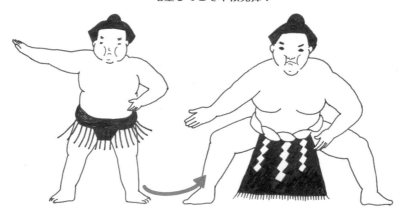

小兵力士も大きくなれば, 強くなる！

27 どの鎮痛補助薬も無効というときのポイント

本当にどの鎮痛補助薬も無効なのか？

再度確認を！

• 十分，増量を試みたか？
• メカニズムの異なるものを併用してみたか？

非薬物療法を検討したか？

• 放射線治療を検討したか？
• 生活の工夫をしたか？

可能なら……　ステロイドを試してみる
メサドンを試してみる

1 本当に無効か，十分増量を試みたか，メカニズムの異なるものを併用してみたか？

　前項に述べたこと，つまり "すこしの効果も見逃さず，副作用が許容できる範囲で十分増量したか？" をしつこいようだがもう一度，確認してみよう．患者の満足が得られるレベルまで鎮痛が得られなくても，副作用がなければ増量するか，あるいは中止せずにメカニズムの異なるものを併用してみる．

2 非薬物療法を検討したか？

a 放射線治療（図1）

　鎮痛を目的とした放射線治療は，骨転移痛が代表的であるが，"責任病巣が明確で局所的" であれば，どんな病巣であっても放射線治療の適応となることが多い．骨転移に対する緩和照射は，以前は10回の分割照射が一般的だったが，最近は5回〜単回となりつつあり，いずれでも鎮痛効果は同等で

薬物療法	放射線治療
継続投与が必要	治療期間が短い
全身投与	**局所治療**
・相互作用，副作用の留意が必要 ・即効性がある ・多発病巣を同時に鎮痛できる	・副作用が少ない* ・即効性ではない ・多発病巣への対応に限界がある ・同一部位への照射量に限界がある

図1　痛みに対する薬物療法と放射線治療の相違

*放射線治療中や治療後しばらく，倦怠感や悪心・嘔吐が出現することがあり，放射線性宿酔と呼ばれる．通常は治療後，比較的速やかに消失する．

表1　骨転移痛に対する放射線治療の効果

・鎮痛が得られる患者：60〜70%
・痛みが消失する患者：20〜30%
・鎮痛効果が出現するまでの期間：早いと治療終了時，半数は3週間以内，大部分が8週間以内
・疼痛再燃までの期間：2〜4ヵ月
・再照射による有効率：約60%（初回照射の効果と再照射の効果には関連がない）

● 単回照射と分割照射は同様の効果をもつ．
● 骨転移に伴う神経障害性疼痛には50〜60%程度の患者で鎮痛が得られる．

ある（表1）．そのため，在宅療養中であっても放射線治療の恩恵を受けることができる．

　特に，骨転移を含めた体性痛による体動時痛は鎮痛薬での鎮痛が難しいため，積極的に検討する．

　骨転移のほか，膵がんによる痛みや骨盤内腫瘍で腰仙部神経叢浸潤による殿部〜下肢の神経障害性疼痛などは難しい痛みとされるが，放射線治療が有効な場合をよく経験する．

緩和的放射線治療は繰り返せる

放射線治療で鎮痛されても，数ヵ月で痛みが再燃することがある．また，2ヵ月待っても照射の効果が得られない場合もある．これらの場合には，再照射を検討する．初回が無効であっても，再照射は有効になる可能性があることがわかっている（表1）．鎮痛効果が出現するまでの期間を考慮し，初回の照射開始日から2ヵ月以上経過していれば，初回照射の効果によらず再照射について専門家に積極的に相談してみよう．

放射線治療中の疼痛治療

「これから放射線治療をするから疼痛治療はいったんストップ」では片手落ちである．放射線治療で痛みが必ずしも消失するとは限らない．また，鎮痛まで数週間を要するので，患者が痛みに苦しまずに放射線治療の効果を待てるように，疼痛治療を継続しよう．

逆に，放射線治療による鎮痛効果が出てくると，それまで用いていたオピオイドが相対的に過量となり眠気などでQOLが低下してしまうことがある．放射線治療後も痛みと眠気を評価しながら，薬物療法を継続しよう．

ⓑ 特定の状況で痛みが強くなる場合には，生活の工夫を

特定の動作や姿勢で痛みが増強していないか，よく評価しよう．骨転移や筋肉，皮膚に浸潤している体性痛の場合には，楽な姿勢で安静にしているときには痛みはないが，姿勢や体動により激しい痛みが出現する．①動作方法，②動作時の環境設定の工夫，③固定装具の導入，をうまく組み合わせるだけで鎮痛が得られる場合が多い．また，椅子やベッドを除圧性の高いものに変更するだけで，鎮痛が得られる場合もある．リハビリテーションの専門家に相談するとよい．

3　ステロイドを利用する

ステロイドには強力な抗浮腫，抗炎症作用がある．抗浮腫作用を利用して，脊髄圧迫症状や頭蓋内圧亢進症状に対してよく用いられている．また，炎症が強い骨転移や皮膚転移の痛みにもよく効くことを経験する．

一般的ではないかもしれないが，筆者はどうしても痛みが和らがない場合は腫瘍浸潤による炎症を抑制，または腫瘍による神経圧迫に対して痛みを感

知する部位の浮腫軽減をねらってステロイドを試している．また，炎症が強い痛みには早期からステロイドを使用することも多い．

　ステロイドは，2〜3ヵ月以上の長期投与になると副作用が懸念される．ステロイドが有効な痛みかどうかを早期に判断するため，最初から高用量で開始し，その後必要に応じて漸減または中止することが多い．

> ### ステロイド投与のコツ
> 長期投与による副作用が懸念されるので，短期決戦と心得る．効くか効かないかわからないような投与量でちびちび使用するのでは，"害あって利なし"である．
> ①パルス療法：メチルプレドニゾロン1回1g，1日1回，3日間，点滴静注
> → 効果がまったくなければ中止
> → 効果があれば，ベタメタゾン1日8〜24mgで継続，投与期間が長期になるようなら適宜減量
> ②ベタメタゾン1日8〜24mgを投与，3日ごとに投与量を減量し維持量とする
> （内服で2回以上に分ける場合は，不眠の原因にならないよう夕方の投与を避ける）

4　メサドンを利用する

　メサドンを使用できるのであれば，メサドンの使用を積極的に検討しよう（**p.81** 参照）．

参考文献

1) 日本臨床腫瘍学会（編）：骨転移診療ガイドライン，改訂第2版，南江堂，2022
2) Rich SE et al : Update of the systematic review of palliative radiation therapy fractionation for bone metastases. Radiother Oncol **126** : 547–557, 2018

28 疼痛治療の意義を考える

• 痛みのため，生活のなかで困っていることがある
• 大切なことが実現できない！

"目標"を尋ねる
• 痛みのために，生活上，何に困っているのか ⎱
• 何を大切にしたいのか ⎰ を質問し，明確にする

個々の患者にとっての鎮痛の意義を説明

•••適切な疼痛治療の選択•••

　非オピオイド鎮痛薬で痛みは和らいだものの，オピオイドの開始が必要な場面である．患者自身も疼痛コントロールが不十分と感じつつも，いざオピオイドを始める段階になると気が引けてしまうケースはよく経験される．オピオイドに依存・耐性がないとの説明を十分理解し，場合によっては自己学習していても，いざその場・そのときになると躊躇するという場面である．

1 痛みのために生活のなかで困っていることを聴いてみる

　そんなときには薬の話題からいったん離れて，痛みのために生活のなかで何に困っているかを引き出してみる．そして，生活のなかでのオピオイドを開始することの意義を考えられるようにするとよい．

2 大切にしていることを聴いてみる

　"大切にしたいこと"や"目標"を尋ねると，困っていることを引き出すのに有用である．たとえば，目標を尋ねる場合には「どんなふうになったらよいと思っていますか？」などと尋ねると，願いや大切にしたいと思っていることの表出が促され，オピオイドの意義をともに考えることができる．

　また，このようなことを尋ねてみると，患者の生活や"大切なこと"の視点からは，逆にオピオイドをいますぐ開始しなくてもよいということがわかる場合もある．患者の"大切にしたいこと"や"目標"を知ることで，より適切な治療方針への変更も可能になるのである．

> **患者に疼痛治療の意義を考えてもらう問診のコツ**
> 以下のように，生活のなかで困っていることや大切にしていることに焦点を当てて質問し，鎮痛のメリットについて患者の生活の視点で説明したり，ともに考える．
> 「いまの痛みがあることで，生活のなかでどんなことが困っていますか？」
> 「どんなふうになったらよいと思っていますか？」
> 「どんなふうに過ごしていきたいと思っていますか？」
> 「どんなことを大切にしたいと思っていますか？」

問診の実例

　ある主婦の患者．非オピオイド鎮痛薬で痛みは和らいだものの十分ではなく，オピオイドを追加したほうがよいと思われた．患者はオピオイドについて自己学習しており，よく理解している．でも，いざオピオイドを開始するというときになって躊躇している．そこで，「いまの痛みがあることで，生活のなかでどんなことが困りますか？」と尋ねてみると，「台所に立ってられないので，家族の食事をつくれないのが困る」と．もうすこし話を聴いてみると，家族は患者のつくる食事を囲んでの一家団欒を何より楽しみにしており，患者も料理し食卓を提供することに生きがいを感じている．そこで「オピオイドを追加することで，台所に立って調理できるようになると思いますよ」と言うと，患者は生活のなかでのオピオイドの意義を感じ，「それなら服用してみたい」というようにスムースにオピオイドを導入することができた．

29 オピオイドに抵抗があるとき

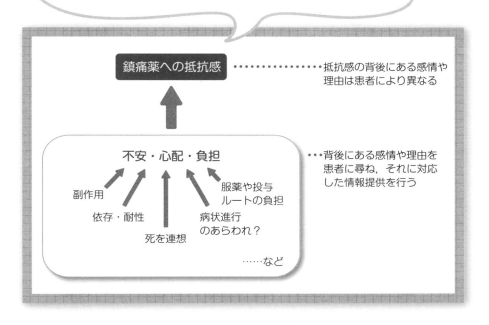

鎮痛薬への抵抗感　•••••••••••••••抵抗感の背後にある感情や
理由は患者により異なる

不安・心配・負担　•••背後にある感情や理由を
患者に尋ね，それに対応
した情報提供を行う

副作用
依存・耐性
死を連想
病状進行
のあらわれ？
服薬や投与
ルートの負担

……など

　ここでは，オピオイドへの抵抗感にはどのようなものがあるかを整理し，それにどう対処していったらよいかを考えたい．

1　鎮痛薬に対する患者の不安

　患者が鎮痛薬を使うことに躊躇や抵抗感を持つということは，臨床上よく経験される．国内外の調査でも多くの患者が"痛みは耐えるべきだとする信念"，"よい患者は痛みを訴えないものだという信念"，"副作用の心配"，"精神依存や耐性に対する恐怖"，"錠剤や注射が増えることの負担"，"痛みの増強や鎮痛薬の増量は，病状の進行または死が近づいていることをあらわす"など，痛みを訴えることや鎮痛薬を服用することに不安を感じていることがわかる．つまり，このような鎮痛薬に対する不安に配慮せずには，疼痛治療は行えないということである．

2 抵抗感の内容を尋ねてみよう：情報提供だけでなく，情報収集を

　抵抗感の背後には多くの場合何らかの不安や心配があり，その理由は患者によって様々である．まずは直接尋ね，それに応じた情報提供を行うことが大切である．とかく医療者は“どのように薬の説明をするのか”という情報提供ばかりに目がいってしまうが，“患者が何に抵抗を感じているのか，どうして躊躇しているのか”について情報収集をしてみよう．医療者が思いもしなかった意外なことが，患者にとってのハードルになっていることがある．

鎮痛薬に抵抗がある場合の対処

①患者の気持ちに配慮し，その理由を直接尋ねる．たとえば，「麻薬を始めることを心配されているのですね．どういったことが心配ですか？」など．
②患者側から，「そんな悪い病状ってことでしょうか？」「中毒になりませんか？」「副作用は？」「やめられなくなるんですよね？」「寿命が短くなるんですよね？」など質問形式で不安や心配が表出されたら，それぞれに対応する説明を行う．

苦痛を訴えない場合の対処

薬を勧められるのを嫌がり苦痛を訴えない場合には，まず「○○さんのご希望に沿って，治療をいっしょに相談していきたいと思っています」と前もって伝えることで，薬剤についての主導権は患者にあることを実感してもらい，「苦痛を表現しても強く薬を勧められることはない」という安心感を持ってもらう．そのうえで苦痛と目標を尋ね，「薬で対応することも可能ですが，○○さんはどのようにしていきたいと思っていますか？」と患者自身に選択してもらう．

3 医療者側が自信を持って説明できる

　患者に「覚せい剤ですよね」とか「本当に依存にならないのですか？」と問い詰められても，自信を持って否定できなければうまくいかない．ここで知識を整理しておこう．

a 覚せい剤と麻薬は異なる（図1）

　医療用麻薬は覚せい剤とはまったく別の物質であり，取締りの法律も異なる．自信を持って「麻薬は，覚せい剤とは異なります」と断言しよう．

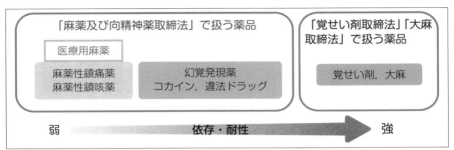

図1**図1** 覚せい剤と麻薬は異なる
多くの一般の人は覚せい剤や大麻なども麻薬として捉えている.

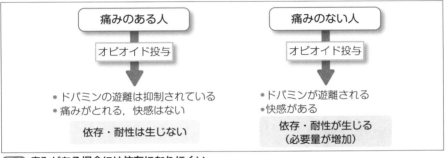

図2 痛みがある場合には依存になりにくい

b 痛みがある場合には依存になりにくい（図2）

　痛みのある患者では，オピオイドを投与しても依存症にならないことはすでに広く経験されている．その機序は明確にはなっていないが，動物実験から以下のようなメカニズムが考えられている.

オピオイドが依存になりにくいメカニズム

　痛みがない状態でオピオイドを投与すると，脳内ではドパミン（"気持ちよい"と感じたときに脳内において放出される物質）が遊離され，依存性が形成される．しかし，痛みがある状態ではオピオイドを投与してもドパミンが遊離されなくなり，依存や耐性が起きなくなる.

医療者自身が，痛みがある状態では依存が形成されないメカニズムを知っておき，自信を持って患者に対応しよう（詳細は，参考文献3を参照されたい）.

🔍 **参考文献**
1) Weiss SC et al：Understanding the experience of pain in terminal ill patients. Lancet **357**：1311-1315, 2001
2) Thomason TE et al：Cancer pain survey：patient-centered issues in control. J Pain Symptom Manage **15**：275-284, 1998
3) 日本緩和医療学会（編）：精神依存・身体依存・耐性：がん疼痛の薬物療法に関するガイドライン 2020年版，金原出版，p.76-81, 2020

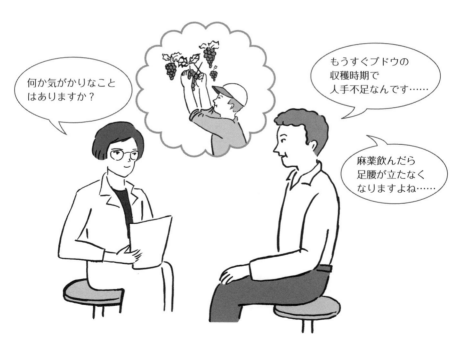

どんなことを心配し，不安に感じているのかを患者に聴いてみよう.
直接尋ねてみると，意外な答えが返ってくることが多い

II 疼痛治療が
うまくいかないとき

30 痛みと眠気の組み合わせで解決の糸口をつかもう

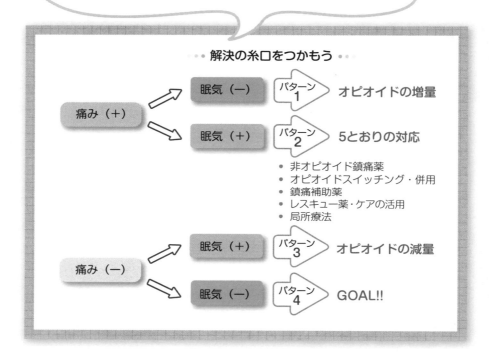

疼痛治療を行うなかで，行き詰まってしまうことがある．そんなときには，痛みと眠気の組み合わせで4つのパターンに分け，解決の糸口にしてみるとよい．

ここでいう"眠気"とは"患者が不快と感じる眠気"，または"生活に支障のある眠気"など，QOLの低下をきたす眠気のことを指す．

眠気の評価のコツ

夜間不眠なら，日中眠くなるのは当然である．"眠気"は，夜間の睡眠がきちんととれているうえで評価をすることが何よりも大切である．よく，日中に眠気があるために睡眠薬を躊躇する場面をみかけるが，逆に睡眠マネジメントを行うことで，日中の眠気が消失することはよく経験される．眠気があったら，不眠が原因となっていないかをまず確認してみよう．

1 パターン1：眠気はなく痛みがある

　ひるまずオピオイドを増量しよう．ある程度オピオイドを増量したのに，痛みがいっこうによくならないと"オピオイドが効かない痛み"と考えがちだが，もし眠気がないならオピオイド量が足りないのかもしれない（ただし，フェンタニルの場合には眠気が生じにくいため，増量はすこし慎重に）．すでに鎮痛補助薬などのオピオイド以外の手段を駆使したのに鎮痛が得られないときも，眠気がないならいま一度オピオイドを増量してみる．

2 パターン2：眠気もあるが痛みもある

　眠気があるので，オピオイドは増量できない．オピオイドを増量しても眠気が強くなるばかりで，そのわりには痛みがよくならない状況である．最も知恵を必要とするパターンであるが，できることは限られているため対応は以下の5つに整理できる．

ⓐ 非オピオイド鎮痛薬

　アセトアミノフェンやNSAIDsは，眠気を生じないという点で優れている．禁忌がないのに使用していないのであれば，追加してみるとよい．また，アセトアミノフェンの使用が低用量にとどまっているのであれば，増量してみる．もちろん，非オピオイド鎮痛薬の追加・増量の効果をきちんと評価し，効果が得られなければ中止または減量する．

ⓑ オピオイドスイッチング・併用

　いま使用しているオピオイドでは眠気などの副作用のため増量できないときには，他のオピオイドに変更して増量する，または異なるオピオイドを追加し併用することで，鎮痛の改善が得られることがある（**p.43**「11. オピオイドスイッチング」参照）．または，メサドンを検討する．

ⓒ 鎮痛補助薬（**p.89**「23. 鎮痛補助薬を使用するタイミング」参照）

　オピオイドを増量した結果，鎮痛が得られず眠気が増強する場合は，まさに鎮痛補助薬を検討するタイミングである．

ⓓ レスキュー薬やケア（**p.132**「34. 持続痛なのか突出痛なのか」参照）

　突出痛が主体である場合には，オピオイドを増量しても眠気が増強するばかりで，いっこうに痛み（突出痛）が和らがないことが多い．突出痛の種類

と病態を診断し，それに応じた適切な対応方法を考える．特に体動時痛の場合には，予防的なレスキュー薬やリハビリテーション的な対応が重要となる．

e **局所療法：放射線治療・神経ブロック**

　痛みが限局していれば，放射線治療や神経ブロックといった局所的な治療が適応となる場合があるので専門家にコンサルテーションする（**p.109**参照）．

3　パターン3：眠気があり痛みがない

　オピオイドを減量しよう．患者は，眠くてその不快感も訴えることができないのかもしれない．

4　パターン4：痛みも眠気もない

　このパターンを目指して調整する，まさにゴールである．

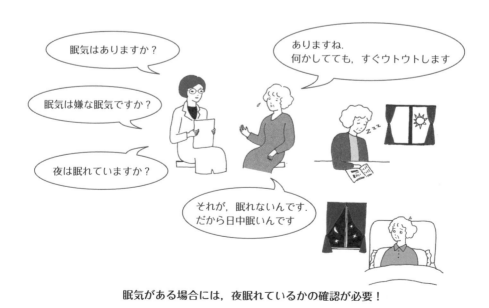

眠気はありますか？

眠気は嫌な眠気ですか？

夜は眠れていますか？

ありますね．
何かしてても，すぐウトウトします

それが，眠れないんです．
だから日中眠いんです

眠気がある場合には，夜眠れているかの確認が必要！

31 いま一度，痛みの原因を評価する：関連痛

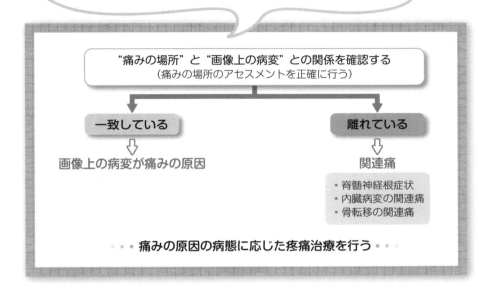

"痛みの場所"と"画像上の病変"との関係を確認する
（痛みの場所のアセスメントを正確に行う）

一致している
⇩
画像上の病変が痛みの原因

離れている
⇩
関連痛

- 脊髄神経根症状
- 内臓病変の関連痛
- 骨転移の関連痛

••• **痛みの原因の病態に応じた疼痛治療を行う** •••

ただやみくもに鎮痛薬を増量したり鎮痛補助薬を追加するのではなく，いま一度痛みの原因を確認し，原因の病態に応じた疼痛治療を行おう．

1 "痛みの場所"と"画像上の病変"との関係がポイント

痛みの原因を同定するには，痛みの場所と病変との関係がポイントとなる．痛みの場所と病変が一致していれば，痛みの原因は容易に診断できる．

患者自身も痛みの場所を漠然としか意識していないことは意外に多く，また複数箇所に痛みがあることもあるので，必ず痛い場所を指し示してもらい確実に同定しよう．

2 痛みの場所と病変が離れている関連痛に注意

もし痛みの場所と画像上の病変が一致しないようなら，関連痛（痛みの原因部位に隣接する，あるいは離れた場所に発生する痛み）の可能性がないか

表1 臓器の痛みの脊髄入力レベル，痛みと皮膚感覚異常の出現部位，収縮筋群

内　臓	脊髄入力レベル	痛みの出現部位	皮膚痛覚過敏	収縮筋群
食道 〈頸部 　胸部 　腹部	T2-4 T3-6 T5-8	C2-T10 (C2-4, T1-8)	T5-6	胸部後壁筋群 胸部後壁筋群 前側壁筋群
胃・十二指腸	T (5) 6-9 (11)	T (4) 6-9 (11)	T6-9	前側壁，胸部後壁筋群
肝臓・胆道	T (5) 6-9 (11)	C3-4 (5)，T (2) 6-10 (L1)	T5-10	
膵臓	T (5) 6-10 (11)	C3-4 (5)，T (2) 6-10 (L1)	T6-8	
腎・尿管	T10-12 (L2)	T (8) 10-L1	T9-L3	
膀胱	S2-4	T (10) 11-L1, L5 (S1-4)	S2-4	直腸・会陰部筋群
脾彎曲までの結腸	T10-L1	T (2) 7-12	T10-L1	前側壁，胸腹部後壁筋群
脾彎曲以降の結腸	T10-L1, S2-4	T (3) 7-12, S (1) 2-4 (5)	T10-L1, S2-4	前側壁，胸腹部後壁，直腸・会陰部筋群
直腸	S2-4	S2-4	S2-4	直腸・会陰部筋群

(的場元弘，冨安志郎：見つけよう！ がんの痛みと関連痛，春秋社，2004より引用)

考えよう．"痛みの場所"と"画像上の病変"が離れているものの代表は，脊髄神経根症状である．病変は脊髄だが，痛みの場所は脊髄と離れたデルマトーム（皮膚の感覚神経支配）領域である．こういったことは脊髄だけではなく，内臓病変や骨転移でも生じ，この場合は鎮痛薬（非オピオイド，オピオイド両方）が有効なことが多い．

ⓐ 内臓病変の関連痛（表1）

疼痛部位と内臓病変が離れていると，原因のない痛みとして"精神的なもの"といった扱いを受けやすい．

また内臓の関連痛は，オピオイドがよく効くにもかかわらず，感覚異常などの随伴症状を伴うことがあるため神経障害性疼痛と誤診されてしまい，様々な鎮痛補助薬を試した挙句，結局オピオイドの増量が著効するといった大きな回り道をしがちなので注意が必要である．

1）痛みの場所

　表1に内臓の痛みの脊髄入力レベルと，痛みの出現部位を示した．内臓の位置と脊髄の入力レベルはほぼ一致しているが，特に肝臓，胆道，膵臓はC3-5，腎・尿路系ではL1（鼠径部）と離れた場所に痛みが生じる可能性がある．つまり，肝臓，胆道，膵臓に病変がある場合には，通常はT5-10の上腹部に痛みを感じるが，関連痛としてC3-5の肩周囲に痛みや下記の随伴症状を生じることがある．

2）随伴症状

　内臓の関連痛の場合には痛みのほか，疼痛部位の①筋収縮，②感覚異常（痛覚過敏，アロディニア），③圧痛，④自律神経症状（発汗，皮膚冷感，立毛筋収縮），を伴うことがある．感覚異常は，神経障害性疼痛と間違えやすいので，内臓の関連痛でも起こりうることを覚えておこう．

内臓の関連痛を見分けるコツ

①画像上の内臓病変の脊髄入力レベルと疼痛部位との関係を確認する．特に肝臓，胆道，膵臓は，ときに肩など離れた部位に痛みが生じるので注意する．
②痛みの場所に随伴症状があれば，関連痛を疑う．
③痛みの場所に感覚異常（痛覚過敏，アロディニア）があると，神経障害性疼痛と誤りやすいので注意する．内臓痛なので，オピオイドなどの鎮痛薬で対応できることが多い．

b 骨転移による関連痛

　図1aに骨の感覚神経支配（オステオトーム）を示した．四肢や骨盤はデルマトーム（**図1b**）と異なった感覚神経支配を受けており，脊椎骨転移に伴ってしばしば病巣から離れた場所に痛み（関連痛）を生じる．特に頸椎，腰椎の骨転移の関連痛は，皮膚のデルマトームと必ずしも一致していない．たとえば，C5-6転移による肩甲骨の痛み，L2転移による腸骨稜，L3転移による大腿や膝，L4転移による股や下腿の痛みである．

　腰椎転移に伴って大腿部に痛みが拡がった場合は，神経根症状（神経障害性疼痛）なのか，骨転移による関連痛なのか鑑別が難しいが，感覚異常があれば神経障害性疼痛と判断できる．

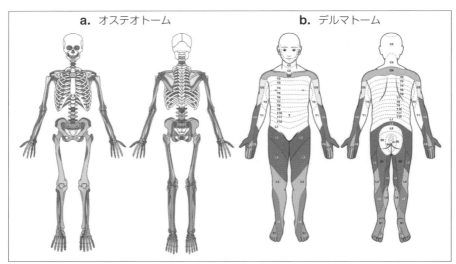

a. オステオトーム　　　　　　　　　　　**b.** デルマトーム

図1 感覚神経支配
（的場元弘，冨安志郎：見つけよう！ がんの痛みと関連痛，春秋社，2004より引用）

> 💡 **骨転移の関連痛を見逃さないためのコツ**
> デルマトームだけでなく，オステオトームも携帯しよう．病変がない部位に痛みがあっても，脊椎骨転移による関連痛の可能性はないかをオステオトームで確認しよう．

最後にひとこと

　関連痛は，神経障害性疼痛と鑑別が難しいことがあり，オピオイドが有効なのに十分増量されないまま鎮痛補助薬が投与されるといったことがある．痛みの原因を評価することが大切ではあるが，前項でも述べたように "眠気がなくて痛みがあれば，オピオイドを増量する" という原則を守っていれば間違った対応には至らない．

🔍 **参考文献**

1）的場元弘，冨安志郎：見つけよう！ がんの痛みと関連痛，春秋社，2004

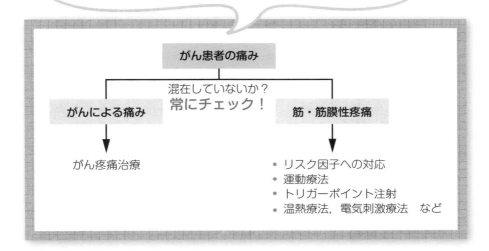

32 いま一度，痛みの原因を評価する：筋・筋膜性疼痛

がん患者の痛み

混在していないか？
常にチェック！

がんによる痛み

筋・筋膜性疼痛

がん疼痛治療

- リスク因子への対応
- 運動療法
- トリガーポイント注射
- 温熱療法，電気刺激療法　など

1 筋・筋膜性疼痛（MPS）とは

　がん患者に限らず，どんな人でも長時間同一姿勢でデスクワークなどをすれば，筋緊張性頭痛や肩こりに悩まされる．これがまさに，筋・筋膜性疼痛（myofascial pain syndrome：MPS）である．

　MPSは，骨格筋の過負荷や廃用により引き起こされ，触診で結節状あるいは帯状にしこりやこわばりが触れ，極度の圧痛があることが特徴である．MPSの病態は，体位制限などにより筋肉の血流低下が生じ，索状硬結を形成し自発痛の発症に至るとされており，頸部，肩，腰背部など，脊椎に沿った起立筋群に生じることが多い（表1）．

2 がん患者の痛みでは，常にMPSを念頭に置く

　がん患者の痛みにMPSが混在することは少なくない．がん患者では，外科的，内科的治療に加えてがんの進行や心理・社会的な要因も加わり，「動かなくなる」不動からMPSが混在することは容易に想像がつく．

　特に高齢者では，がん治療などで体力が一時的に低下したあと，体力の回

表1 筋・筋膜性疼痛

Riversの診断基準
• 触診可能な筋肉の場合，そこに触診可能な索状硬結があること
• 索状硬結に鋭い痛みを感じる圧痛点（部位）があること
• 圧痛点を押したときに，患者が周辺部分を含む現在の痛みは圧痛点からきていると感じること
• 痛みにより体の可動範囲に制限があること

MPSの特徴
• 影響を受けている筋が関係する関節可動域の低下がみられる
• 痛みは「しめつけられるような」「ずきずきする」と表現されることが多い
• 筋内に著明な圧痛点（Trigger Point）がある
• 痛みは動作性であることが多い
• オピオイドやNSAIDsの効果が少ない

表2 筋・筋膜性疼痛のリスク因子

リスク因子	例
同一体位・不動	高齢，PS低下，長期臥床 がん疼痛などの苦痛症状 閉塞性肺疾患，肺線維症 脊柱管狭窄症の既往
医療機器	PCAポンプ 中心静脈ポート，静脈ライン ドレナージチューブ ストマ
補助具	片杖 高さが合っていない手すり 高さが合っていない手支持型歩行器
術後	四肢の切断 乳房再建術 頸部郭清 腋窩郭清

筆者の経験に基づく．リスク因子で対応が可能なものがあれば，対応する．

復が難しくMPSを生じやすい．また，PCAポンプ，中心静脈ポートやストマなどの医療機器や四肢切断などの術後は，姿勢を保持するために前後左右非対称に一部の骨格筋に負荷がかかり，MPSのリスク因子になる（**表2**）．

3 がん患者でMPSを見逃さない意義

MPSを有しているがん患者は，そうでないがん患者と比較してQOLが有

意に低いという報告がある．MPSがMPSとして診断されないと，「痛みの原因は不明」となり，適切に対処されない可能性がある．加えて，MPSはがん疼痛治療とは治療方針が異なることからも，MPSを見逃さないことには治療的意義がある．

4　MPSの治療方針

　MPSの原因になっているもので，対処可能な要因があれば取り除く．内服できるなら，持続注射から経口投与に変更しPCAポンプを外すなどである．

　また，がん疼痛があればがん疼痛治療を行う．がん疼痛のために体動や体位が制限されているためにMPSを合併していることは多い．この場合には，がん疼痛の場所とMPSの場所が一致しており，両者の混在を念頭に置く必要がある．がん疼痛を緩和することで動ける範囲が広がれば，残存するMPSは和らいでいく．

　一般的に，MPSの対策としてはトリガーポイント注射があげられるが，病態から運動療法が有効であると考えられる．運動療法には，自動運動と，理学療法士・作業療法士による他動運動があり，筋緊張の緩和とともに可動域を増大させる．運動療法はADLの維持・向上にも寄与し，廃用症候群の予防という観点では生命予後にもよい影響を与えることが期待される．そのほか，温熱療法や電気刺激療法なども試みられる．

参考文献

1) Rivers WE et al：Signs and symptoms of myofascial pain：an International survey of pain management providers and proposed preliminary set of diagnostic criteria. Pain Medicine 16：1794-1805, 2015
2) 北原雅樹ほか：難治性癌性疼痛の要因としての筋・筋膜性疼痛．ペインクリニック 20：487-501, 1999
3) Han SC et al：Myofascial pain syndrome and trigger, point management. Reg Anesth 22：89-101, 1997
4) Ishiki H et al：Prevalence of myofascial pain syndrome in patients with incurable cancer．J Bodyw Mov Ther 22：328-332, 2018
5) Cardoso LR et al：Myofascial pain syndrome after head and neck cancer treatment：prevalence, risk factors, and influence on quality of life. Head. Neck 37：1733-1737, 2015

33 「痛みがとれない」という中身を アセスメントする

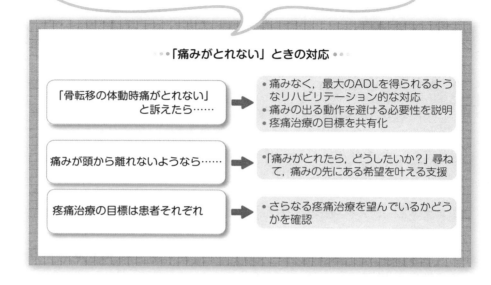

骨転移の体動時痛や一部の神経障害性疼痛などでは，薬剤や放射線治療，ブロックなどを駆使しても痛みを常時ゼロにすることができないことがある．そういった状況下で患者に「痛みがとれない」といわれたとき，どんな策があるのか？ 限界はある場合もあるが，試みる価値のある方法について紹介する．

1 骨転移の体動時痛の場合

a 説 明

持続痛はオピオイドなどの鎮痛薬で緩和できても，体動時痛が残存して「痛みがとれない」と訴える患者は多い．痛みの出る動作を確認し，痛みなく最大のADLが得られるような工夫について，リハビリテーション的な対応を検討する（詳細はp.150「39. 骨転移による体動時痛への対応」参照）．また，骨折のリスクがある場合には"痛みの出る動作を避けて日常生活を送る必要性"を説明し，理解を得ることも大切である．

b 目標の共有化

　痛みなく最高のADLを再獲得するには，残存機能をどのように活かすかを考える．①痛みの出る動作を避ける，同時に②痛みの出ない残存機能を維持向上するために筋力増強訓練を行う，ことが大切である（**p.154**の**表3**参照）．こういった目標設定をきちんと明示すると，患者の納得と安心，満足度が高まる．治療内容は変更せずとも痛みの訴えがなくなることをしばしば経験する．

2　もし痛みがとれたら，どうしたいかを尋ねる

　とりきれない痛みに固執している場合にこうした問いかけをしてみると，本当に患者が望んでいることや目標としていることが表出されることがある．もし「痛みがとれたら歩きたい」と答えた場合，除痛しきれなくても歩く援助ができる場合もある．また歩ける状態でなくても，歩けることで得られること，たとえば外気に触れ景色を愉しむ，旅行する，同窓会に出席する，墓参りをするなど，患者なりの希望を叶えることはできる．痛みを越えたその先に患者が何を望んでいるのか，直接尋ねてみよう．たとえ痛みが常時ゼロにならなくても，歩けなくても，このような対応で痛みの訴えがなくなることがある．

3　さらなる疼痛治療を望んでいるかどうか？

　「痛い」という訴えは，必ずしも"痛みの治療を望んでいる"ことを意味しない．患者に直接，疼痛治療の必要性を尋ねよう．「痛い」と言っていても，「痛み止めの調整をしたほうがよいかどうか」を尋ねてみると「これくらいなら必要ない」ということも意外とある．疼痛治療の目標は患者ごとに異なるので，あらかじめ痛みの強さの目標をNRSなどで確認しておくことが助けになる（スケールについては**p.2**「1. 痛みのスケールの使いこなし法」，問診のコツは**p.312**「74. コミュニケーションは質問力」参照）．

33.「痛みがとれない」という中身をアセスメントする　**131**

34 持続痛なのか突出痛なのか

···•**対処法が異なる場合があるので，区別することが大切！**•···
　　　①**持続痛があるかどうか？**
　　　　　・定期鎮痛薬，レスキュー薬の切れ目の痛み
　　　　　➡レスキュー薬の時刻をチェック
　　　②**突出痛なのか？**
　　　③**突出痛があれば，どの種類か？**
・予測できるもの（代表は"**体動時痛**"）
・予測できないもの（代表は何の誘因もなく生じる"**発作痛**"）
　　➡「痛くなるのは，動くなど，きっかけはありますか？」など尋ねる

1 持続痛と突出痛は別々に評価する

　疼痛治療を行う際，痛みが持続痛なのか突出痛なのかを区別することが大切である．その理由は，持続痛と突出痛では治療が異なる点があるためである．一般に，持続痛はオピオイドなどの鎮痛薬で対応されるが，突出痛ではその痛みの種類によってはオピオイドを増量すると眠気が増強し，かえってQOLの低下につながることがある（図1）．

> 💡 **「1日○回以上レスキュー薬を使用したらベースアップ」という指示は，間違い！**
> レスキュー薬（以下，レスキュー）を1日何回も使用しているからといって，漫然とオピオイドを増量していくと過量投与になり，眠気やせん妄などを招くことがある．レスキューを使用した理由が体動時痛や発作痛だった場合には，これらの突出痛に対する治療が必要である（表1）．
> レスキューの回数より重要なのは，レスキューの対象である．持続痛か突出痛か，突出痛であれば，どの種類かを判断する．

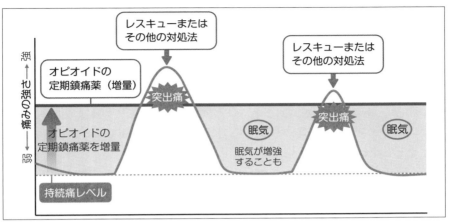

図1 オピオイド治療の原則
一般的には，持続痛には定期鎮痛薬で，突出痛にはレスキューまたはその他の対処法で対応する．突出痛やレスキューが頻回だからといって漫然とオピオイドの定期鎮痛薬を増量していくと過量投与となり，眠気やせん妄を招くことがある．

表1 突出痛のタイプ：病態と対処法

突出痛のタイプ		痛みの病態			対処例
		体性痛	内臓痛	神経障害性疼痛	
①予測可能なもの		骨・皮膚・筋肉転移による体動時痛	嚥下・排尿・排便などに伴う痛み	体動による神経圧迫，アロディニアなどに伴う痛み	● 痛みの出にくい動作方法，環境設定，脊椎固定帯（コルセット），放射線治療 ● 予防的レスキュー ● 痛みの病態に応じた薬剤（非オピオイド鎮痛薬，鎮痛補助薬）
②予測できないもの	不随意な誘因があるもの	不随意な体動による痛み（ミオクローヌス，咳など）	蠕動痛，膀胱けいれんなど	不随意な体動による神経圧迫などに伴う痛み	● 痛みの病態に応じた薬剤（非オピオイド鎮痛薬，鎮痛補助薬）
	誘因なく生じるもの	何の誘因もなく生じる発作痛			● 鎮痛補助薬が必要となることが多い

2 持続痛があるかどうか

　　レスキューを使用している時刻をチェックしてみよう．持続痛がマネジメント不足であれば，患者は，定期オピオイドやレスキューの薬効の切れ目にレスキューを使用しているはずである．だから，"定期オピオイドの内服時間帯"，あるいは"数時間ごと"に速放製剤を使用しているようなら，持続痛のマネジメント不足である．患者に「薬の切れ目に痛くなる感じですか？」などと尋ねてみるとよい．

　　レスキューが有効なら，オピオイドが効果的である証なのでベースアップを行い持続痛のマネジメントを行おう．

定期オピオイドのベースアップを成功させるコツ
定期オピオイドのベースアップが適応となるのは下記の状況である．
　①持続痛がある，かつ
　②眠気がない，かつ
　③レスキューが有効である

---

3 突出痛の種類

　　表1に突出痛のタイプを痛みの病態別に記載し，対応する治療例を示した．突出痛は，①"予測できるもの"，②"予測できないもの"，の大きく2つに分類できる．なかでも臨床でよく遭遇するのは，①"予測できるもの"のうちの"体動時痛"，②"予測できないもの"のうちの"何の誘因もなく生じる発作痛"，の2つである．

突出痛のタイプを見分けるコツ
「痛みが出るのは，"身体を動かしたとき"などのきっかけはありますか？」とわかりやすく明確な質問をする．
　● 「きっかけはない」なら ➡ "何の誘因もなく生じる発作痛"
　● 「きっかけがある」なら ➡ 体動時痛など，"予測できるもの"

---

4 突出痛の治療

突出痛の状況を評価できれば，体性痛，内臓痛，神経障害性疼痛のいずれなのか，診察所見や画像所見などと併せて判断するとおのずと対処法が導き出される.

a 予測可能なもの

多くは骨転移や脊椎転移による神経圧迫で，体動に伴って痛みが出現するものが多い. 痛みの出にくい動作方法や環境設定，コルセットなどの固定帯，放射線治療が有効である. 予測可能なので予防的なレスキューを利用し，骨転移ではNSAIDs，神経障害性疼痛では鎮痛補助薬を検討する. メサドンのよい適応でもある.

b 予測できないもの

"何の誘因もなく突然生じる発作痛" が問題となるが，神経障害性疼痛であることが多く，鎮痛補助薬やメサドンが必要となる.

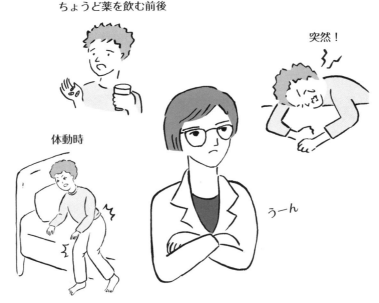

ちょうど薬を飲む前後

突然！

体動時

うーん

痛みの出るきっかけから持続痛か突出痛か，さらに突出痛のタイプを判断する

35 レスキュー薬の効果判定による対処方法

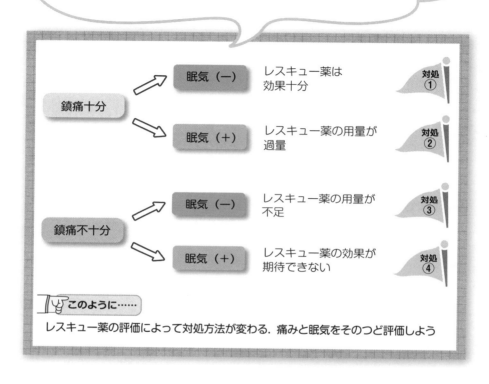

鎮痛十分	→	眠気（−）	レスキュー薬は効果十分	対処①
	→	眠気（＋）	レスキュー薬の用量が過量	対処②
鎮痛不十分	→	眠気（−）	レスキュー薬の用量が不足	対処③
	→	眠気（＋）	レスキュー薬の効果が期待できない	対処④

このように……
レスキュー薬の評価によって対処方法が変わる．痛みと眠気をそのつど評価しよう

　突出痛のタイプにかかわらず，現場ではまずレスキュー薬（以下，レスキュー）で対応する．その際，レスキュー使用後の痛みと眠気をきちんと評価し，レスキュー量を調整しよう．レスキューごとに適切な時間に判定することも大切である（表1）．

表1 レスキューの効果判定時間の目安

経口・坐剤	約30〜60分
口腔粘膜吸収剤	約15〜30分
皮下注	約15〜20分
静注	ただちに

対処①：鎮痛十分，眠気（−）の場合

　レスキューは適切な投与量である．レスキューを積極的に使用してよいが，突出痛の種類と病態をアセスメントし，それに応じた対応も行う（**p.133**の**表1**参照）．

対処②：鎮痛十分，眠気（＋）の場合

　レスキューは効果十分だが眠気が出る場合である．レスキューが多すぎる可能性があるので，レスキューの減量を検討する．

対処③：鎮痛不十分，眠気（−）の場合

　レスキューは用量不足の可能性があるので，レスキューを増量する．場合によっては連続してもう一度レスキューを使用し，オピオイドが有効な痛みかどうかを評価してもよい（**p.38**「9. 痛みが強いなら急速鎮痛」参照）．

対処④：鎮痛不十分，眠気（＋）の場合

　レスキューは効果不十分なうえ，眠気も出る場合である．レスキューとして使用しているオピオイドでは十分な鎮痛効果が期待できないため，病態に応じた他の薬剤や対応方法を検討する．また，多くの発作痛はピークに達するまでの時間が数分程度と短く，持続時間も15〜30分と短いのに対し，経口レスキュー製剤がピークに達するのは30分以上かかり，しかも効果が4時間以上持続することから，痛みもとれず眠気が増強してしまうことがある．レスキューを，経口剤から効果発現のはやい口腔粘膜吸収剤（フェンタニルクエン酸塩），静注，皮下注などへ変更してみる．

36 夜間だけ痛みが増強する場合

痛みの時間的なパターンを観察する！

夜間 に増強する痛みであることに気づく

夜間の薬剤調整
- 夜間のオピオイド投与量の増量
- 十分な睡眠コントロール
- 夜間の鎮痛補助薬の工夫
- 徐放性の鎮痛薬の使用

　一般的に "夜になると不安になるから痛みが増す" と考えられがちだが，実際に夜間に痛みが増強する場合は多い．骨転移も夜間に痛みが増強する（夜間痛）といわれるがそのメカニズムは不明であり，また病態によっても異なると考えられる．筆者は，骨転移だけでなく皮膚や筋肉転移による体性痛が夜間に強くなることをしばしば経験している．その他，同一姿勢や不用意な体動，体温の低下など自律神経系の変化などの関与も一因と考えられる．また夜間は薬剤の投与間隔が空くため，薬効の切れ目による痛みの増強と考えられる場合もある．

1　まずは夜間に増強する痛みであることに気づく

　日中の痛みは落ち着いていても，夜間の痛みに対して「痛みがとれない」と患者が訴えると，一日を通して痛みがある状態と誤って捉えられやすい．患者自身が時間帯による痛みの変化に気づいていないこともある．また夜勤の看護師が日中の様子は知らないために，「痛みが強くなっている」という申し送りをしてしまうこともある．日中の痛みは落ち着いていることに気づ

かずにオピオイドを一日通して増量すると，日中の眠気などQOLの低下を招きかねない．

　痛みの時間的な変動を観察し，夜間に増強する痛みであることにまずは気づくことが何より大切である．

> **夜間に増強する痛みに気づくこと**
> 痛みを評価する際に，必ず「痛みが夜に強くなるなど，痛みが強くなる時間帯はないですか？」と尋ねるようにする．そして，夜間に増強しやすい痛みであるという傾向をつかんでおく．

2　対応は夜間の薬剤調整

a　夜間のオピオイド投与量の増量

　日中の痛みが落ち着いている場合には，夜間のみオピオイドを増量するとよい．

> **処方例**
> ①ヒドロモルフォン徐放性製剤1回12mg，1日1回を使用している
> 　　→ヒドロモルフォンにタペンタドール1回100mgまたはオキシコドン徐放性製剤1回20mgを，眠前に追加する
> ②ヒドロモルフォン持続注射0.1mL/時を使用している
> 　　→夜間のみ0.15mL/時へ増量（痛みの出現する3時間ほど前から増量し，時間は効果によって調整する）

b　十分な睡眠コントロール

　不眠が痛みを感じやすくさせるので，睡眠薬で十分な睡眠がとれるようにすることも大切である．

c　夜間の鎮痛補助薬の工夫

　神経障害性疼痛や骨転移痛の場合には，鎮痛補助薬を夜間に増量するなどの対応を行う．すでに他の鎮痛補助薬を使用していれば，眠前の投与量を増量してみる．

　また，半減期が長く夜間を十分カバーしてくれるミルタザピンやクロナゼパムを眠前に使用してもよい．ミルタザピンもクロナゼパムも，痛みや睡眠，不安に対する作用が期待でき，眠前に内服する薬剤として一石二鳥である．

①ミロガバリン1回5mg，1日2回投与から，増量して朝5mg，夕10mgと夕方分を増量する

②ミルタザピン1回7.5mgまたは15mg，1日1回（眠前または夕食後）

③クロナゼパム1回0.5mg，1日1回（眠前または夕食後）

d 徐放性の鎮痛薬への変更

　夜間は服薬間隔が長いため，鎮痛薬の切れ目の痛みが生じている可能性もある．半減期の長い薬剤に変更するなどの工夫を検討する．たとえば，NSAIDsがよく効く痛みではNSAIDsの薬効が夜間切れて痛みが増強していることがあり，徐放性のNSAIDsへの変更が有効な場合を経験する．もちろんオピオイドや鎮痛補助薬でも，より半減期の長い薬剤への変更が有効なことがある．

• ロキソプロフェン1回60mg，1日3回からジクロフェナク徐放カプセル1回37.5mg，1日2回へ変更する

• オキシコドン徐放性製剤，1日2回からヒドロモルフォン徐放性製剤，1日1回眠前へ変更する

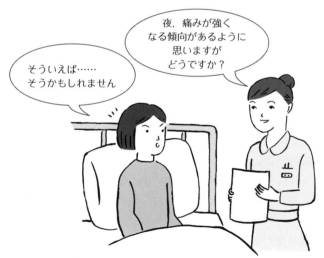

患者自身が気づいていないこともある．
まずは痛みに時間的なパターンがないかを観察！

37 新しい場所に痛みを訴えたら脊椎転移，脊髄圧迫を見逃さない

脊髄圧迫 ……神経障害による ADL の著しい低下をきたしうる

背部痛
四肢の痛み
⇨ 脊椎・脊髄病変を念頭に置いて診察！
⬇
👉 ポイント
常にチェックし，早期の対応が大切

　がん患者が新しい場所に痛みを訴えたら，必ず脊椎転移がないかを確認しよう．脊椎転移は頻度が高く，さらに対処をするか否かで結果が変化しうるからである．脊椎転移から脊髄圧迫が生じると，日～週単位，はやいものでは数時間で麻痺が完成することがある．脊髄圧迫は，緊急に対応しなければ致命的な結果を招くオンコロジーエマージェンシー（表1）である．

1 特に注意すべき場合 （表2）

a 新しい場所に痛みを訴えたとき

　新しい場所に痛みを訴えたときには，常に脊椎転移を念頭に置いて診察する．脊椎転移や脊髄圧迫の初発症状で最も多いのは背部痛で，体動時に増強しやすい．また肩や四肢の痛みの場合では，早合点して，診察せずに整形外科の受診をすすめる場面をみかける．結果的に頸椎や腰椎転移だった，ということがある．

b 元来ある痛みやしびれが増した場合

　痛みの部位が手術による切開創の近くである場合は，皮膚切開に伴うものと片づけられてしまったり，手足であれば一様に化学療法によるものと決め

表1 オンコロジーエマージェンシーとなる原因

1. 脳神経系
   脊髄圧迫，頭蓋内圧亢進
2. 心血管系
   上大静脈症候群，心嚢液貯留
3. 呼吸器系
   喀血，気管閉塞
4. 泌尿器系
   尿路閉塞
5. 代謝性
   高カルシウム血症，SIADH
6. 化学療法に関連するもの
   腫瘍崩壊症候群，過敏症，出血性膀胱炎
7. 感染症
   発熱性好中球減少症，敗血症

表2 脊椎転移，脊髄圧迫を見逃さないための注意すべき症状

痛み（±感覚障害）

新たな場所の痛み・しびれ，元来ある痛み・しびれの増悪，頸椎転移（後頭部，肩甲帯，上肢），胸椎転移（側胸部，側腹部，帯状（体幹）），腰椎転移（腰部，殿部，下肢）

痛みの増悪・軽快因子

体動時に増悪，横になると背部痛が軽快（免荷，または安静による），横になると背部痛が増悪（脊椎の伸展による）

運動麻痺

新たな巧緻運動障害，脱力感，間欠性跛行，歩行障害

膀胱直腸障害

尿閉，便秘，尿失禁，便失禁

つけられがちであるが，脊椎転移の可能性も念頭に置く．また，変形性脊椎症などで元来ある痛みが増強した場合にも，脊椎転移が隠れていないか注意する．

「しびれ」の意味

患者が「しびれる」と訴えたとき，それは感覚障害（感覚鈍麻や感覚過敏）のこともあれば運動麻痺のこともある．いずれの症状であっても脊椎転移を疑うが，"しびれ"が何を意味しているのか，確認することも忘れてはならない．

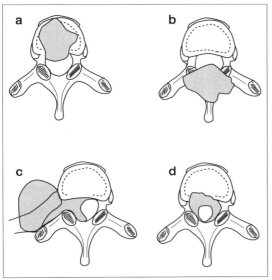

図1 転移性脊椎腫瘍の拡がりによる分類

a：前方要素（椎体）から硬膜外への増大，b：後方要素（椎弓，棘突起）からの硬膜外への増大，c：傍脊柱発生の腫瘍が椎間孔側方から浸潤，側方測孔，d：複数原因による硬膜外進展
(Siegal T et al：Spinal Metastatic Disease, 2nd Ed, Souhami RL et al (eds), Oxford Textbook of Oncology, p.979-991, 2001を参考に作成)

2 脊髄圧迫はオンコロジーエマージェンシー

　脊髄圧迫の多くは，脊椎に転移した腫瘍が脊髄硬膜外腔にまで拡がることで起こる（図1）．脊椎転移による痛みから始まるが，軽症の場合には見逃されやすい．引き続いて神経症状が出現してくる．運動麻痺，感覚障害，膀胱直腸障害（尿閉）といった神経症状が生じるとADLは著しく低下するが，早期に対応すれば良好なADLを維持できる可能性がある．

3 早期治療の重要性

　痛みや軽度のしびれだけの時期に脊椎転移の診断・治療が行えれば，運動麻痺の重症化を防ぐことができる．運動麻痺が出てしまった場合には，24時間以内に脊椎MRI，整形外科や放射線治療科に治療の適応について相談する．
　早期に治療を開始すれば神経症状は改善しやすいが，その後は時間の経過とともに改善は難しくなる．また治療開始時の麻痺が重度であるほど，回復は難しくなる．つまり，できるだけ早期に診断し治療を開始することが大切なのである．

4　見逃さないためには

a　症状がない患者では

　　圧痛や叩打痛は体性痛の特徴である．このことを利用して，脊椎を上から下まで軽く圧して痛みが出る部位はないかを確認する．簡便で負担がなく誰でもできて，時間も1分とかからない．前立腺がんなどの骨硬化型の骨転移では叩打痛はみられないが，その他のがん種の多くは骨溶解型の転移であり，これが有用な方法となる．

b　痛みがある患者では

　　背部痛があれば「脊椎転移の痛みではないか？」，上肢・下肢のどこかに痛みがあれば「脊髄圧迫による神経根痛ではないか？」と疑うことが大切となる．そして疑いが晴れなければ，全脊椎のMRI検査を怠らないようにしよう．

c　しびれがある患者では

　　しびれが脊髄レベルに一致した皮膚（デルマトーム，**p.126**の**図1**参照）に沿って拡がっている場合は脊椎転移を疑う．手術の切開創を含んだ領域でも，デルマトームに沿った拡がりを示している場合には必ず脊椎転移の可能性を考慮する．また化学療法後の末梢神経障害は必ず両側性なので，片側だけのしびれであったり手足を越えてしびれが拡がっているならば脊椎転移を疑う．患者の"手""足"という表現は，腕や下腿・大腿を含んでいることがあるので注意しよう．

　　加えて，いつからしびれが出現したのかを確認する．手術，化学療法を施行した時期との関係や脊椎症との関係が確認できると参考になる．

d　すでに脊椎転移がある患者では

　　神経症状が出現する可能性について，患者に伝えておく．たとえば，「手足の動きが悪くなったり，感覚が鈍くなったりするようなことがあれば，はやめに連絡をください」とあらかじめ伝えておく．

5　最新の画像診断を

　　脊椎転移の可能性が疑われたら，画像検査で確認する．可能なら全脊椎MRI，少なくともCTで確認しよう．数ヵ月前の画像所見で脊椎転移がなく

ても，進行がはやければ新たな病巣が出現している可能性がある．しびれや四肢・背部の痛みがあったら，最新の所見が得られるよう画像診断で確認しよう．

また，CTで病変が検出されずにMRIやPETではじめて診断がつくことがある．CTで病変がなくても，症状があれば診療をきちんと行い，見逃さないようにしよう．

6 脊髄圧迫の治療

麻痺が出現している場合には，すぐにステロイドを投与する．予後が週単位未満といった終末期でなければ，放射線治療について専門医に相談する．また65歳未満で麻痺を生じてから間もない症例では，手術の適応となる場合があるので整形外科に相談する．ステロイドは神経圧迫を軽減し，麻痺の進行を防ぐのに役立つ．麻痺のない場合には，予防的なステロイド投与は行わなくてよい．

処方例

投与量について一定の見解は得られていないが，筆者はベタメタゾン1回10〜24mg，1日1回点滴静注を行っている（3日ごとに漸減し，維持量とする）．耐糖能異常，消化性潰瘍，感染症についてチェックし，副作用が懸念される場合には4mg程度とすることが多い．

🔍 参考文献
1) Cervantes A et al：Oncological emergencies. Ann Oncol **15**［Suppl 4］：iv299-iv306, 2004
2) Cole JS et al：Metastatic epidural spinal cord compression. Lancet Neurol **7**：459–466, 2008
3) 日本臨床腫瘍学会（編）：骨転移診療ガイドライン，改訂第2版，南江堂，2022

38 骨転移痛における病的骨折，麻痺のリスクをどう評価するか

骨転移痛をみたら，病的骨折，麻痺のリスクを評価

①脊椎 ……
- 増強傾向の痛み
- 悪化傾向の神経症状
- 画像上の不安定性（脊柱管周囲，大きな病巣）

②長管骨 ……
- 下肢骨
- 溶骨性
- 大きな病巣

以上があれば 高リスク を疑う

　骨転移痛がある場合は病的骨折や脊髄圧迫による麻痺のリスクを考慮したうえで，動作方法やADLの範囲を検討する必要がある．痛みの出る動作は病的骨折や麻痺につながりやすいので，避けることが基本である．ここでは，病的骨折や麻痺のリスク評価として用いられている代表的な方法を紹介する．

1 脊　椎

　脊椎転移では，麻痺のリスク評価が重要となる．そのために脊椎の安定性の評価が必要である．代表的な不安定性の評価法としてSpinal Instability in Neoplastic Score（SINS）がある（表1）．

表1 Spinal Instability in Neoplastic Score（SINS）

転移部位		椎　体	
移行部（後頭骨－C2，C7-T2，T11-L1，L5-S1）	3	脱臼や亜脱臼	4
脊椎可動部（C3-C6，L2-L4）	2	後彎や側彎	2
ある程度強固な部位（T3-T10）	1	正常	0
強固な部位（S2-S5）	0	**椎体破壊**	
疼痛（動作時，負荷時）		50％以上の破壊	3
あり	3	50％以下の破壊	2
時にあり	1	破壊なし（50％以上の浸潤）	1
なし	0	いずれもなし	0
腫瘍の種類		**脊椎後外側の障害**	
溶骨性変化	2	両側性	3
混合性変化	1	片側性	1
造骨性変化	0	なし	0

SINSによる評価法は，脊椎転移におけるものである．

（Fisher CG et al：Spine 35：E1221-E1229，2010を参考に作成）

　2010年に脊椎転移の骨折リスクまたは不安定性をスコア化する方法として，専門家によるデルファイ法を用いて開発された．SINSは，専門家へのコンサルトを含めた治療方針を検討するのに有用であるとされている．7点以上の場合には病的骨折，麻痺のリスクが高いので，放射線治療や手術なども含めて治療方針を検討する．神経症状がいったん出現してしまうと，放射線治療を行っても症状の改善は難しいので，神経症状のリスクが高いと判断されれば予防的な放射線治療なども検討する．

　また何よりも重要なのは，リハビリテーション的な対応（免荷，運動制限）である．痛みを起こす動作は骨格の不安定性を招くと考え，リハビリテーション的な対応（次項参照）を行う．これは，病状などのために手術や放射線治療が適応とならない場合にも「いつでもどこでも行える」有用な方法である．

表2 長管骨転移の病的骨折のリスク（Mirelsの病的骨折予測表）

合計8点以上で骨折リスクが高い．解剖学的に骨折しやすい転子部や溶骨性の骨転移，痛みが重度の場合は，病的骨折のリスクが高いと判断する．

	得点		
	1	2	3
部　位	上肢	下肢	転子部近く
特　徴	骨硬化型	混合型	溶骨型
大きさ	＜1/3	1/3〜2/3	＞2/3
痛　み	軽度	中等度	重度

(Mirels H：Clin Orthop Relat Res **249**：256-264, 1989を参考に作成)

リスク評価の考え方

上記の基準はあくまで参考として捉え，神経症状や痛みが増悪傾向にある場合はリスクが高いと考え対応することが大切である．

2　長管骨

　Mirelsの病的骨折予測表が知られている（**表2**）．部位，特徴，大きさ，痛みについてそれぞれ3段階で評価し，これらの点数の合計から病的骨折のリスクを予測する．合計点が7以下であれば，痛みを回避する動作方法（リハビリテーション）を検討する．その際，必要に応じて上肢であれば三角巾，下肢であれば杖・歩行器などの補助具を使用する．8点以上の場合には病的骨折のリスクが高いので，放射線治療や手術も含めて治療方針を検討する．

リスク評価のコツ

Mirelsの病的骨折予測表でもわかるように，荷重のかかりやすい"下肢"，より脆弱な"溶骨性"の骨転移，骨転移巣が"大きい"ほど高リスクである．特に，ADLに大きな影響を与える股関節に痛みがある場合には注意する．

参考文献
1) Fisher CG et al : A novel classification system for spinal instability in neoplastic disease : an evidence-based approach and expert consensus from the Spine Oncology Study Group. Spine **35** : E1221-E1229, 2010
2) Mirels H : Metastatic disease in long bones : a proposed scoring system for diagnosing impending pathologic fractures. Clin Orthop Relat Res **249** : 256-264, 1989

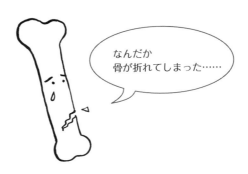

39 骨転移による体動時痛への対応：薬に頼りすぎない対応

・・・鎮痛と骨格の安定性の保持，両輪で体動時痛を和らげる・・・

①骨格の安定性の保持を検討する

- リハビリテーション的対応
- 放射線治療
- ビスホスホネート製剤
  など

鎮痛・骨折の予防の双方が得られる！
- 特にリハビリテーション的な対応は，誰でも実践でき，副作用はなく，即効性がある

②鎮痛薬

- NSAIDs，ステロイド
- アセトアミノフェン
- 体動前のレスキュー薬
- 鎮痛補助薬
- メサドン

鎮痛
- 転倒リスクを高めないよう，薬剤による眠気に注意

　ここでは頻度の高い体幹部（脊椎骨，骨盤骨）の骨転移について述べる．骨転移の体動時痛は病的骨折や麻痺のリスクが高い場合もあるので，鎮痛薬ばかりに頼るのではなくリハビリテーション的（以下，リハ的）な対応を行い動作方法や体位に配慮し，骨格の安定性が保たれるようにしよう．

1　骨格の安定性を保つ

　骨転移の体動時痛では，骨格の安定性を保つ治療が最も大切である．鎮痛にも骨折・麻痺予防にも直結するからである（**表1**）．骨格の安定性を保つ治療にはリハ的な対応，放射線治療，ビスホスホネート製剤，手術などがある．放射線治療や骨修飾薬（**p.90**参照）は効果が得られるまで時間を要するが，有効で簡便なので実施を検討することが大切である．

　リハ的な対応は誰でも実践でき，すぐその場で鎮痛が得られるため知っておくべきである．

表1 鎮痛薬と骨格の安定性の保持の治療内容

	治療内容	鎮痛作用	骨格の安定性の保持 （骨折の予防）
骨格の安定性保持	リハ的対応 （脊椎固定帯，動作方法の工夫，補助具，環境設定）	安静	骨格外固定
	放射線治療	抗炎症，その他	骨再石灰化の促進
	骨修飾薬	破骨細胞の活動性抑制	骨格不安定性の改善
鎮痛薬	NSAIDs ステロイド	抗炎症作用	―
	アセトアミノフェン	中枢神経系での鎮痛作用	―
	体動前のレスキュー薬 （オピオイド）	中枢神経系での鎮痛作用	―
	鎮痛補助薬	種々の鎮痛作用	―

骨格の安定性保持にはこのほかに，手術や経皮的椎体形成術などがある．

a リハ的な対応がどんな場合にも重要

　体動時痛の一番の鎮痛法は"動かないこと"，つまり骨格を安定させることである．しかしそれでは何もできないので，いかにして"動いても痛くない"，つまり骨格の安定性を保ったまま動けるようにするのか，それに答えるのがリハ的な対応である．

　リハ的な対応には動き方の工夫，脊椎固定帯（コルセット），環境設定，補助具の使用（電動ベッド，手すり，歩行器，クッションなど）などがある．これらを使用することで薬剤に頼らずに，つまり副作用なしに即効性の鎮痛が得られる．

　特に病的骨折のリスクがある場合には"痛みの出る動作"は極力避ける．リハ的な対応を行うことで，痛みの出る動作を避けながらできるだけ高いADLを保つようにする．

b リハ的な対応の2ステップ

1) 患者に目の前で動作を行ってもらう

　患者はどの動作が痛いのか自己分析できていないことも多いので，**表2**に示した一連の動作を目の前でやってもらう．"どの動作，どの姿勢で痛くなるのか"また"痛みが出ない動作"をきちんと確認する．

表2 体動時痛のアセスメントとリハ的な対応

動作の順番	痛みの原因	リハ的な対応
①寝返り （痛みの部位と動作・姿勢を同定する）	• 転移部の荷重・動作 • 脊椎の回旋	• 転移部に荷重がかからない姿勢 • 転移部に動作が加わりにくい体位変換 • 脊椎をひねらないよう動作指導
②背もたれをはずさず，電動で座位になる	• 脊椎への荷重	• 免荷（コルセット，上肢をオーバーテーブルにのせる）
③背もたれをはずす	• 脊椎への荷重	• 免荷（背もたれをクッションなどでつくる，コルセット，上肢をオーバーテーブルにのせる）
④端座位になる	• 脊椎の回旋	• ひねらないような動作指導
⑤立ち上がる	• 脊椎への荷重	• 免荷（座面を上げる，動作方法，コルセット，手すり）
⑥立位	• 脊椎への荷重	• 杖，歩行器

この順に目の前で動作をしてもらい，痛みの生じる動作・姿勢を確認すると対応方法がみつかる．対応方法のひとつとして，"ゆっくり動くこと"は痛みの軽減に有効である．

2）リハ的な対応を検討する

　痛い動作・姿勢が把握できたら，その原因に応じておのずと対応方法がみつかる（表2）．痛みの出る動作を避けながら痛みの出ない動作を利用し，できるだけ高いADLを保てるように工夫する．

> **痛みのない動作をみつけるコツ**
> まずは「寝る，食べる，出す」という基本的な生活動作について，できる範囲で最高のADLレベルにもっていこう．つまり臥位で2つ以上の安楽な体位を探す，食事時の安楽な姿勢を探す，痛みが出ないトイレ動作の方法を探すということである．痛みの生じる動作でも，"ゆっくり行う"と痛みが軽減することを知っておくとよい．

2　体動時痛と鎮痛薬

　鎮痛薬だけで体動時痛の鎮痛を図るのは限界があるが，可能な範囲で検討する．

a　オピオイドの増量では対応できない

　骨転移の安静時の痛みはオピオイドで対応できる．しかし，安静時痛がな

いときに体動時痛に合わせてオピオイドを増量していくと，痛みが緩和されないばかりか眠気が強くなり転倒のリスクが高まるため危険である．

b 鎮痛薬：抗炎症薬やレスキュー薬の限界

骨転移の体動時痛に確実に有効と思われる薬剤は，抗炎症作用のあるNSAIDsとステロイドくらいである．これらの薬剤を使用することは大切であるが，痛みに応じて増量していけるわけではない．また動作前にオピオイドのレスキュー薬を使用することもよいが，たとえ有効であっても動く数十分前に必ずレスキュー薬を使用するというのは現実的でない場合も多い．

c 鎮痛補助薬：神経圧迫による痛みや，鎮痛薬で対応困難なときに試す

体動による神経圧迫による痛み（神経障害痛性疼痛）であれば，鎮痛補助薬が有効なことは多い．また，骨痛そのものに対して非オピオイドやオピオイドで対応困難であれば，鎮痛補助薬を試してもよい．骨には感覚神経が分布しているからである．ただし，眠気は体動時痛をかえって増悪させるため，眠気を生じる可能性のある鎮痛補助薬を使用する際には，継続する必要性をきちんと評価する．

d アセトアミノフェンを試そう

骨転移の体動時痛に対する鎮痛薬には限界があるなかで，眠気のない鎮痛薬であるアセトアミノフェンを試さない手はない．骨転移の体動時痛や神経圧迫による痛みにアセトアミノフェンが有効であることをしばしば経験する．副作用がほとんどないのだから，試さないと患者に損をさせてしまう．NSAIDsやオピオイドと併用しても作用機序が異なるので，相加的な効果が期待できる．無効であれば他の薬剤と同様，内服の負担になるので中止する．

3 患者と目標を共有化しよう

以上のように，体動時痛のコントロールにおいては鎮痛薬に限界があることも多いため，ADLの範囲と痛みの治療の目標を患者，家族，医療者間で共有することが大切になる．患者と医療者の目標が異なるまま痛みの治療を進めていくと，なかなか患者の満足が得られず不安を招く．目標を設定することが難しいこともあるが，少なくとも「骨転移の場合には，転移部の安静が鎮痛と骨折予防につながること」「治療とともにすこしずつ体動の範囲を拡げていくこと」を患者と共有する．そのうえで不動による体力・筋力低下

表3 仰臥位でできる筋力増強訓練または維持訓練

筋力訓練	訓練される筋群	訓練が役立つADL
頭部の前屈	腹筋	寝返り，起き上がり，座位，立ち上がり，立位，歩行
殿部の挙上	殿部	立ち上がり，立位，歩行
下肢の挙上	下肢の筋	立ち上がり，立位，歩行

　への対策として，痛みを起こさず筋力を維持できる筋力トレーニング法（**表3**）を指導するとよい．そして補助具などを適切に用い，痛みのない範囲でADLの向上を図る．

参考文献
1）余宮きのみ：ペインコントロールとリハビリテーションのかかわり．臨床看護 **36**：494-502, 2010

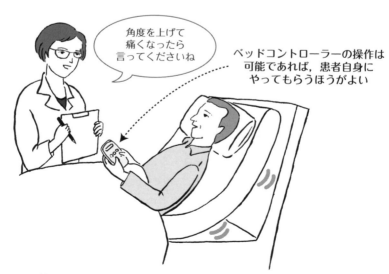

角度を上げて
痛くなったら
言ってくださいね

ベッドコントローラーの操作は
可能であれば，患者自身に
やってもらうほうがよい

目の前で一連の動作を行ってもらい，痛みの出る動作の姿勢を確認する

40 悪性腸腰筋症候群を見逃さない

- ベッド上で，下肢を屈曲して寝ている
- 伸展すると痛い場合は，悪性腸腰筋症候群を疑う

⇩

CT画像で腸腰筋への浸潤像を確認

⇩

悪性腸腰筋症候群

⇩

筋弛緩薬が有効！

- ベースに侵害受容性の痛みがあるので，鎮痛薬の調整も大切
- 神経障害性疼痛が併存している場合には，鎮痛補助薬も必要なことがある

　悪性腸腰筋症候群は，筋れん縮による痛みを伴うことが多く，その点で他のがん疼痛とは対応が若干異なる．そのため，診断することの意義は大きい．

1　悪性腸腰筋症候群とは？

　腸腰筋は大腰筋と腸骨筋の2つの筋からなり，股関節を屈曲させる主要な筋である（図1）．悪性腸腰筋症候群とは骨盤内や後腹膜に浸潤した腫瘍がこの腸腰筋に浸潤，または腸腰筋を圧迫刺激することで生じる痛みの症候群である．見逃されていることが多いが，決して頻度は低くない．診断は容易なのでぜひ覚えておこう．

2　診断の方法（図2）

　CT画像と臨床症状で診断する．特に筋れん縮による痛みが特徴的で，患

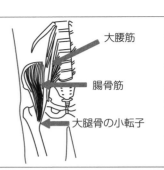

- 大腰筋と腸骨筋からなる．大腰筋は，Th12-L5 の椎体から，腸骨筋は腸骨窩全域から起こる
- 下方で1つになり，鼠径靱帯の下を通って，大腿骨の小転子に付着する

図1 腸腰筋の解剖

CT で腸腰筋への浸潤（⬆）がみられる側に，下記の症状がみられる

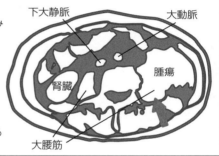

- 下腹部，腰，殿部，大腿部（腸腰筋）の痛み
  ➡ **侵害受容性疼痛**
- 股関節の屈曲固定（伸展すると痛みが増強）
  ➡ **筋れん縮の痛み**
- 第1～4腰椎支配領域の神経症状
  （感覚異常を伴う痛み）
  ➡ **神経障害性疼痛**

※その他，下肢の筋力低下，浮腫を伴うこともある

図2 悪性腸腰筋症候群の診断

者はベッド上で股関節を屈曲させており，立つ，歩くなどの股関節を伸展させるような運動で痛みを訴える．

3 治療 （表1）

　侵害受容性疼痛に加え，筋れん縮の痛みや神経障害性疼痛がみられることが多いため，しばしば筋弛緩薬や鎮痛補助薬が必要となる．メサドンも試してみる価値がある．また，痛みに対して放射線治療が有効なこともあるので，適応について検討する．

a 基本は非オピオイド鎮痛薬，オピオイド

　様々な痛みが混在していても，ベースには腫瘍浸潤による侵害受容性の痛みがあるため，非オピオイド鎮痛薬，オピオイドなどの鎮痛薬の調整を行

表1 悪性腸腰筋症候群の痛みの種類に対応する治療例

痛みの種類	治療例		
侵害受容性疼痛	非オピオイド鎮痛薬	—	放射線療法
筋れん縮の痛み		筋弛緩薬 • バクロフェン • ジアゼパム • ダントロレン	
神経障害性疼痛	オピオイド コルチコステロイド	鎮痛補助薬 • ガバペンチノイド • 抗けいれん薬 • 抗うつ薬 • NMDA受容体拮抗薬 • 抗不整脈薬	神経ブロック

う．神経障害性疼痛が混在していても，これらの鎮痛薬が有効なこともある．

処方例

アセトアミノフェン1回0.8g，1日3回（2.4g/日）（1回1g，1日4回まで増量可）および／またはNSAIDs＋PPI
- 効果不十分ならオピオイドを開始（アセトアミノフェンやNSAIDsは有効だった経過があるなら継続，無効なら中止することが多い）
- オピオイドによる眠気の増強のわりに痛みが和らがない場合には，筋弛緩薬や鎮痛補助薬の追加を検討する
- メサドンの使用を検討する

b 筋れん縮の痛みには，筋弛緩薬

股関節の伸展時の痛みには，筋弛緩薬（バクロフェンやジアゼパム）が有効である．また末梢性の筋弛緩薬としてダントロレンという選択肢もある．

処方例

- バクロフェン1回5mg，1日2回（10mg/日）から開始し，眠気をみて15mg/日→45mg/日→60mg/日（それぞれ分3）くらいまで増量
- ジアゼパム1回2〜5mg，1日1回を眠前に投与し，効果をみながら1回10mg，1日3回（30mg/日）まで増量可能．ふらつきに注意
- これでも症状緩和不十分なら，ダントロレン（経口）1回25mg，1日1回で開始し，1週間ごとに効果が得られるまで50mg/日→75mg/日→100mg/日（それぞれ分2〜3）くらいまで増量

C 鎮痛補助薬

　感覚障害を伴う場合は，神経障害性疼痛の混在が考えられる．ガバペンチノイド*，抗けいれん薬，抗うつ薬，NMDA受容体拮抗薬，抗不整脈薬などの鎮痛補助薬を，症状や病状に合わせて使用する．またコルチコステロイドによる抗炎症・抗浮腫作用が有用なこともある．

　*ガバペンチノイド：ミロガバリン，プレガバリン

処方例

　まずは，筋弛緩作用を併せ持つクロナゼパムやミダゾラムを試してみるとよい．
- クロナゼパム 1回0.5mg，1日1回眠前に投与し，効果をみながら1回1mg，1.5mg（1日1回眠前投与）と増量可能
- ミダゾラム0.125または0.25mg/時程度の持続皮下注または持続静注で開始．眠気が許容できる範囲で増量可能

参考文献

1）吉川文雄：下肢の筋．人体系統解剖学，南山堂，p.313-340，1984
2）Agar M et al：The management of malignant psoas syndrome：case reports and literature review. J Pain Symptom Manage **28**：282-293, 2004

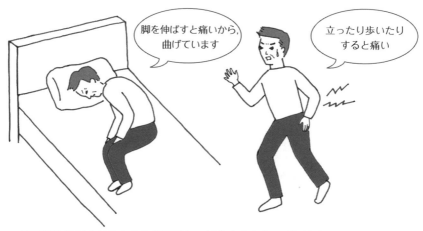

脚を伸ばすと痛いから，曲げています

立ったり歩いたりすると痛い

股関節を伸展させると痛みが増強し，屈曲すると痛みが軽快するのが特徴．
痛みの部位，神経症状の合併についても確認しておこう

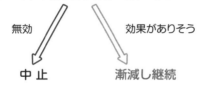

41 ステロイドパルス療法の出番

ステロイド
- 他の鎮痛薬にはない独自の鎮痛作用がある
  （抗炎症，抗浮腫，抗サイトカイン作用）
- 短期投与なら安全
- 眠気をきたさない薬剤である

高血糖など，短期投与でも懸念される
副作用の高リスクに配慮したうえで……

ステロイドパルス療法
ステロイドの有効性を早期に確認できる

無効　　　　　　効果がありそう

中　止　　　　　漸減し継続

　コルチコステロイド（以下，ステロイド）は短期間なら高用量を使用することができ，他の鎮痛薬にはない独自の効果が期待できるので，筆者は痛みが激しく緊急性を要するときにステロイドパルス療法を行うことがある．特に，オピオイドや高カルシウム血症，腎障害などで眠気が強い場合に，優先的にステロイドパルス療法を行う．こういった眠気の強い場合にオピオイドは増量しにくいが，ステロイドだと使用しやすく高カルシウム血症や病態によっては腎障害を改善させる可能性も期待できる．

1　ステロイドの鎮痛作用

　ステロイドは緩和ケアの現場で鎮痛補助薬のひとつとして位置づけられ，特に強い炎症による痛みや神経圧迫による痛みによい適応とされている．

表1 ステロイドの鎮痛作用機序による鎮痛効果

抗炎症・抗浮腫効果
腫瘍周囲の浮腫や炎症反応を軽減させることにより，腫瘍による圧迫や浸潤を緩和し，症状を改善する

- 強い炎症による痛み
- 神経圧迫による痛み（脊椎転移，硬膜外転移）
- 頭蓋内圧亢進症状による頭痛
- 軟部組織浸潤
- リンパ浮腫による苦痛
- 骨転移痛

　鎮痛の作用機序は，抗炎症，抗浮腫作用（ホスホリパーゼA_2阻害，COX-2阻害作用，その他の炎症性サイトカインへの作用）であり，鎮痛効果は用量依存的である．このうち，腫瘍周囲の抗浮腫作用やサイトカインに対する効果は他の鎮痛薬にはなく，ステロイド独自の鎮痛作用である．がんの痛みでは，組織の浸潤による炎症や浮腫は必ずあるので，ステロイドは様々ながんの痛みに効果が期待できる（表1）．

　また，一般にステロイドは骨転移痛に有用であるが，これはサイトカインの生成抑制や強力な抗炎症作用によるものと考えられる．

2　ステロイドパルス療法とは

　ステロイドの長期投与は多くの副作用が問題となるが，短期間（1週間）の使用では安心といえる．そのため主に自己免疫疾患などで，短期間にステロイドを大量に用いて（ステロイドパルス療法）最大限の効果を得たあとに，漸減し少量の維持量もしくは中止する治療が行われている．その他，ステロイドパルス療法は危険な病状から緊急脱出を図ることを目的に，様々な炎症性疾患や循環虚脱による血圧降下などに対し広く用いられている．緩和ケアの領域では，腫瘍による脊髄圧迫の際に，抗浮腫作用により脊髄の浮腫や神経圧迫を軽減し，麻痺の進行を抑制するために用いられることが多い．

【処方例】
- メチルプレドニゾロン1回1g，1日1回，3日間，点滴静注

3 なぜ，激痛にステロイドパルス療法か

　激痛時には，ステロイドを少量から開始しても効果が得られないばかり
か，長期投与による副作用も懸念される．最大投与量を短期に使用し，ステ
ロイドが有効な痛みかどうか早期に評価する．効果があれば，漸減し症状緩
和が得られる最小の維持量に持っていく．もちろん，オピオイドや鎮痛補助
薬などの他の治療も併行して行う．

　3日間投与し効果がなければ，ステロイドへの過度な期待は捨て，潔く中
止するなり少量投与にとどめる．効果のはっきりしない状態で漫然と投与を
続け，副作用を生じさせるようなことはしてはならない．

4 ステロイドパルス療法で注意すること

　ステロイドを開始するときの注意点として **p.181**「46. ステロイドを開
始するときの注意点」を参照してほしい．特に，著しい高血糖は短期でも危
機的になりうるので注意する．耐糖能異常の有無は必ずチェックしよう．糖
尿病の治療歴があれば気づくが，検診で耐糖能異常が指摘された程度だと見
逃す場合がある．

高血糖によるリスクを避ける

- 「検診などで，血糖が高めだといわれたことはありませんか？」と必ず確認
  しよう．
- 耐糖能異常を指摘されたことがなくても，終末期では耐糖能異常をきたしや
  すいので，もし高カロリー輸液を施行していたらステロイドパルス中はでき
  れば減量または中止し，投与後に血糖チェックを行う．

　ステロイドパルス療法による強力な抗炎症作用が期待できるため，ステロ
イドパルス中にNSAIDsを継続する意味は少なく，消化性潰瘍のリスクを避
けるためにもNSAIDsは中止する．

　膠原病や神経疾患など非がんのデータではあるが，ステロイドは投与量依
存的に感染リスクを上昇させる．ステロイド投与中は，一般細菌，帯状疱
疹，真菌，結核などの日和見感染の発現に注意し，早期発見に努める．

🔍**参考文献**
1) 日本緩和医療学会（編）: がん疼痛のある患者に対して，ステロイドの投与は推奨されるか？　がん疼痛の薬物療法に関するガイドライン2020年版，金原出版，p.140-142，2020
2) Haywood A et al : Corticosteroids for the management of cancer-related pain in adults. Cochrane Database Syst Rev 2015（4）: CD010756

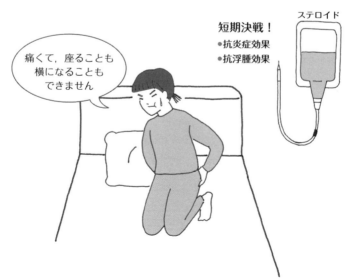

激痛で緊急性を要するときに，ステロイドパルスを試してみる！ という一手がある

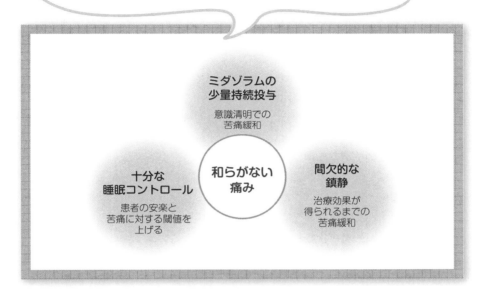

何をやっても痛みが和らがず苦痛が強いとき，余命が日単位などと限られていれば終末期の鎮静もありうるが，ここでは余命がまだ見込まれてあくまでも意識清明なままで鎮痛を図る方法を紹介したい．また，睡眠コントロール，間欠的な鎮静の活用についても述べておきたい．

1 ミダゾラムの少量持続投与

ミダゾラムは，ベンゾジアゼピン系薬の短時間作用型の注射剤で，麻酔や緩和ケアで鎮静薬などとして用いられている．

少量のミダゾラム持続投与を行うことで，意識レベルに変化を与えずに良好な鎮痛を得ることがある．ときに少量のミダゾラムで，激痛が劇的に緩和される．ミダゾラムの鎮痛効果のメカニズムとしては，ミダゾラム自身の鎮痛効果と抗不安作用による苦痛に対する閾値の上昇が考えられる．

a ミダゾラムの鎮痛効果

ミダゾラムの鎮痛効果については，非がん疼痛，がん疼痛のいずれにおい

ても症例報告レベルのものが散見される．動物実験において，脊髄のベンゾジアゼピン-GABA受容体を介して鎮痛効果が得られることや，脊髄のオピオイドμ受容体とGABA受容体との相互作用によるモルヒネの鎮痛効果の増強，耐性の抑制作用が得られることが確かめられており，ミダゾラムの鎮痛のメカニズムと考えられる．また，ミダゾラム以外のベンゾジアゼピン系薬の鎮痛作用についてもクロナゼパム，ジアゼパム，アルプラゾラムなどで報告があり，GABA神経系に関与するバルプロ酸ナトリウム，クロナゼパムはがん疼痛の鎮痛補助薬として使用されてきた．こういったことから，ミダゾラムが鎮痛作用を持つということは十分考えられる．

b ミダゾラムの抗不安作用

　ミダゾラムは他のベンゾジアゼピン系薬と同様に，鎮静用量よりも少量で抗不安作用が得られる．また経験的にも，ミダゾラムの少量持続投与により痛みだけでなく難治性の悪心，倦怠感や呼吸困難でも，意識レベルの低下をきたさずに劇的な症状緩和を得ることがある．このようなことから，抗不安作用などの鎮痛以外の効果もミダゾラムの苦痛緩和のメカニズムとして考えられる（**p.202**「51．激しい苦痛のあるときの助け舟」参照）．

> **症状緩和を目的としたミダゾラムの使用法**
> ミダゾラムは半減期が短いことから即効性に優れ，仮に予想以上に深い鎮静状態になったとしても，減量・中止することで早期に回復が得られる．また，注射剤なので用量の調節も自在である．難治性のがん疼痛に試してみても損はない薬剤である．

処方例
- ミダゾラム注 0.5～1.5mg/時程度で，持続皮下注または持続静注

2　十分な睡眠コントロール

　痛みのコントロールが不十分で夜間の睡眠が妨げられる状況なら，夜間は十分な睡眠が得られるように睡眠薬を調整しよう．苦痛が強いとそのぶん，必要とする睡眠薬の用量は多くなる可能性を念頭に置いて調整を行う．患者の安楽が得られるとともに，十分な睡眠が苦痛に対する閾値を上昇させる効果も期待できる．

3 間欠的な鎮静の活用

　苦痛がかなり激しいときには，複数の薬剤を調整してもその鎮痛効果が得られるまでに数時間を要する．その間，患者の同意を得て間欠的に鎮静を行うとよい．そして鎮痛手段の効果が評価できる時間帯になったら，鎮静薬を中止し評価を行う．必要なら間欠的な鎮静を繰り返し，日中覚醒していられるくらいに痛みが落ち着いたら間欠的な鎮静は終了する．つらい時間をできる限り少なくする苦肉の策であるが，現場ではこのような激しい苦痛に遭遇することもある（間欠的な鎮静の処方例は，**p.293**「69. 鎮静の方法」参照）．

🔖 **参考文献**

1）余宮きのみ ほか：ミダゾラムの鎮痛補助薬としての有用性：がん性疼痛における少量持続投与法. 死の臨床 **27**：62-68，2004

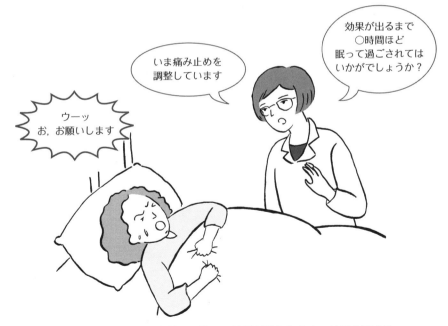

苦痛が激しいときは薬剤を調整して効果が得られるまで時間を要する.
患者の同意を得て間欠的に鎮静を行い，評価できる時間帯まで待つ

Ⅲ　痛み以外の症状の緩和

43 オピオイドの副作用と思ったらすべき3つのこと

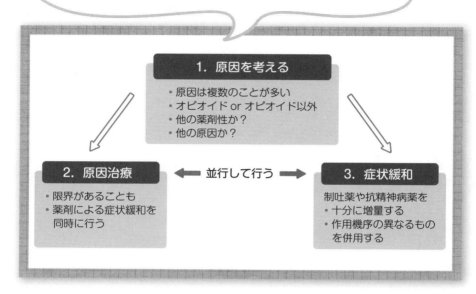

1. 原因を考える
- 原因は複数のことが多い
- オピオイド or オピオイド以外
- 他の薬剤性か？
- 他の原因か？

2. 原因治療
- 限界があることも
- 薬剤による症状緩和を同時に行う

◀ 並行して行う ▶

3. 症状緩和
制吐薬や抗精神病薬を
- 十分に増量する
- 作用機序の異なるものを併用する

　オピオイド投与中で，悪心，眠気やせん妄といったオピオイドの副作用と思われる症状がみられたら，即座にオピオイドを犯人にするのでなく，次の3ステップを心がけよう．

　まず①オピオイド以外の原因はないかを考える，そして②原因治療を検討する，さらに③治療と併行して症状緩和を行う．

1 立ち止まって，原因は何かを考える

a 悪　心

　がん患者は多くの原因で悪心を生じやすい（**表1**の黒字部分）．オピオイドの開始や増量のタイミングで悪心が出現したときには，オピオイドが原因と考えてしまうが，背景に悪心を起こしやすい他の原因が隠れていることもある．複数の要因がある状態でオピオイドが単に背中を押しただけという場合もある．このように，オピオイドが原因と考えられてもそれ以外の原因はないかを必ず立ち止まって考えることが大切である．

表1 がん患者の悪心とせん妄の原因

原　因	例
薬剤性	オピオイド，抗うつ薬，抗コリン薬，抗不安薬，睡眠薬，ステロイド，アルコールの離脱
代謝異常	高カルシウム血症，肝不全，腎不全，血糖異常，その他の電解質異常，その他の代謝異常（甲状腺，副甲状腺異常）
中枢神経系	脳浮腫，脳転移，髄膜炎，腫瘍随伴症候群，脳血管障害の既往，認知症
低酸素血症	貧血，呼吸・心不全
栄養障害	低蛋白血症（悪液質），ビタミンB_1・B_{12}欠乏
その他	手術，放射線照射，化学療法，感染症

悪心とせん妄の原因には重なりが多い．黒字は悪心とせん妄双方の原因となるもの．色字は悪心の原因にはならないが，せん妄の原因にはなるもので，栄養障害や血液学的異常があげられる．せん妄では「病状の悪化」を反映した原因が多いことがわかる．

b せん妄

　表1にがん患者のせん妄の原因を，頭に入りやすいように悪心の原因と連動するように示した．せん妄は悪心と比べると，病状の悪化が原因となることが多い．悪心の場合と考え方はまったく同じで，まず原因は何かを考える．

2　原因のチェック方法は難しくない

　表1の原因をすべて除外していくのは一見煩雑にみえるが，カルテをみる際に，①投与中の薬剤・がん治療，②血液検査データ，そして③画像所見（消化管の状態，脳の状態など），の3点を網羅的に確認すれば，すべての原因を自然にチェックできる（p.209の図1，p.271の図1を参照）．

原因を突き止めるコツ

- 症状の出現時期と，薬剤・治療開始時期，血液データや画像所見の異常が出現した時期との関係に着目することがポイントである．そのためには，患者や家族に「この症状はいつごろからですか？」と必ず症状の出現時期を確認しよう．
- 原因を診断するために，血液検査データや画像所見が不足しているなら必要な検査を追加して行う．悪心，眠気，せん妄では，高カルシウム血症などを除外するために血液検査は必須であると心得よう．

3 原因治療と症状緩和を併行して行う：原因治療にはしばしば限界がある

　オピオイド以外の原因が考えられたら，可能な範囲で原因治療を行う（**p.209**の**図1**参照）．しかし原因は病状悪化の反映のことも多く，治療困難であったり，原因治療を行ったとしても十分な症状緩和には至らない場合がしばしばある．苦痛をすこしでも早期に和らげるために，原因治療と併せて症状緩和を行うようにする．

　症状緩和には制吐薬や向精神薬を投与する．もし単剤でうまくいかない場合には，薬剤を十分増量するか，メカニズムの異なるものを併用してみる（制吐薬は**p.211**「53．悪心が緩和されないとき：症状緩和を行う」，向精神薬は**p.272**「65．過活動型せん妄の薬物療法」を参照）．

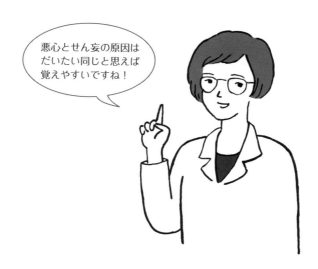

悪心とせん妄の原因は
だいたい同じと思えば
覚えやすいですね！

44 これで見逃さない，薬剤性錐体外路症状

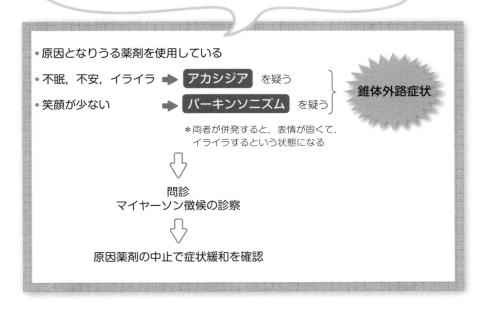

- 原因となりうる薬剤を使用している
- 不眠，不安，イライラ ➡ アカシジア を疑う
- 笑顔が少ない ➡ パーキンソニズム を疑う

錐体外路症状

＊両者が併発すると，表情が固くて，イライラするという状態になる

問診
マイヤーソン徴候の診察

原因薬剤の中止で症状緩和を確認

1 錐体外路症状はどんなもの？

　緩和ケアの領域では，抗精神病薬が制吐薬として用いられる場合に生じやすい．定型抗精神病薬（ハロペリドール，クロルプロマジン，プロクロルペラジンなど）を高用量で長期間投与すれば，ほとんどの症例で出現する．しかし，低用量，短期間で出現する場合も多く，また，これ以外の薬剤でもみられる（**表1**）．薬剤性錐体外路症状は薬剤を中止すれば"治せる"病態であるが，薬剤を中止しても回復に数日から長いものだと数ヵ月かかる場合もあるので，早期に気がつくことが大切である．

　症状として，アカシジアとパーキンソニズム（アキネジア，筋固縮，振戦）がある．パーキンソニズムは運動減退症状の総称であり，アキネジアは動作緩慢，仮面様顔貌，歩行症状，嚥下障害，流涎などの症状がみられる．

緩和ケア領域で使用される薬剤性錐体外路症状の原因薬剤

ドパミン受容体遮断作用を有する薬物	抗精神病薬	ハロペリドール（セレネース®）
		クロルプロマジン（ウインタミン®，コントミン®） **スルピリド（ドグマチール®）** 制吐薬：プロクロルペラジン（ノバミン®）
	非定型抗精神病薬	リスペリドン（リスパダール®），ペロスピロン（ルーラン®），クエチアピン（セロクエル®），オランザピン（ジプレキサ®），アリピプラゾール（エビリファイ®），ブロナンセリン（ロナセン®）
	消化管運動調整薬	メトクロプラミド（プリンペラン®），ドンペリドン（ナウゼリン®），イトプリド（ガナトン®）など
	抗うつ薬	三環系抗うつ薬：アミトリプチリン（トリプタノール®），クロミプラミン（アナフラニール®），アモキサピン（アモキサン®）など 四環系抗うつ薬：ミアンセリン（テトラミド®）など SSRI：セルトラリン，パロキセチン，フルボキサミン その他：トラゾドン
その他の機序によるもの	抗てんかん薬	バルプロ酸ナトリウム（デパケン®，バレリン®）

- p.276の**表1**参照.
- 太字の薬剤は，特にアカシジア，パーキンソニズムの発症率が高いことがメタ解析で報告されている. 統合失調症における頻度ではあるが，発症率（アカシジア/パーキンソニズム）は，スルピリド（16/29）％，ハロペリドール（25/23）％，クロルプロマジン（16/21）％である. 抗うつ薬によるアカシジアは，セロトニン神経系の亢進によりドパミン神経系に対して抑制的に働くことが原因と考えられている.

2　アカシジアを見逃さないコツ

①静座不能（じっとしていられない）

②下肢の異常感（ムズムズ，ソワソワ感）

③不安焦燥感，苦悶感（落ち着かない，イライラする，不眠）

　上記の症状のうち，①，②の症状が有名だが，実際には③の「眠れない」「不安」といった訴えとして現れることが多く，目立たない症状でも疑うことが見逃さないコツである.

もし，原因薬剤を服用している患者が不眠や不安を訴えたら，「胸がザワザワ
したり，じっとしていられない感じはないですか？ 脚がソワソワしたりしませ
んか？」と問診してみる．これらの症状があれば，アカシジアの可能性がある．
また，1回の投与でもアカシジアは生じうるので，抗精神病薬などアカシジア
をきたしやすい薬剤を使用している患者には，スクリーニングとしてアカシジ
アについての問診をしよう．

3　アカシジアの治療

　原因薬剤を中止する．中止により翌日には症状が消失することもあるが，
その一方で，軽減・消失までに数日〜1週間以上要することも多い．

　アカシジアは苦痛が強いため，治療薬を用いるとよい．一般的に，ベンゾ
ジアゼピン系薬とβ遮断薬が用いられている．β遮断薬は徐脈，低血圧など
をきたす可能性があるため，がん患者ではベンゾジアゼピン系薬を使用する
のが現実的である．加えて，十分な睡眠マネジメントを行う．無効ならβ遮
断薬を使用してもよい．

処方例
- クロナゼパム1回0.5mg，眠前1回（適宜増減量）
- ロラゼパム1回0.5〜1mg，1日2〜3回
- プロプラノロール1回10〜20mg，1日3回
  （プロプラノロール：禁忌がない場合に使用．定期的に血圧と脈拍を測定する．
　　腎障害がある場合には，1回5〜10mgなど減量する）

　いずれの薬剤も，症状が消失したらすみやかに漸減，中止する．
　薬剤性錐体外路症状には抗コリン薬のビペリデンが用いられてきたが，ベンゾ
ジアゼピン系薬のほうがはるかに有効である．

表2 薬剤性錐体外路症状とパーキンソン病の比較

	薬剤性錐体外路症状	パーキンソン病
症状	• 寡動・筋固縮（仮面様顔貌，動作障害）が主体 • 振戦は目立たない，動作時振戦	• 振戦が目立つ．進行につれ，寡動・筋固縮が進行 • 安静時振戦
左右差	ない	ある
進行	日・週・月単位など，比較的はやい	年単位で緩徐

進行の速度が鑑別のポイントとなる．症状が「いつごろから出てきたか？」を問診しよう．

4 パーキンソニズムを見逃さないコツ

薬剤性錐体外路症状は，仮面様顔貌や動作障害が主体である（表2）．「仮面様顔貌」は視診だけでわかるはずなのに，見逃されることが多い．

仮面様顔貌を見分けるコツ

「笑顔が少ないな」「眼に力がないな」と思ったら錐体外路症状を疑う．つまり，"表情の変化に乏しい"ということだが，その要素のひとつに，瞬きの著しい減少がある．通常では瞬きは3〜4秒に1回くらいだが，錐体外路症状では30秒〜1分に1回まで減り，非常に違和感のある表情になる．まず，表情をみて疑うことが大切である．

5 パーキンソニズムの診断方法

表情で疑ったら，問診で急速に身体が動きにくくなったり，ADLが低下したり，嚥下がうまくできなくなった経過はないかを確かめる．「いつから動作障害が始まったのか？」を尋ね，原因薬剤の服用から月単位以下のごく短期間に急速に進行していれば，薬剤性錐体外路症状が濃厚である．可能なら，下記のマイヤーソン徴候や筋固縮の診察を行う．これらの診察に慣れていなかったり問診がうまくとれなくても，支障がないなら原因と思しき薬剤を中止してみる．

6 マイヤーソン徴候について（図1）

簡単な徴候なので，可能なら所見をとってみよう．「瞬きをしないように

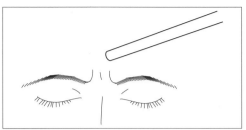

図1 眉間反射
眉間を軽く叩いていると，正常な場合は瞬きを数回
で停止することができる．瞬きが続く場合はマイ
ヤーソン徴候が陽性となる．

してください」と言って眉間を叩くと，最初は瞬きをするが正常なら数回で
停止する．瞬きが続くとマイヤーソン徴候陽性ということになり，パーキン
ソニズムの診断の助けになる．

> 💡 **マイヤーソン徴候所見のコツ**
> 叩く際に，手を患者の眼より高く保持して，患者の視野に入らないようにする．

7　薬剤性パーキンソニズムの治療

　原因薬剤を中止する．中止してからはやくて1週間，大部分は2～3ヵ月以
内に症状が消失するとされ，アカシジアより時間を要する．
　有効な治療薬はなく，進行がん患者で薬剤性パーキンソニズムを発症させ
てしまうと，貴重な時間を医原性の運動障害にさらすことになってしまう．
症状が重度の場合にはレボドパ，アマンタジン，抗コリン薬など，パーキン
ソニズムに準じた治療を行う．これらの治療で明瞭な改善がある場合には，
潜在的なパーキンソン病が疑われる．ただし，これらの薬剤を使用する際に
は，精神症状の悪化に留意する．

> **処方例**
> • レボドパ1回50～100mg，1日3回から開始し症状に合わせて漸増

潜在性のパーキンソン病

パーキンソン病の発症が，薬剤の投与により顕在化する症例をいくつか経験した．70歳代男性で，プロクロルペラジン内服から数日で急速に振戦が出現，臥床がちになった．プロクロルペラジンを中止し，錐体外路症状は軽減したがいまひとつすっきりよくならない．よく話を聞いてみると，数年前から振戦など，軽度の錐体外路症状が出現していたことがわかった．もともとパーキンソン病が徐々に発症していたのが，薬剤をきっかけに急速に症状が増強したと考えられた．この場合はもちろん，パーキンソン病の治療が必要である．

実際に，薬剤性パーキンソニズムを発症した患者をフォローした結果，10%以上の患者がパーキンソン病に進展したことが報告されている．つまり，薬剤を中止してもパーキンソニズムが改善しなかった．このようなことから，パーキンソン病になる傾向のある人は，薬剤性パーキンソニズムになりやすいと考えられている．

緩和ケア領域では，悪心やせん妄治療などで抗ドパミン作用のある薬剤が使用されることがあるが，以下のとおり薬剤性パーキンソニズムに対する十分な注意が必要である．

　①悪心やせん妄においても，抗ドパミン作用のない薬剤，あるいは抗ドパミン作
　　用の少ない薬剤を選択する．

　②抗ドパミン作用のある薬剤を使用する際には，できる限り短期投与にとどめる．

参考文献

1) Martino D et al：Movement disorders associated with antipsychotic medication in people with schizophrenia：an overview of Cochrane Reviews and meta-analysis. Can J Psychiatry **63**：730-739, 2018
2) Stephen PJ et al：Drug-induced parkinsonism in the elderly. Lancet **2**：1082-1083, 1984
3) 厚生労働省：薬剤師パーキンソニズム．重篤副作用疾患別対応マニュアル，令和4年2月改訂

45 困ったときのステロイド

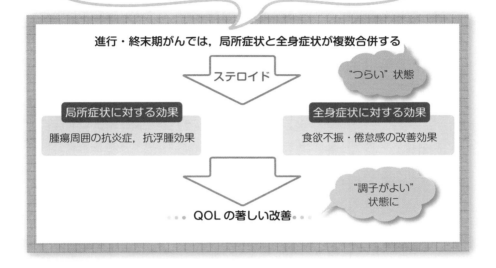

進行・終末期がんでは，局所症状と全身症状が複数合併する

ステロイド

"つらい" 状態

局所症状に対する効果
腫瘍周囲の抗炎症，抗浮腫効果

全身症状に対する効果
食欲不振・倦怠感の改善効果

QOL の著しい改善

"調子がよい"
状態に

　ステロイドはうまく使用すれば，しばしば劇的にがん患者のQOLを改善する．一方，膠原病などにおいて長期投与による副作用がよく知られているため，がん医療の現場でも医療者・患者が使用を躊躇してしまう薬剤でもある．副作用を回避するポイントをつかみ，ステロイドを症状緩和の大きな味方につけよう．

1　ステロイドの効果をよく知ろう

　緩和ケアにおいてステロイドの適応となる症状は多岐にわたる（**表1**）．進行・終末期になってくると，がん患者は複数の症状に同時に悩まされることが多く，症状が互いに悪循環して相乗的に苦痛が増す．このような場合でも，ステロイドの複数の作用メカニズムが好循環へのきっかけとなり，一気にQOLの改善が得られることは多い（**図1**）．
　緩和ケアにおけるステロイドの効果は，①局所症状に対する効果，②全身症状に対する効果，の2つに分けて考えることができる．

表1 緩和ケアにおけるステロイドの適応

食欲不振・全身倦怠感	一次的倦怠感*，悪液質
痛　み	骨転移痛などの体性痛，神経圧迫による痛み，放射線治療による一過性の痛み，がん疼痛全般
呼吸器症状	気道狭窄，がん性リンパ管症，がん性胸膜炎，上大静脈症候群
消化器症状	消化管閉塞，がん性腹膜炎（便秘），悪心・嘔吐
抗浮腫療法	頭蓋内圧亢進症状，脊髄圧迫，リンパ浮腫，閉塞性の腎障害，腸管の浮腫軽減，肝腫大の軽減など
その他	腫瘍熱，高カルシウム血症

*一次的倦怠感：腫瘍の存在，またはがん治療など，がんに罹患していることそのものによる倦怠感を指す．いずれも炎症性サイトカインの産生によるものなどを想定．

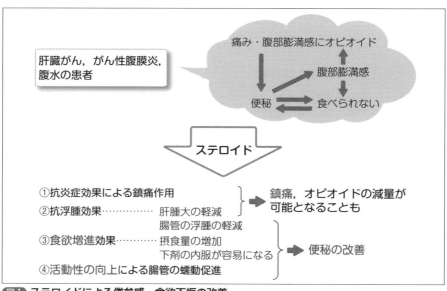

図1 ステロイドによる倦怠感・食欲不振の改善

表2	進行がん患者の倦怠感・食欲不振の原因

一次的倦怠感

- 腫瘍の存在などによる炎症性サイトカイン

二次的倦怠感

- **抗腫瘍治療**：放射線治療，化学療法
- **薬剤性**：オピオイド，向精神薬
- **全身性**：便秘，悪心・嘔吐，貧血，感染症，脱水
- **代謝性**：電解質異常，肝不全，腎不全
- **内分泌**：副腎不全，高血糖，性ホルモン低下
- **心因性**：抑うつ，不安，不眠
- **悪液質症候群**

a 局所症状に対する効果

腫瘍周囲の炎症や浮腫を改善し，腫瘍の組織への圧迫による症状を改善する．

図1を例にとると，肝腫大やがん性腹膜炎の痛みに対する抗炎症作用を介した鎮痛効果，肝腫大や腸管の浮腫に対する抗浮腫作用による腸管の通過障害の改善，便秘の改善が得られる．オピオイドや鎮痛補助薬の多くは便秘を招くが，ステロイドはときに便秘を改善しながら鎮痛も得ることのできる優れものである．

b 全身症状に対する効果

多くの進行・終末期がん患者は，倦怠感と食欲不振を経験する．その原因は表2のように多様である．倦怠感と食欲不振の原因として明らかなものがない場合には，悪液質を疑う（**p.189**「48. 食べられないことにどう対応するか」参照）．

ステロイドはがん患者の倦怠感や食欲不振の改善に効果を発揮する．作用機序のひとつとして，サイトカインの産生抑制などが考えられている．たとえば，図1では食欲増進や活動性の向上により，食べる楽しみ，気力の回復といったQOLの改善が得られる．さらに食事量の増加と運動量の増加が，便秘の改善に相乗的に効を奏する．

2 困ったときでも，ステロイドで「調子がよい」状態に

　進行・終末期には，しばしば局所症状と全身症状が複雑に絡み合い，患者が「調子がよい」とはなかなかいえない状況となるが，ステロイドをうまく使用することで「調子がよい」といえるような余裕が生まれることは多い．表1のような症状で，なかなか緩和が得られず困ったときには一度ステロイドを試してみよう．

　また"予後が長く，まだステロイドにははやい"と思われるときでも，短期間（1〜5日程度）ステロイドの手を借りてみるとよい．ステロイドで症状緩和が得られれば，好循環のきっかけとなる．

　ステロイド投与のコツは，個々の患者に有効な量を十分使用することである（詳細は**p.185**「47．ステロイドの具体的な投与方法」参照）．

参考文献

1) Wooldridge JE et al：Corticosteroids in advanced cancer. Oncology **15**：225-234, 2001
2) Baracos VE et al：Aetiology, classification, assessment, and treatment of the anorexia-cachexia syndrome. Oxford Textbook of Palliative Medicine, 5th Ed, Cherny N et al (eds), Oxford University Press, p.702-712, 2015
3) Yennurajalingam S et al：Fatigue and asthenia. Oxford Textbook of Palliative Medicine, 5th Ed, Cherny N et al (eds), Oxford University Press, p.916-927, 2015
4) Yennurajalingam S et al：Reduction of cancer-related fatigue with dexamethasone：a double-blind, randomized, placebo-controlled trial in patients with advanced cancer. J Clin Oncol **31**：3076-3082, 2013

46 ステロイドを開始するときの注意点

こんなことに注意しよう！

- NSAIDs の中止を検討
- 耐糖能異常があれば血糖をチェック
- 高カロリー輸液の中止を検討
- 感染症の早期発見に努める
- 口腔ケアを重点的に行う
- 満月様顔貌の説明を事前に行う
- 漫然とした投与は避ける

　前項で，がん患者におけるステロイドの効果について述べたが，そうはいってもステロイドの長期投与は「副作用のほうがこわい」「まだこの患者はステロイドの投与時期ではない」と考え，症状が顕著になったときにはすでにステロイドが有効な時期は過ぎ，予後数日となってしまうこともあるかもしれない．

　そこでステロイドによる副作用について整理し，開始時に配慮すべきポイントを述べる．過度に恐れるあまりステロイドがもたらしてくれる安らぎの時間を逃さないようにしたい．

1 消化性潰瘍が心配

　『消化性潰瘍診療ガイドライン』では，「ステロイドは，消化性潰瘍発生のリスクファクターとはならない」としている．これまで，ステロイドを使用すると消化性潰瘍のリスクは高くなると考えられてきた．しかし根拠としていた研究は膠原病や関節リウマチなどの患者での報告が大部分であり，そのような症例ではNSAIDsが併用されており，NSAIDsの影響が大きいと考えられる．新たなメタアナリシスでも，消化性潰瘍は「ステロイドのまれな合併症で，ステロイドが適応の場合には禁忌と考えるべきではない」と結論づけている．ステロイドが有用と考えられる症例では，NSAIDsを中止しステロイドを優先させよう．

2 高血糖が心配

a 糖尿病の既往がある場合

　ステロイドを使用すると，肝の糖新生亢進，抗インスリン作用により高血糖となる．しかし，進行・終末期においては厳格な血糖管理は必要なく，随時血糖180～360mg/dLで症状がないことを目標とすればよい．さらに食欲不振の強い患者では当然カロリー摂取量は低下しているため，高血糖にはなりにくい．このようなことから，注意すべきはすでに耐糖能障害など糖尿病の既往のある患者での投与である．

　糖尿病の既往のある患者では，ステロイドを投与する際に血糖のチェックを行おう．この場合もあまり神経質に血糖をコントロールする必要はない．

b 悪液質下では高カロリー輸液を中止

　悪液質では耐糖能異常が生じており，そのうえ高カロリー輸液を施行していると，ステロイド投与により高血糖となりやすい．高血糖は倦怠感や口渇など苦痛を増強させ，また何より食欲が回復しにくくなる．悪液質下では，ステロイド開始と同時に高カロリー輸液は中止してみる．食欲が回復し食事量も増えれば，高カロリー輸液が必要か否かという葛藤も解消する．何より食べることが楽しみとなる．もしステロイド投与でも食欲不振が十分改善しないようなら，食欲不振を惹起する他の原因がないか検討し（**p.179**の**表2**参照），食事が楽しくなるようなケアを行う．

3 易感染性が心配

　ステロイドの免疫抑制作用により易感染状態が引き起こされ，さらに抗炎症作用で感染症の遷延化が起こると考えられている．しかし，一定期間のステロイド投与が必要な進行・終末期がんではすでに易感染状態なのであり，ステロイドが加わることでどの程度感染リスクが増加するかは十分明らかにはされていない．したがって，ステロイドの有用性が明らかな場合には，躊躇せず使用すべきである．

　感染が疑われる場合は，抗菌薬とステロイドを併用すればよい．ただし，ステロイドの使用の有無にかかわらないが，一般細菌，帯状疱疹，真菌，結核などの日和見感染の発現に注意し，早期発見に努める．

4 口腔カンジダ症を予防する

　がん患者では，ステロイド以外にも免疫不全や唾液の減少（抗コリン作用薬，高血糖），抗菌薬投与により口腔カンジダ症が生じやすい．抗真菌薬を投与すれば2〜3日で確実に改善するが，診断されずに放置されると摂食時痛だけでなく，食べる楽しみも失われてしまう．予防が肝心である．

　ステロイド開始時，患者に口腔内保清・保湿を指導する．舌をケアする市販のキャンディ（例：ブレオ®）などの利用は，手軽でおいしく負担のない方法である．ステロイド投与中は常に口腔内を観察し，口腔カンジダ症を見逃さないようにする（**p.247**「60. 必ず「舌を出してください」とお願いしよう」参照）．

　また，抗真菌薬を使用する際には薬物相互作用に留意する（**p.30**の**表2**参照）

5 満月様顔貌が懸念される

　患者によって，顔貌の変化が何よりも嫌だという人も，気にならないという人もいれば，「ふくよかにみえてかえってよい」という人まで，捉え方は様々である．

　反応が様々であるからこそ事前に「数ヵ月すると，顔が丸くなるかもしれません」と説明しておき，患者がどのように捉えるかを知っておく．満月様顔貌を気にする患者の場合には，はじめから投与期間や投与量に配慮しながら使用する．

6 一度始めるとやめられないのではないか？

　この疑問がステロイドを躊躇する原因となることが多いようである．

　確かに長期投与により副腎機能が抑制されるので，急に中止することにより急性の副腎不全状態が引き起こされる．長期投与を行ったあとに減量する場合には，症状を観察しながら注意深く漸減することで中止が可能である．

　また，短期のステロイド投与は高用量であっても安全なので，長期投与を行いたくない場合には効果が得られる十分な投与量のステロイドを短期間

（1～5日程度）試してみる．3ヵ月以上の予後が見込める状況でステロイドが有効であれば，短期投与を繰り返す，または隔日投与にするなど副腎機能の抑制が起こらないよう工夫すればよい（**p.187**の**表2**参照）．

参考文献

1) 日本消化器病学会（編）：糖質ステロイド投与は消化性潰瘍発生（再発）のリスク因子か？ 消化性潰瘍診療ガイドライン2020，南江堂，p.155，2020
2) Conn HO et al：Corticosteroids and peptic ulcer：meta-analysis of adverse events during steroid therapy. J Intern Med **236**：619-632, 1994
3) Quinn K et al：Diabetes management in patients receiving palliative care. J Pain Symptom Manage **32**：275-286, 2006

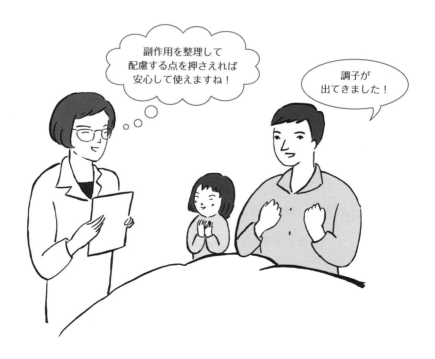

47 ステロイドの具体的な投与方法

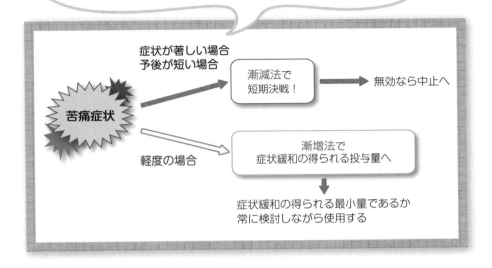

ステロイドは様々な病態や症状の改善に有効であるが（**p.177**「45. 困ったときのステロイド」参照），投与方法や投与量については十分検討されているとはいえない．ここでは投与例を**表1**に示すとともに，投与のコツを紹介する．

1 漸増法か漸減法か（表1）

漸増法は，少量から開始して効果が得られるところまで増量する方法である．漸減法は，高用量から開始して効果が得られる最小量まで減量する方法である．いずれの方法も効果の得られる最小量を維持量とする点では同じで，少量から開始するか，高用量から開始するかという点が異なる．

a 漸増法

少量から開始するので，短期投与でも出現する副作用（不眠，興奮，高血糖）を防げる．このようなリスクが懸念される場合や，症状が軽度の場合がよい適応となる．ただし，症状が強い場合には有効な投与量に達するまで時

表1 ステロイドの投与例

	適　応	利　点	欠　点
漸増法	● 症状が軽度の場合 ● 軽度の食欲不振・倦怠感	● 短期投与でも出現する副作用を防ぐことができる（不眠，興奮，高血糖など）	● 高用量が必要な場合，効果が得られる投与量に達するまで時間を要する
漸減法	● 症状が著しい場合 ● 抗浮腫療法として使用する場合	● 効果が短期間で得られる ● 効果が得られるか否かが短期間でわかる ➡ 無効な場合に短期間で中止できる	● 1回投与でも副作用の出現する可能性あり（不眠，興奮，高血糖）

間がかかってしまい，苦痛が長引くことがある．

b　漸減法

高用量から開始するので，すぐに効果が得られるという利点がある．症状が著しい場合，予後が短いと思われる場合，あるいは抗浮腫療法として使用する場合によい適応である．

2　どんなときも漫然とした投与は避ける

ステロイドは著しい苦痛のある場面でも劇的な効果をもたらすことが多いが，長期投与による副作用を避けるため漫然とした投与は行わない．どのような投与方法，投与量であっても最も大切なのは，必要最小の投与量であることを常に確認することである．症状がしばらく落ち着いていたら，離脱症状が出ないよう少量ずつ減量する．もし症状が再現するようなら，再度増量するなどして必要最小量を確認する．

漫然とした投与を避けるコツ
① どの症状に対してステロイドを使用しているのか，常に明確にする．
② 時間経過とともに患者の状態は変化する．ステロイドの必要性，投与量の見直しを常に行う．
③ 副作用のモニタリングを常に行う．

表2 ステロイド（ベタメタゾン，デキサメタゾン）の投与例

1. 漸増法
   0.5mg/日で開始し，数日ごとに漸増．8〜12mg/日程度まで
2. 漸減法
   4〜8mg/日を3〜5日間投与し，有効であれば効果のある最小量まで漸減する．効果がなければ，中止する
3. 生命予後が3ヵ月未満の場合
   長期投与による副作用を観察しながら，効果のある最小量を検討する
4. 生命予後が3ヵ月以上の場合
   ステロイドの長期投与による副作用を避けるため，以下のような工夫を検討する
   ● 効果が得られる十分な投与量を1〜5日間の短期投与を反復する
   ● 0.5〜2mg/日以下の低用量とする
   ● 隔日投与とする
   ● 食欲不振であれば，ステロイドの代わりにメトクロプラミド，メドロキシプロゲステロン酢酸エステルが症状を改善することがあるので試してみる

3 予後による投与方法

　実際には，予後の予測は難しいことが多い．不応性悪液質（**p.189**「48. 食べられないことにどう対応するか」参照）による倦怠感や食欲不振が出現する時期は，がん種にもよるが予後1〜3ヵ月のことが多いようである．筆者は，倦怠感や食欲不振の原因が定かでなく不応性悪液質と考えられれば，躊躇せずステロイドを試すようにしている．

a 予後3ヵ月未満

　ステロイドの長期投与による副作用は，多くの場合2〜3ヵ月以上経過してから発生する．予後が3ヵ月未満と考えられる場合には，症状の改善が得られるのであれば躊躇せず使用する．この場合にも副作用に注意しながら，効果のある最小量で使用する．逆に，十分量使用しても無効であれば，中止すべきである．

b 予後3ヵ月以上

　長期投与による副作用や副腎機能の抑制をできるだけ避けるための方法として**表2**のような工夫がある．
　結果的に長期投与になってしまった場合には，その時点での予後を考え，メリットとデメリットのバランス，さらに患者の希望を勘案して投与量や投与方法の調整を行う．

予後が不明な場合のコツ

悪液質の判断がつかないという場合である．食欲不振や倦怠感の原因となる悪液質以外の要因をチェックし（**p.179の表2**参照），悪液質以外の要因があれば，対応する治療を行う．それでも症状が十分和らがないようなら，生命予後3ヵ月以上の場合の工夫（表2）をしながらステロイドを投与する．不応性悪液質と考えられる場合には，躊躇せずステロイドを試す．

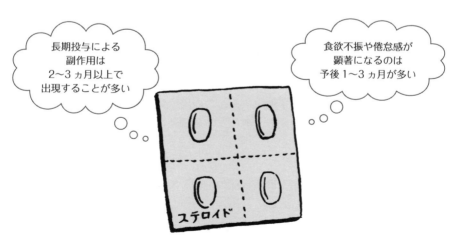

長期投与による
副作用は
2〜3ヵ月以上で
出現することが多い

食欲不振や倦怠感が
顕著になるのは
予後1〜3ヵ月が多い

ステロイド

不応性悪液質による食欲不振や倦怠感が疑われたら，
ステロイドは躊躇せず試すのが正解！

48 食べられないことにどう対応するか： がん悪液質への対応を含めて

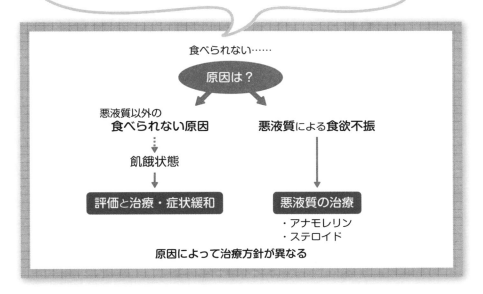

食べられない……

原因は？

悪液質以外の
食べられない原因　　　　**悪液質**による**食欲不振**

↓

飢餓状態

評価と治療・症状緩和　　　　悪液質の治療

・アナモレリン
・ステロイド

原因によって治療方針が異なる

　がん患者は様々な原因で食べられなくなる．特に進行がん患者で，食べられなくなることは衰弱や死を連想させることから，患者だけでなく家族の苦悩になる．実際に，国内の緩和ケア病棟の多施設調査では，遺族が「最もつらい」と回答した症状は食欲不振や体重減少であった．

　家族は死を避けるために患者に無理して食べさせようとすることが多いが，これは当然の成り行きであろう．しかし，そのことで患者と家族の関係性が悪化したり，死別後の悲嘆につながることがある．進行がん患者が食べられなくなるのは自然なことであるが，患者や家族にとっての精神的なインパクトは大きく，適切な対応が求められる．

1　食べられない原因を考え，原因に対応する

　進行がん患者が食べられなくなったとき，まずすべきことは，その原因について評価・診断することである．原因は，大きく"悪液質による食欲不振"と"悪液質以外の食べられない原因"の2つに分けることができる．

表1 悪液質以外の食べられない原因

- 口内炎，味覚症状
- 嚥下障害
- 痛み，呼吸困難
- 悪心・嘔吐，便秘，腸閉塞
- 意識レベル・全身状態の低下
- 抑うつなど

　悪液質以外の食べられない原因には，心身の苦痛や消化管の問題などがある（表1）．原因を同定し，原因に対応することが食べられるようになることにつながる．

2　がん悪液質による食欲不振

　がん悪液質は，進行性の骨格筋減少を特徴とする機能障害である．これは，栄養摂取や代謝の障害などによって引き起こされ，通常の栄養サポートでは回復することができない．

　進行度分類では①前悪液質，②悪液質，③不応性悪液質，の3病期に分類される．主症状は，体重減少，食欲不振，倦怠感，筋力低下などであり，これらの症状が病期の進行に伴い増悪する（図1）．

　悪液質の病態は，炎症性サイトカインなどによる全身の炎症である．炎症性サイトカインが，摂食中枢である視床下部に影響し食欲不振を引き起こす．加えて，骨格筋分解の亢進，インスリン抵抗性，脂質分解や安静時エネルギー消費量の亢進などを生じる．

　悪液質を反映する検査値として，CRPの上昇と低アルブミン血症がある．炎症性サイトカインが肝臓でのアルブミン合成を抑制し，またCRPを盛んに産生することによる．ただし，CRPもアルブミンも悪液質に特異的な検査値ではないので，症状と合わせて総合的にアセスメントする．

正常	前悪液質	悪液質	不応性悪液質	死
	• 過去6ヵ月間の体重減少≦5% • 食欲不振・代謝異常	• ①〜③のいずれか ①過去6か月間の体重減少>5% ②BMI<20, 体重減少>2% ③サルコペニア, 体重減少>2% • 経口摂取低下, 全身性炎症	• 悪液質の症状 • 異化亢進 • 抗がん治療に抵抗性 • PSの低下 • 予後予測<3ヵ月	

図1 EPCRCによるがん悪液質のステージ分類
EPCRC：European Palliative Care Research Collaborative
進行度における診断基準は定まっておらず，現実的には各ステージの明確な鑑別は難しい．
本項目で対象としている"不応性悪液質"の特徴となっている「予後予測3ヵ月未満」を推測する基準もない．

栄養状態の指標としての血清プレアルブミン値

栄養状態の評価方法には，体重，摂食量，皮下脂肪，骨格筋量，握力や歩行速度などがあるが，血清生化学指標としては血清アルブミン（Alb）値が古くから使用されてきた．しかしAlb値は炎症との関連が強く，がん患者での栄養状態を正確に反映せず，生体半減期も約20日と長い．そこで，短期間の栄養状態によって変化するrapid turnover proteinであるプレアルブミン（半減期：約2日）が有用と考えられている．筆者も，栄養指標としては血清プレアルブミン値の経時的な変化を参考にしている．

3 悪液質は飢餓状態とは異なる

　悪液質と同様に体重減少や衰弱を呈するものに，いわゆる飢餓状態がある．がん患者では，何らかの原因（表1）で摂食不良となった結果，飢餓が生じる．悪液質と飢餓は，まったく異なる病態である．図2にその相違点をまとめた．飢餓状態であれば空腹感や食欲もあり，適切な栄養療法により症状の改善を得ることができる．一方，悪液質では食欲は低下しており代謝異常が本態であるため，飢餓と同様の栄養療法を行っても栄養状態の改善は得られない．むしろ，終末期の不応性悪液質では過剰な輸液療法により水分過剰に伴う苦痛（**p.197**の**表1**参照）を悪化させることがあるので，注意すべきである．

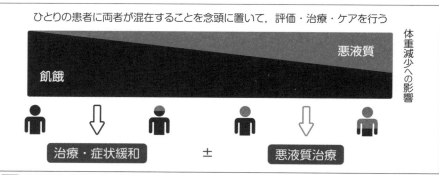

悪液質	飢餓状態
● 体重減少，低栄養状態 　● 基礎代謝　　：維持 or 亢進 　● 糖代謝回転：維持 or 亢進 　● 蛋白分解　　：亢進 　● 脂肪組織と骨格筋ともに動員 ● 食欲：低下 ● 栄養療法に対する反応：なし	● 体重減少，低栄養状態 　● 基礎代謝　　：低下 　● 糖代謝回転：低下 　● 蛋白分解　　：低下 　● 脂肪組織より動員，骨格筋は温存 ● 食欲：亢進 ● 栄養療法に対する反応：あり

図2　悪液質と飢餓状態の比較
悪液質の特徴で注目すべきことは，飢餓状態と異なり栄養療法に対する反応がないことである．
(Strasser F：Classification and Pathophysiology of the anorexia-cachexia syndrome. Oxford Textbook of Palliative Medicine, 4th Ed, Hanks G et al (eds), Oxford University Press, p.888-907, 2010を参考に作成)

ひとりの患者に両者が混在することを念頭に置いて，評価・治療・ケアを行う

悪液質
飢餓
体重減少への影響

治療・症状緩和　　±　　悪液質治療

図3　悪液質と飢餓状態の混在
(日本サポーティブケア学会（監）：がん悪液質とは．がん悪液質ハンドブック―「がん悪液質：機序と治療の進歩」を臨床に役立てるために，p.4-8，2019を参考に作成)

4　悪液質と飢餓状態は混在する（図3）

　　がんが進行するほど，悪液質と飢餓が混在することに注意が必要である．がんが進行するほど，「悪液質以外の食べられない原因」が増えてくるからである．不応性悪液質であっても，食べられない原因（**表1**）についてチェックし，治療・ケアすることで食べられるようになる可能性がある．悪液質と飢餓の両者を常に念頭に置いて評価・治療を行うことが大切である．

表2 がん悪液質の薬物療法

	益	害	使用の実際
アナモレリン	• 食欲↑ • 体重↑ • 骨格筋↑	• 高血糖 • 房室ブロックなどの心電図異常	• がん種が限定されている • 基準を満たせばよい適応
コルチコステロイド	• 食欲↑ • QOL↑ • 様々な苦痛症状の緩和	• 高血糖 • 長期投与による副腎抑制など	• 終末期（余命1〜2ヵ月以内）によい適応
プロゲステロン	• 食欲↑ • 体重↑ （脂肪組織）	• 死亡率 • 血栓症 ｝有意な増加 • 浮腫	• 保険適用上，女性のみに使用可

プロゲステロンは，経験上，劇的な効果が得られることはなく，アナモレリンもステロイドも投与できない状況で使用することはあるが，その頻度はごくまれである．

悪液質と飢餓状態の鑑別のコツ

食欲不振の有無，栄養療法に対する栄養状態の改善の有無がポイントである．患者は無理して食べているだけで，実は食事が大きな負担となっている場合もある．食べている量ではなく，「食欲があるかどうか」を問診で確認しよう．

5　がん悪液質に対する薬物療法

　アナモレリン（エドルミズ®）とコルチコステロイド，プロゲステロン製剤がある．それぞれの特徴に応じて選択する（表2）．

　アナモレリンが適応となるがん種であれば，アナモレリンを第一に検討する．アナモレリンの適応外や禁忌，内服困難であればステロイドを検討する．また，アナモレリンが無効な場合にもステロイドを検討する．

　アナモレリンにより食欲が亢進し，高血糖になって治療を要するようになることがあるので，耐糖能異常がある患者では高血糖に注意する．また，アナモレリンが有効な患者では，翌日〜1週間以内には食欲改善と体重増加がみられる．アナモレリンを数週間経過しても食欲や体重が改善されない場合には，ステロイドに変更することで食欲や倦怠感の症状緩和につながる可能性がある（図4）．アナモレリンもステロイドも数日で効果の評価ができることを念頭に置いて，継続の可否を検討する．

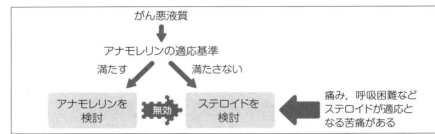

図4 アナモレリンとステロイドの選択

💡 **アナモレリンの適応**

以下のすべてを満たす患者が適応となる.

- 切除不能な進行・再発の非小細胞肺がん，胃がん，膵がん，大腸がんのがん悪液質患者
- 6ヵ月以内に5%以上の体重減少と食欲不振がある
- 以下の1〜3のうち2つ以上：
  ①CRP0.5mLg/dL超，②Hb値12g/dL未満，③Alb値3.2g/dL未満
- 食事の経口摂取が困難または食事の消化吸収不良の患者ではない
- 栄養療法などを実施しているが効果不十分である
- ※禁忌があるので添付文書を参照のこと

悪液質の説明のコツ

- 患者に合わせてわかりやすく，しかしあいまいさは残らないように説明をする.
- 不安をあおらないように，患者にチューニング（**p.306**「72. 最短の時間で最大の効果をあげるチューニング」参照）しながら説明する.

説明例

① 「食べて体力をつけたい，と思っているのに，食べようとすると食べられない，食べることがストレスになっているのは，とてもつらいことですよね．ご家族も，食べられない○○さんの様子をみて，どんな物だったら食べられるのかをいつも考えて，なかなかうまくいかず，つらいですよね」

② 「食欲がわかない，やせていく，といった症状は，悪液質という状態です．がんから分泌される物質によって，食欲がわかなくなったり，食べてもエネルギーの浪費が起きて体重が減る状態になります．お薬で食欲が改善するようにしますので，無理せず"食べたくなったら食べたい物を，食べたいときに食べたいだけ食べる"のが，身体に一番負担のない方法です」

参考文献

1) 日本ホスピス・緩和ケア研究振興財団，「遺族によるホスピス・緩和ケアの質の評価に関する研究」運営委員会（編）：遺族がつらいと感じる身体症状，終末期がん患者の遺族の栄養サポートに対するニーズ，食に関する苦悩と体験に関する研究．遺族によるホスピス・緩和ケアの質の評価に関する研究3（J-HOPE3），2016
2) Fearon K et al：Definition and classification of cancer cachexia：an international consensus. Lancet Oncol **12**：489-495, 2011
3) 日本がんサポーティブケア学会（監）：がん悪液質ハンドブック―「がん悪液質：機序と治療の進歩」を臨床に役立てるために，2019
4) Roeland EJ et al：Management of Cancer Cachexia：ASCO Guideline. J Clin Oncol **38**：2438-2453, 2020

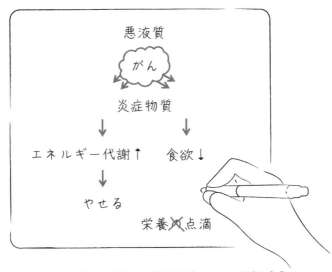

患者・家族と一緒に，「食」と「悪液質」について話し合う

49 終末期の輸液・栄養管理の考え方

輸液の減量・中止の目安

- 高カロリー輸液を中止するタイミング
  ⇨ 悪液質に対してステロイドを開始するとき
- 輸液量を減量するタイミング
  ⇨ 体液過剰徴候がみられるとき

この点に注意
- 倫理的判断を行い,漫然と輸液を続けない
- 迷ったときは一度減量・中止し,話し合う
- 十分な説明を行い,個別性を尊重する

終末期に輸液をどうするかという問題は,倫理的な側面が含まれるため,患者・家族の希望を尊重し医療チームで判断を行う必要がある.

1 なぜ,いまさら終末期の輸液なのか

終末期がん患者に対する輸液はときに侵襲的であるにもかかわらず,"輸液は基本的なケアであり,患者の病状や希望にかかわらず常に行われるべきもの"と考えられる傾向がないだろうか.あるいは水分・栄養補給は,患者に対する誠実さの表現,ケアのシンボル,最期まで希望を捨てないことの証しであるとして,象徴的な意味が大きくなっていないだろうか.

患者の病状に照らして輸液がどういう影響をもたらすかということをチームで明確にし,そのうえで最善の選択は何かを検討し,患者・家族に情報提供を行い希望を聴き話し合う,といったプロセスをとることが大切である.医療者,患者,家族のいずれかの間で意見の不一致が出た場合には"患者の最善の利益が実現される"ように十分な話し合いをし,そのうえで"患者の自己決定が最も優先される"べきである.いずれにしても,ひとりの医師,あるいは医療者の判断だけで漫然と輸液を続けることは慎まなくてはならない.

表1	過剰な輸液による苦痛	
体液過剰徴候		**苦痛**
胸水, 喀痰増加, 心不全, 心負荷の増大		呼吸困難
腹水の増加		腹部膨満感
腸液の増加		悪心・嘔吐
浮腫		倦怠感, 歩行障害

2 高カロリー輸液を中止するタイミング

悪液質による症状に対してステロイドを開始するときに, 高カロリー輸液の中止を検討する. 悪液質の状態では, 高カロリー輸液自体が患者の苦痛の原因となっていることが多い. むしろ, 高カロリー輸液を中止したうえでステロイドを投与すると食欲は回復しやすく, すこしずつでも食べる楽しみを感じられるようになる.

3 維持輸液を減量・中止するタイミング

体液過剰徴候が出現し始めたら, 輸液量を減量する (表1). 維持輸液も1日500mL程度にしたほうが浮腫や胸水, 腹水の増加を起こしにくいため苦痛が少なく, かえって長期に生存できる印象がある. 浮腫のチェックを行うなど, 体液過剰徴候が出現していないかどうか常に観察を行おう.

4 十分な説明を行い, 個別性を尊重する

食べられず, 体重が減少し弱ってきているのに栄養療法を行わないと, 患者や家族は不安に感じる. 悪液質で代謝が変化しており, 輸液を控えるほうが苦痛は少ないことなどを説明しよう. その際, 単に"点滴をしても効果がないから行わない, 中止する"という説明だけでは片手落ちである.

食べられない理由, やせる理由, 食事や点滴で元気になれるか, 苦痛が増さないかについて, 丁寧に説明する. 同時に, 食べられない状態について患者や家族のつらさを傾聴する. また, 患者の負担にならない範囲で, 少量でも食べることのできる工夫をする.

そのうえで，輸液などの栄養療法の中止について患者や家族が迷うようであれば，一度輸液などを数日行うことを提案しよう（time limited trial）．そして，輸液により体液過剰徴候や高血糖による苦痛が増していないかなどについて，日々，患者や家族とともに評価し継続の可否を相談する．

説明例

「悪液質に対するお薬を使ってきましたが，効果がなくなってきているようです．普通は栄養を入れればそのぶん栄養がつきますが，いまの体調では無理に注射などで栄養を入れるとむしろ体に負担になり，つらさ（患者ごとに具体的な症状をあげる）につながる可能性があります．無理せず"食べたくなったら食べたい物を，食べたいときに食べたいだけ食べる"のが，身体に一番負担のない方法です．いかがですか？」

説明のあと，患者や家族の思いを尋ね，必要なら話し合いを続ける．

5　減量・中止するか迷ったとき

輸液が苦痛を増している可能性があるが中止するかどうか迷う場合には，一度減量または中止してみる（time limited trial）．症状が緩和するようなら，患者，家族，チーム内でこのまま輸液を減量または中止するか話し合う．

特に，消化管閉塞や嚥下困難のために高カロリー輸液や経管栄養を行っている場合には，すでに行っている栄養の減量や中止になかなか踏み切れず，最期まで栄養管理が行われることが多い．このような判断の難しい場合こそ，ガイドラインを参照しながら患者・家族の希望にも配慮し，個々に応じてこまやかに対応すべきである．

参考文献

1）日本緩和医療学会緩和医療ガイドライン委員会（編）：終末期がん患者の輸液療法に関するガイドライン2013年版，金原出版，2013
2）Strasser F：Classification and Pathophysiology of the anorexia-cachexia syndrome. Oxford Textbook of Palliative Medicine, 4th Ed, Hanks G et al (eds), Oxford University Press, p.888-907, 2010
3）Zhou J et al：Role of Prealbumin as a Powerful and Simple Index for Predicting Postoperative Complications After Gastric Cancer Surgery. Ann Surg Oncol 24：510-517, 2017

50 見逃してはならないオンコロジーエマージェンシー：高カルシウム血症

高カルシウム血症　致死的となりうる

いろんな
体調不良　⇨　Ca値とAlb値をチェックしよう！

ポイント

- ビスホスホネート製剤を検討
- 終末期では，安易な判断は禁物

　悪性腫瘍では緊急で対応しなければ致命的な結果を招く病態があり，オンコロジーエマージェンシーと呼ばれている．原因としては**p.142の表1**のようなものがある．オンコロジーエマージェンシーのひとつである高カルシウム血症について，見逃してはならないポイントを中心に述べる．

1　高カルシウム血症とは

　高カルシウム血症の多くは，腫瘍から産生される副甲状腺ホルモン関連蛋白（parathyroid hormone-related protein：PTHrP）を介して，全身での骨吸収や，腎でのカルシウム（Ca）の再吸収の亢進によって起こる．その他，広範な骨転移によっても起こる．

　症状は非特異的なため，単なる体調不良や衰弱，オピオイドの副作用，脳転移の悪化などとして見逃されやすく（**表1**），日常的にCa値をモニタリングする癖をつけることが何よりも大切である．治療しないままCa値が16mg/dLを超え，腎不全と不整脈が起こると致死的となるが，治療は可能なことが多いので常に念頭に置こう．

表1 高カルシウム血症の症状

中枢神経症状	消化器症状	尿濃縮力障害
• 眠気，易疲労感 • 傾眠 • 昏睡 • 意識障害 • せん妄	• 食欲不振 • 悪心・嘔吐 • 便秘	• 口渇 • 多尿 • 脱水 • 腎機能障害

症状は特異的ではないため，血液検査でCa値，Alb値を確認することが大切．重症になると腎不全，不整脈，昏睡となり，死に至る．

2　高カルシウム血症の落とし穴

ⓐ 補正したCa値で判断する

生理的に意味を持つCa値は，アルブミン（Alb）値で補正する必要がある．

補正Ca値（mg/dL）＝実測Ca値（mg/dL）＋[4－血清Alb値（g/dL）]

骨転移がなくても高カルシウム血症にはなることを念頭に置き，どのがん患者でも常にCa値とAlb値をモニタリングしよう．

ⓑ 骨粗鬆症や副甲状腺切除後の患者では

ビタミンD製剤を服用していることがあり，高カルシウム血症の一因となっていることがある．その場合には，ビタミンD製剤を中止する．

> **見逃さないコツ**
> 何らかの体調変化があれば，Ca値とAlb値をチェックしよう．

3　治　療

Ca値と症状の重症度とは必ずしも相関しないが，補正Ca値が11mg/dLを超えると症状が出てくることが多いので，治療開始の目安となる．

ビスホスホネート製剤が第一選択薬である．2日後くらいからCa値が下がり始め，7日前後で最大効果となる．効果が得られないか，低下してもすぐに再上昇する場合には，生命予後も不良のことが多い．

- ゾレドロン酸 4mg/日,点滴静注

4 終末期患者の治療は安易に行わない

　終末期の患者では治療により意識レベルが回復すると,かえって苦痛が強くなることがある.予後や高カルシウム血症以外の苦痛症状を勘案し,治療するかどうかを検討するが判断は難しい.どの患者にもあてはめられる基準はなく,個々の患者ごとにチームで話し合うことが大切で,安易な判断は慎もう.

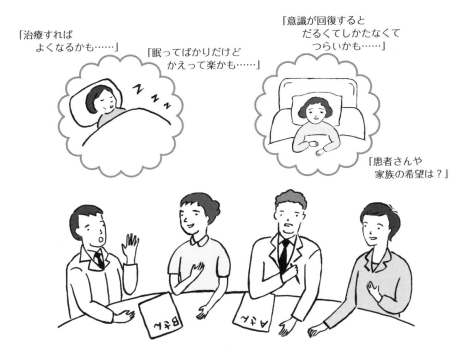

患者の状態に合わせた治療をチームで話し合おう

51 激しい苦痛のあるときの助け舟

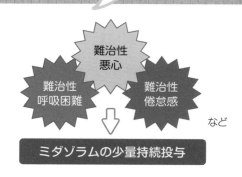

難治性
悪心

難治性
呼吸困難

難治性
倦怠感

など

ミダゾラムの少量持続投与

・・・意識レベルを低下させずに劇的な症状緩和が得られることも・・・

1 ミダゾラムの少量持続投与の効能

　難治性の痛みに対するミダゾラムの少量持続投与については，**p.163**「42. どうしても痛みが和らがず，苦痛が強いときどうするか」で述べた．筆者は痛みだけでなく，あらゆる標準的な治療を試しても和らがない悪心，倦怠感，呼吸困難についても，ミダゾラムの少量持続投与により意識レベルの低下をまったくきたさずに劇的な症状緩和が得られることを経験してきた．ミダゾラムによる症状緩和のおかげなのか，患者は逆にシャキッとする．ミダゾラムは半減期が短いことから仮に予想以上に眠気が出たとしても，減量・中止することで数時間以内に回復が得られるので，一度試してみても損はない方法である．経験とともに，考えられる裏づけを述べる．

（処方例）

・ミダゾラム注 0.25〜1.5mg/時程度，持続皮下注または持続静注

2 悪心に対して

　がん患者は，様々な原因で悪心を体験する．あらゆる原因を想定し，原因治療や制吐薬を試しても悪心が激しい患者で，ミダゾラムの少量持続投与を開始したところ，翌日には悪心が消失するということを経験する．眠気すら催さない少量で症状緩和が得られる．

考えられる作用

①がん患者の悪心に対するベンゾジアゼピン系薬の効果については，予期性悪心・嘔吐に対して有効であるという報告に限られている．予期性悪心・嘔吐は，がん薬物療法や放射線治療を受けて悪心・嘔吐を経験した患者において「条件づけ」として発生する現象で，ベンゾジアゼピン系薬の抗不安作用が効果を発揮すると考えられる．

②ミダゾラムはGABA受容体を活性化することで，おのずとセロトニン，ドパミン，ヒスタミンの遊離を抑制する．そう考えると，ミダゾラムが制吐作用をあらわすのは当然ともいえる．鎮静を起こさないような少量の使用にとどめることで，GABA神経系を介した制吐作用がみられるとしても不思議はない．ベンゾジアゼピン系薬の制吐作用を説明するメカニズムになりうるかもしれない．

3 呼吸困難に対して

　オピオイドを増量しても呼吸困難が緩和しない場合に，ミダゾラムの少量投与を開始することで呼吸困難が著しく和らぐことを経験する．この場合も，眠気を催さない少量で症状緩和が得られることがある．

考えられる作用

　予後1週間以内の重度の呼吸困難があるがん患者に，モルヒネとミダゾラムを併用投与したところ，モルヒネ単独投与と比べ有意に呼吸困難が改善したとの報告がある．がん患者の呼吸困難には不安などの精神的ストレスの影響が大きいとされており，一般にベンゾジアゼピン系薬の抗不安作用が，呼吸困難を緩和すると考えられている．

4 倦怠感に対して

　がん終末期患者で倦怠感が問題となることがある．ステロイドが有効であることが多いが，予後が週単位から日単位となり衰弱が著しくなると，ステロイドも効を奏さなくなる．そのような場合，いきなり深い鎮静を行うのではなく，conscious sedation（意識のある鎮静）を行うことで，まったく眠気を催さないレベルで倦怠感が和らぐのを経験することがある．

　conscious sedationについては，茅野らが終末期がん患者に少量フェノバルビタールを使用することにより，会話ができる意識レベルで倦怠感，不穏，呼吸困難の緩和が得られたとして報告している．

考えられる作用

　C型慢性肝炎の患者が5-HT₃拮抗薬を内服したところ，プラセボと比べて倦怠感が有意に軽減したとの報告があり，倦怠感にセロトニンが関与している可能性が考えられている．ミダゾラムなどのベンゾジアゼピン系薬も，GABA神経系を介してセロトニンを拮抗するので，倦怠感に対する効果のメカニズムとして検討されてもよいかもしれない．

5 その他のメカニズムの可能性

　ミダゾラムなどのベンゾジアゼピン系薬によりGABA受容体が刺激されると，神経興奮がリセットされるので，様々な苦痛症状によって交感神経活動が亢進しているような状況ではベンゾジアゼピン系薬が大きな効果を発揮する可能性がある．

　症状緩和におけるベンゾジアゼピン系薬の可能性はまだまだ未知だが少量であれば害はないので，筆者は，対策はしているが苦痛が激しくはやく何とかしたい場合に試みることにしている．

参考文献
1）日本癌治療学会：予期性悪心・嘔吐をどのように予防し管理するか．制吐薬適正使用のガイドライン，第2版，金原出版，p.62-64, 2015
2）Navigante AH et al：Midazolam as adjunct therapy to morphine in the alleviation of severe dyspnea perception in patients with advanced cancer.

J Pain Symptom Manage **31**：38-47, 2006

3）茅野義和ほか：末期がん患者における少量フェノバルビタールの持続皮下注入によるconscious sedation．死の臨床 **22**：76-80, 1999

4）Piche T et al：Effect of ondansetron, a 5-HT3 receptor antagonist, on fatigue in chronic hepatitis C：a randomised, double blind. Gut **54**：1169-1173, 2005

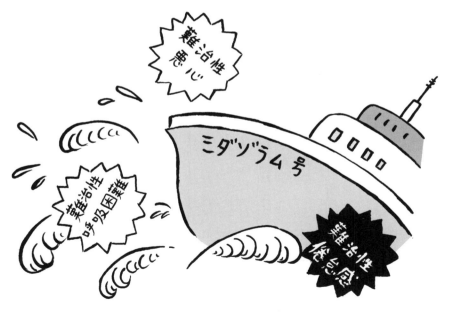

一度試してみても損はない方法である

52 悪心が緩和されないとき：原因を考え，原因治療を行う

CTZ（延髄第 4 脳室底近傍）
D_2，5 -HT_3，NK_1

・制吐薬・
D_2 拮抗薬
（抗ドパミン薬）
5-HT_3 拮抗薬
NK_1 拮抗薬

・薬物性
・代謝性（高 Ca 血症，低 Na 血症，腎不全，肝不全）
・感染症
・飲みすぎ

中枢神経系
GABA

・心理的な要因（予期悪心，不安）
・頭蓋内圧亢進
・中枢神経系の異常（髄膜炎，放射線治療）

・制吐薬・
GABA
作動薬
（抗不安薬）

・制吐薬・
5-HT_2 拮抗薬
H_1 拮抗薬（抗ヒスタミン薬）
ムスカリン拮抗薬
NK_1 拮抗薬

嘔吐中枢
（延髄外側網様体背側部）
5 $HT_{2,3}$，D_2，H_1，mAch
受容体，NK_1

末梢性
（消化器，咽頭）
5-HT_3，末梢性
D_2，mAch 受容体，NK_1

・制吐薬・
5-HT_3 拮抗薬
末梢性 D_2 拮抗薬（メトクロプラミド）
ムスカリン拮抗薬
（抗コリン薬：ブチルスコポラミン）
NK_1 拮抗薬

・肝腫大
・腹水
・腫瘍による圧迫
・便秘，消化管閉塞
・がん性腹膜炎
・消化性潰瘍
・咽頭刺激
・食べすぎ

悪心・嘔吐

前庭系
H_1，mAch
受容体

・前庭系の異常（前庭炎，頭蓋底浸潤，小脳転移）
・オピオイド
・乗り物酔い

・制吐薬・
H_1 拮抗薬（抗ヒスタミン薬）
ムスカリン拮抗薬（スコポラミン）

CTZ（chemoreceptor trigger zone）：化学受容体器引金帯，D_2：ドパミン D_2 受容体，H_1：ヒスタミン H_1 受容体，mAchR：ムスカリン受容体，5-$HT_{2(3)}$：セロトニン 5-$HT_{2(3)}$ 受容体，NK_1：ニューキノロン NK-1 受容体

図の各部位における受容体が刺激され，悪心・嘔吐が誘発される

以下の3ステップは，**p.168**「43．オピオイドの副作用と思ったらすべき3つのこと」で述べたように，悪心のみならずすべての症状をみる際に通じるものである．

①原因を考える
②原因治療を検討する
③症状緩和を行う（例：制吐薬，ケア）

1 悪心の原因を頭に入れておく

問診や所見をもとに悪心・嘔吐の原因を考えるのだが，進行がん患者の場合には原因が複数重なっていることが多いので，系統立てて考える必要がある．悪心・嘔吐を誘発する4つの解剖学的中枢をもとに原因を覚えるとよい．

a CTZ（化学受容器引金帯）

アルコールを"飲みすぎ"て悪心・嘔吐を催すのは，CTZが刺激されて起こる．CTZは脳血液関門の外側にあるため，体循環にさらされた状態になっている．薬やカルシウムイオン，尿素などの物質が高濃度になるとCTZが刺激され，その刺激が嘔吐中枢（延髄外側網様体背側部）に伝わり悪心が生じる．CTZにはドパミンD_2受容体（D_2）やセロトニン$5-HT_3$受容体（$5-HT_3$）が分布しているため，CTZの刺激による悪心と考えられる場合は，抗ドパミン薬や抗セロトニン（$5-HT_3$）拮抗薬が有効ということになる．

b 末梢性（消化管，咽頭）

"食べすぎ"て悪心・嘔吐を催すのは，この機序である．腸管拡張（内容物の停滞）や消化管の粘膜傷害などの消化管の異常が，自律神経を介して嘔吐中枢に伝わり悪心が生じる．消化性潰瘍時に悪心を生じさせ食べなくなることで食物による刺激を減らしたり，腸管が拡張しているときに嘔吐を起こすことで減圧するなど，自己防衛的な反応ともいえる．消化管には，$5-HT_3$，ムスカリン，D_2，ニューキノロン-1受容体（NK_1）が分布している．腸管蠕動を促進したいときは末梢性D_2拮抗薬のメトクロプラミド，逆に減じたいときにはムスカリン拮抗薬のブチルスコポラミンなどを制吐薬として使う．

緩和ケア領域でのムスカリン拮抗薬

ムスカリン拮抗薬は抗コリン薬の一種である．ブチルスコポラミンは，中枢移行はほとんどなく末梢への作用が主で，抗コリン作用として腸蠕動や腸液の分泌を抑制する．腸蠕動亢進による悪心に使用する．一方，スコポラミンもムスカリン拮抗薬であるが，中枢に移行し，前庭神経や嘔吐中枢に直接，制吐作用を及ぼす．この他，抗ヒスタミン薬のジフェンヒドラミン，抗精神病薬のオランザピンやクエチアピンにもムスカリン拮抗作用がある（**p.212**の**表1**参照）．

c 前庭系

"乗り物酔い"による悪心は，前庭系が刺激されることによる．頭蓋底浸潤などの前庭系への刺激はCTZに伝わり，間接的に嘔吐中枢を刺激し悪心・嘔吐が生じる．前庭にはヒスタミンH_1受容体（H_1），ムスカリン受容体が分布しているので，抗ヒスタミン薬が有効で乗り物酔い止めとしても使用されている．

d 中枢神経系

過去に抗がん薬などで悪心を起こしたときに，「また吐くのではないか」という不安（予期悪心）により大脳皮質から嘔吐中枢に刺激が伝わり，悪心・嘔吐を引き起こす．制吐薬としてGABA神経系に作用するベンゾジアゼピン系薬を使用する．

また，脳転移などによる頭蓋内圧亢進が悪心の原因となっている場合には，朝方に悪心・嘔吐と頭痛が強くなるという特徴があるが，脳圧を下げるためにステロイドやグリセリンの投与が有効である．

嘔吐中枢は以上の a ～ d にあげた部位から入力を受け，悪心・嘔吐を起こす．嘔吐中枢には，$5HT_{2,3}$，D_2，H_1，ムスカリン，NK_1が分布している．

4つの大きな解剖学的中枢「飲みすぎ，食べすぎ，乗り物酔い，予期悪心」はそれぞれに関連して自分が思い出しただけで悪心を催すような事象をあてはめて覚えておくと，網羅的に原因を思い出しやすくなる．

2 原因を同定する

悪心の原因が頭に入ったら，あとは，カルテチェックと問診の2本立てで

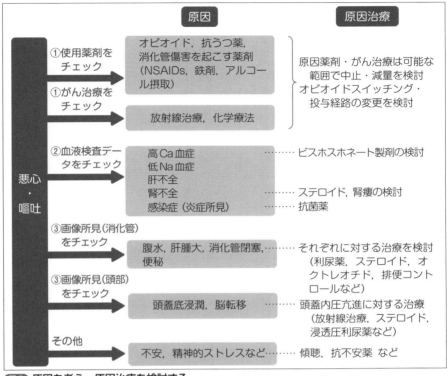

図1 原因を考え，原因治療を検討する
カルテで①薬剤・がん治療，②血液検査データ，③画像所見，を確認し，原因治療を進める．

　原因を同定できる．悪心の原因を，カルテをみる順番に並べたものが**図1**，問診結果と関連づけたものが**表1**である．

💡 **原因を考えるときのコツ**

①カルテチェックで原因を拾う（図1）
● 薬歴，治療歴 ➡ 血液検査データ ➡ 画像所見と順にチェックし，症状の発症時期との関係をみていけば，網羅的に原因をチェックすることができる．
● 症状の発現以前のデータしかないなど，データが不十分なら検査を追加する．

②問診で原因を絞り込む（表1）
● 発症時期や誘発因子，随伴症状を確認する．
● 問診の結果，データが不十分であれば検査を追加する．

表1 問診内容と対応する悪心の原因

発症時期		必ず問診し，服薬歴の変更や，血液・画像所見上の異常発現の時期との関連はないか確認する
誘発因子	体動との関連	前庭系
	食事との関連	消化器系，予期悪心
随伴症状	眠気	代謝性（高Ca血症，高Mg血症，低Na血症，腎不全，肝不全），オピオイド
	発熱	感染症
	便秘	消化器系
	めまい	前庭系
	頭痛	頭蓋内圧亢進
時間帯	朝	頭蓋内圧亢進

3 原因治療を検討する

　原因が同定できたら，可能な範囲で原因治療を行う（**図1**）．原因が複数考えられる場合には，病態をすこしでもはやく改善させるために，複数の治療を同時に行う．

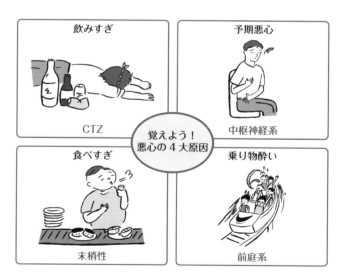

覚えよう！
悪心の4大原因

飲みすぎ
CTZ

予期悪心
中枢神経系

食べすぎ
末梢性

乗り物酔い
前庭系

自分が覚えやすい事柄と関連づける

53 悪心が緩和されないとき： 症状緩和を行う

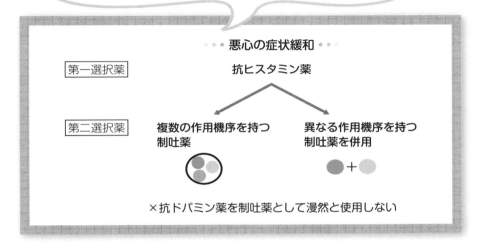

悪心はとてもつらい症状なので，原因治療とともに制吐薬の投与を同時に行う．

1 第一選択薬

最初にどの制吐薬を使うのがよいのか？

筆者は，抗ヒスタミン薬を使用している．ヒスタミン受容体は，嘔吐中枢（**p.206**「52. 悪心が緩和されないとき：原因を考え，原因治療を行う」参照）にも存在しているため，悪心の原因や病態にかかわらず有効な可能性がある．何よりも制吐薬のなかで最も副作用の忍容性が高いため，第一選択薬としている．

理論的には，悪心の原因や病態に合った制吐薬を選択できればよいが，進行がん患者の悪心は，複数の原因・病態が混在していたり，原因が不明のことも多い．また，抗ドパミン作用を有する制吐薬（定型抗精神病薬，非定型抗精神病薬）が汎用されているが，錐体外路症状（**表1**）を生じるとQOLは著しく低下する（**p.171**「44. これで見逃さない，薬剤性錐体外路症状」参照）．それにもかかわらず，錐体外路症状は見逃されやすいため，抗ドパミン薬を制吐薬の第一選択薬とはしていない．

表1 制吐作用を持つ薬剤

一般名	商品名	制吐作用を示す受容体との結合能					錐体外路症状	糖尿病への禁忌
		D_2（CTZ・末梢）	5-HT$_2$（中枢）	5-HT$_3$（CTZ・末梢）	H_1（前庭）	M（末梢・前庭）		
ペロスピロン[†]	ルーラン*	○	○		○		++	なし
リスペリドン[†]	リスパダール*	○	○		○		+++	
オランザピン[†]	ジプレキサ*	○	○	△	○	○	+	禁忌
クエチアピン[†]	セロクエル*	○	○		○	○	+	禁忌
プロクロルペラジン*	ノバミン*	○			△		++++	なし
ハロペリドール*	セレネース*	○					++++	なし
ジフェンヒドラミン・ジプロフィリン	トラベルミン*				○	○		なし
ヒドロキシジン	アタラックス-P*				○			なし
ミルタザピン	リフレックス*レメロン*		○	○	○			なし
メトクロプラミド	プリンペラン*	○		△			+++	なし
グラニセトロン	カイトリル*			○				なし

[†]非定型抗精神病薬，*定型抗精神病薬
現時点の知見で，Ki値から予測される各受容体との結合能の概要を示した.

処方例

経口の場合
　①ジフェンヒドラミン・ジプロフィリン（トラベルミン®）1錠，1日2〜3回
　②ジメンヒドリナート（ドラマミン®）1回50mg，1日2〜3回
注射の場合
　①ヒドロキシジン（50mg/mL）を0.3〜0.5mL皮下投与，20分に1回まで可
　②生理食塩水50mL＋ヒドロキシジン（50mg/mLを0.3mL）点滴静注

③悪心が持続する場合には，持続皮下・静脈内投与：ヒドロキシジン2.5mg/時，
　レスキュー15mg/回
投与量は，効果と副作用（眠気）のバランスを評価して増減量する．

2　第二選択薬：その①　複数の作用機序を持つ制吐薬

　進行がん患者の悪心は複数の原因が関与していることが多いので，単剤で
無効なら①複数の作用機序を併せ持つ制吐薬に切り替える，あるいは②異な
る作用機序を持つ制吐薬を複数併用する，のが得策である．

　筆者は，複数の機序を併せ持つ制吐薬として，ミルタザピンまたはオラン
ザピンに切り替えて使用している．

a　ミルタザピン

　ミルタザピンは，ノルアドレナリン作動性・特異的セロトニン作動性の抗
うつ薬（NaSSA）である．5-HT$_2$，5-HT$_3$，H$_1$受容体拮抗作用を持ち，がん
患者を含め様々な病態での悪心に対する報告が複数みられる．

　オランザピンのような錐体外路症状や血糖上昇の副作用が現れる懸念が少
ないため，第二選択薬とすることが多い．

　抗ヒスタミン作用によると考えられる眠気に注意しながら用量を調整す
る．眠気が強い場合には，薬物相互作用を生じていないかチェックする．ミ
ルタザピンはCYP3A4，CYP2D6の代謝を受けるため，これらの阻害薬を併
用することで（アゾール系抗真菌薬など），ミルタザピンの作用が増強する
可能性がある（**p.30**の**表2**参照）．また他の抗うつ薬と同様，まれではある
がセロトニン症候群を生じる可能性があるので念頭に置いておく．

> ### 💡 セロトニン症候群
> - SSRIなどのセロトニン作動薬の過量や，併用薬との相互作用により，脳内
>   のセロトニン濃度が上昇することにより生じる．
> - 症状は，神経筋症状（けいれん，筋硬直），自律神経症状（発熱，発汗，振戦，
>   顔面紅潮），精神症状（焦燥感，多弁，錯乱）の3つに分けられ，その程度は
>   様々である．多くは，原因薬物の開始または用量変更直後24時間以内に生
>   じるとされている．診断は，薬剤変更に関連した症状の経過をもとに行う．
> - 他の抗うつ薬，トラマドールやタペンタドール，フェンタニル，メサドン，
>   ペンタゾシン，メトクロプラミド，オンダンセトロン，バルプロ酸，トリプ
>   タン系製剤などセロトニン症候群を生じうる薬剤と併用する際に注意する．

- ミルタザピン7.5〜15mg，眠前1回で開始．眠気と効果により投与量を調整
  （添付文書に則り，増量は3〜4日ごとに7.5mgずつ，または1週間ごとに15mg
  まで）

b オランザピン

　ペロスピロン，オランザピンなどは非定型抗精神病薬と呼ばれ，従来の定型抗精神病薬（プロクロルペラジン，ハロペリドールなど）に比べて錐体外路症状が少ない．加えてD_2だけではなく$5HT_2$などへの複数の作用機序による制吐効果が期待される（表1）．オランザピンは，広範囲の作用機序を有し1日1回で済むことから汎用されている．

　オランザピンの使用にあたっては，副作用として眠気と高血糖に，長期投与では肥満に注意する．糖尿病は禁忌である．また錐体外路症状が少なめとはいっても，オランザピンによるアカシジアにはよく遭遇するため，安易な使用や漫然とした継続投与は控える．オランザピン使用中は常にアカシジアを念頭に置いて見逃さないようにすべきである．

- オランザピン2.5mg，眠前1回で開始．眠気と効果により用量調整
  （増量例：3〜4日ごとに2.5mgずつ）

3　第二選択薬：その② 異なる作用機序を持つ制吐薬を併用

　筆者は，「抗ヒスタミン薬とベンゾジアゼピン系薬の組み合わせ」が悪心の原因や病態にかかわらず多くの場合で有効であることを経験している（**p.203**参照）．前述の制吐薬で難治性の場合にも有効である．

　ミダゾラム4mL（20mg）＋ヒドロキシジン4mL（200mg）を10mLのシリンジポンプに充填し，0.05mL/時（レスキュー0.4mL/回，1時間に3回まで）程度から持続皮下注または持続静注で開始し，眠気が許容され症状緩和が得られるまで増量．

　注射剤なので，悪心が強く内服が負担な場合でも使用できる．

ミダゾラム＋ヒドロキシジンは有効率抜群!!

一般にがん患者の悪心・嘔吐（特に化学的な原因の場合）には，CTZのD₂受容体を拮抗するハロペリドール，プロクロルペラジン，メトクロプラミドが汎用されている．しかし筆者は，これらの抗ドパミン薬を定期的に使用することはほとんどない．

筆者が抗ドパミン薬を制吐薬として使用していたころ，錐体外路症状による手痛い経験をしたからである（**p.171**「44. これで見逃さない，薬剤性錐体外路症状」参照）．加えて，難治性の悪心のある患者に，抗ドパミン薬＋抗ヒスタミン薬を使用しても一向にとれない悪心が，「ベンゾジアゼピン系薬＋抗ヒスタミン薬」へ変更したところ，驚くほど著効する経験をした．これらの経験から，内服のできない悪心のある多くのがん患者に「ベンゾジアゼピン系薬＋抗ヒスタミン薬」を使用したところ，大部分の患者で奏効した．錐体外路症状を生じうる抗ドパミン薬よりも有効率が高くて錐体外路症状の懸念もないのだから，もう抗ドパミン薬をわざわざ使用しなくてもよくなったわけである．ミダゾラム＋ヒドロキシジンは，そんな筆者の経験から産まれた処方例である．

4　消化器系が原因の場合には要注意（表2）

　消化器系に原因がある場合には，制吐薬だけでは十分な症状緩和を持続させることは難しい．原因に対する治療や消化管の減圧治療（ドレナージ），消化管運動に対する薬剤*の使用など，原因に応じた対応を可能な範囲で行う．

　*蠕動を減じたいときはブチルスコポラミン，蠕動を亢進させたいときはメトクロプラミド，モサプリドを用いる（ただし，消化管が完全に閉塞している場合には，蠕動を亢進させるメトクロプラミドなどは禁忌である．疝痛，悪心，消化管破裂のリスクがあるからである）．

表2 悪心の原因が消化器系にある場合の対応

	原　因	治療または症状緩和
消化管内容の停滞	肝腫大，腹水，腫瘍による圧迫，便秘，腸閉塞	• ステロイド • 排便マネジメント • 減圧治療（胃管など）
消化管運動の低下	がん性腹膜炎，麻痺性イレウス	• 消化管運動改善薬（メトクロプラミドなど）
消化管運動の亢進	腸閉塞	• 抗コリン薬（ブチルスコポラミン） • オクトレオチド • ステロイド • 減圧治療（胃管など）
消化性潰瘍	NSAIDs，鉄剤，アルコール，放射線治療	• 治療の中止 • 抗潰瘍薬

参考文献

1) Kim SW et al：Effectiveness of mirtazapine for nausea and insomnia in cancer patients with depression. Psychiatry Clin Neurosci **62**：75-83, 2008
2) Navari RM et al：Olanzapine for the treatment of advanced cancer-related chronic nausea and/or vomiting：a randomized pilot trial. JAMA Oncol **1**：895-899, 2020
3) 余宮きのみほか：Opioid投与時の嘔気予防としてのPerospironeの有用性．癌と化学 **35**：625-628, 2008
4) 大里真之輔ほか：がん患者における悪心に対するミダゾラムと塩酸ヒドロキシジンの併用持続投与の効果．Palliative Care Res **12**：S457, 2017

"食べられる" ことはエネルギー摂取だけでなく "生きていく" 活力を生み出します

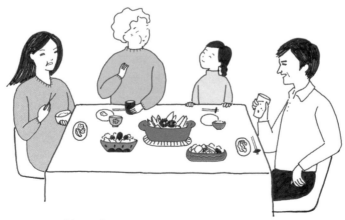

"食べる" 楽しみを失わせない努力をしよう

54 排便コントロールの重要性をもう一度

便秘の高リスク

①がんであること
②オピオイドを開始する状況

便秘は基本的な QOL を下げ，苦痛が強い

ときにオピオイドの増量が困難となる

排便コントロールはオピオイド治療の成功の鍵

1 がんは便秘の高リスク

　がん患者は便秘のリスク因子を多く抱えているため，きわめて便秘になりやすいといえる（図1）．がん治療では便秘以外の身体的な苦痛に注目が集まりやすく，便秘が重症化してから問題が顕在化し患者も医療者も戸惑うことが多い．

　生活のなかで"動く，食べる，排泄する，眠る"という基本的な営みが円滑であることは非常に大切であるが，これらは互いに密接に関連しているため，ひとつが障害されると悪循環に陥り他の要素も満たされないということになる（図2）．便秘は，その悪循環のきっかけとなることがある．便秘になると，食欲不振や悪心が出現し"食べる"ことが障害され，食事量が減るとますます便秘になるという悪循環に陥り，ときには体力が低下して動けなくなることさえある．そうなると腸の蠕動運動が低下してますます便秘になるといった具合になる．

　このように便秘は単にそれ自体の苦痛だけでなく，患者の基本的な QOL を下げることになる．

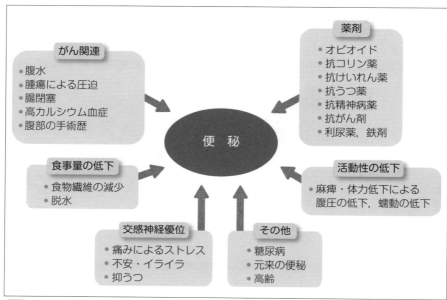

図1 がん患者の便秘のリスク因子
がん患者は，オピオイド以外にも便秘のリスクを抱えている．

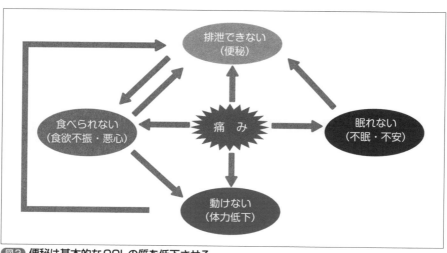

図2 便秘は基本的なQOLの質を低下させる
痛みのある状況下では，オピオイドの開始前からすでに便秘である可能性がある．

2 オピオイドを開始する状況は，すでに便秘の高リスク

　オピオイドを開始する状況では，痛みのために眠れないなど不安やストレスで交感神経が興奮しており便秘になりやすい（**図2**）．加えて，苦痛のために「動けない」「食欲がない」状態であれば，なお便秘になりやすい．このように，患者によってはオピオイドの開始前からすでに便秘になりやすい状況にあることを念頭に置く．

3 排便コントロールは，オピオイド治療の成功の鍵

　オピオイドを増量したくないと訴える患者の話をよく聴いてみると，「痛みはあるが，これ以上便秘がひどくなるとさらにつらくなるので，オピオイドを増やしたくない」ということも多い．さらに，糞便塞栓は腸管の内圧を上昇させることで嘔吐中枢を刺激し，悪心・嘔吐を引き起こす．そのために服薬が困難になり，痛みのコントロールがままならなくなることもある．

　このように，排便コントロールがうまくいかなければ痛みの治療は成功しないといえる．便秘で困らないためのポイントは次項で述べる．

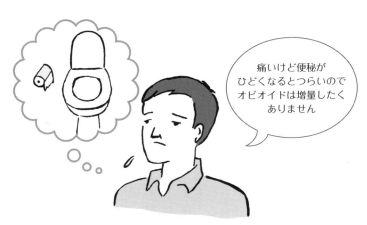

痛いけど便秘がひどくなるとつらいのでオピオイドは増量したくありません

排便コントロールをしないと，痛みの治療は成功しない

55 新しい便秘治療薬を活かす

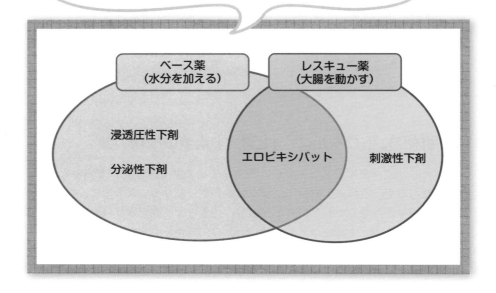

新しい便秘治療薬を主に用いることで，臨床現場では便秘治療が大きく進歩している．これまで日本で便秘治療薬といえば酸化マグネシウムと大腸刺激性下剤，漢方薬に限られ，がん患者の便秘治療は難渋を極めた．筆者は，新規便秘治療薬を主に使用することで，浣腸などの経直腸的処置の頻度が格段に減ったことを実感している．また新規便秘治療薬は，古典的な緩下薬と異なり体内にほとんど吸収されないため，薬物相互作用が少なく腎障害でも安全に使用できる点で，がん患者，特に高齢者に適しているといえる．

1 ベース薬とレスキュー薬

便秘治療薬を使いこなすコツは，ベース薬とレスキュー薬を区別して調整することである．便秘治療薬の作用は，"水分を加える作用のもの"と"大腸を動かす作用のもの"に大別することができる．

ベース薬は，"水分を加える"浸透圧性下剤と分泌性下剤，エロビキシバットである．

それに対して"大腸を動かす"刺激性下剤や，坐剤，浣腸は，レスキュー薬という位置づけである．

排便コントロールの中心は，疼痛治療と同様に"ベース薬をいかに調整するか"にかかっている．もし刺激性下剤などのレスキュー薬を連用せざるを得ないなら，ベース薬を増量する，または変更・併用するなどして，あくまでもベース薬の調整を最大限に行うのがポイントである．

2 ベース薬の順番：腎機能と併用薬，摂食量，便性をチェック（図1）

便秘の患者は多くの場合，"便が硬い"ことから，通常は浸透圧性下剤から開始する．

酸分泌抑制薬を使用している場合や腎機能障害（eGFR 60以下）があれば，酸化マグネシウムを避けて最初からポリエチレングリコールを選択する．

また酸化マグネシウムを1.5g/日以上（目安量）使用してもマネジメントが得られない場合には，確実に効果の得られるポリエチレングリコールへ変更する．ポリエチレングリコールを最大量（6包以下で患者が内服できる最

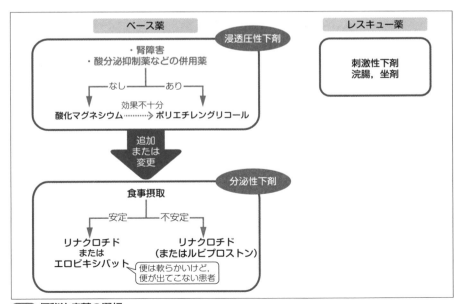

図1 便秘治療薬の選択

大量）まで増量しても効果が不十分であれば，分泌性下剤を追加，または変更する．便は軟らかいのに，便が排出されないなら，蠕動促進作用のあるエロビキシバットを追加するとよい．

内服の負担感にも留意する

酸化マグネシウムもポリエチレングリコールも，1日1錠，1日1包ではマネジメントが得られにくく，多くは1日3錠以上，1日2〜3包以上必要になる．一方，分泌性下剤は1日1〜2錠で比較的強い効果が得られるので，内服の負担感が強い患者の選択肢として有用である．特に終末期のがん患者や誤嚥しやすい患者などでは，内服の負担感にも留意して，浸透圧性下剤にこだわらずに最初から分泌性下剤を検討するとよい．

3 浸透圧性下剤

浸透圧性下剤は，便の硬さをコントロールする薬剤である．用量依存的に便を軟らくするので，便の硬さに応じて用量を細かく調整することがポイントである．

a 酸化マグネシウム

酸化マグネシウムは汎用されているが，薬物相互作用（表1）と高マグネシウム血症への注意が必要である．特に，日本では2008年に酸化マグネシウムによる死亡例が報告されてから，添付文書上で「必要最小限の使用にとどめること」「長期投与又は高齢者へ投与する場合には定期的に血清マグネシウム濃度を測定するなど特に注意すること」との注意喚起がなされた．さらに『高齢者の安全な薬物療法ガイドライン2015』は，「腎障害を有する高齢者には，酸化マグネシウムを投与しないよう」強く推奨している．

がん患者は高齢者でなくても腎機能が低下していることが多く，また便秘が高度であるほど高マグネシウム血症になりやすいが，がん患者は便秘が高度で難治例が多い．そのため，すでに酸化マグネシウムを使用しておりマネジメント良好である患者を除いて，筆者は酸化マグネシウムを使用することはほとんどない．酸化マグネシウムを定期的に服用する場合には，定期的に血清マグネシウム値を測定するようにしている．

また，胃酸や膵液によって薬効を発揮するので，食後に内服するほうが効果は得られやすい．

表1 酸化マグネシウムと相互作用を生じる薬剤

マグネシウムとの併用により効果が減弱する可能性のある薬剤 (同時に服用させないなどの注意をする)
抗菌薬 テトラサイクリン系(テトラサイクリン,ミノサイクリンなど) ニューキノロン系(シプロフロキサシン,トスフロキサシンなど) セフェム系(セフジニル,セフポドキシムプロキセチル) マクロライド系(アジスロマイシン) 骨粗しょう症治療薬 ビスホスホン酸塩系骨代謝改善薬(エチドロン酸ニNa,リセドロン酸Naなど) 免疫抑制薬(ミコフェノール酸モフェチル) 抗リウマチ薬(ペニシラミン) NSAIDs(セレコキシブ) 高脂血症治療薬(ロスバスタチン) プロトンポンプ阻害薬(ラベプラゾール)
併用すると高マグネシウム血症を生じるおそれのある薬剤
活性型ビタミンD_3製剤(アルファカルシドール,カルシトリオール)
吸収・排泄に影響を与える可能性がある薬剤
ジギタリス製剤,鉄剤,抗ヒスタミン薬(フェキソフェナジン)
milk-alkali syndrome(高カルシウム血症など)が生じる可能性のある薬剤
大量の牛乳,カルシウム製剤(危険因子:高カルシウム血症,腎障害,代謝性アルカローシス)
併用すると酸化マグネシウムの効果が減弱する薬剤
プロトンポンプ阻害薬*

*酸化マグネシウムは胃酸と反応して効果を発揮するため.胃酸の低下した高齢者でも酸化マグネシウムの効果が減弱する可能性がある.

酸分泌抑制薬との併用では酸化マグネシウムが効きにくい

酸化マグネシウムは,胃の酸性下で初めて下剤効果を発揮する.そのため,胃切除後の患者や,酸分泌抑制薬(プロトンポンプ阻害薬,H_2ブロッカー)を使用している患者では,酸化マグネシムの効果が減弱する.特にがん患者では,解熱鎮痛薬としてNSAIDsとともに酸分泌抑制薬が併用されることが多いので注意が必要である.このように酸化マグネシウムで効果が得られにくい場合には,ポリエチレングリコールなど他の薬剤に変更するほうが得策である.その他,酸化マグネシウムには多くの薬物との相互作用がある(表1).

b ポリエチレングリコール（モビコール®）

　日本では新しい浸透圧性下剤であるが，海外では古くから用いられており便秘治療の第一選択薬となっている．ポリエチレングリコールは水分子と結合し，そのまま吸収されずに便に移行する．非吸収性であるため，薬物相互作用や腎障害患者での注意喚起はない．

　なんといっても，確実な便軟化作用が得られる．加えて，安全な便秘治療薬であるため，がん診療において筆者が最もよく使用する便秘治療薬である．酸化マグネシウムが体内の環境によって効果が減弱するのに対して，ポリエチレングリコールは体内の環境によらず確実な効果が得られるのが利点である．

　進行終末期がん患者に対して内服負担を増すのではないか，という医療者側の思い込みでポリエチレングリコールの有用性をがん患者が享受できないとしたら，それほど惜しいことはない．ただし，1包60mLの飲み物に溶かして内服するため，その程度でも内服が困難な患者では使用できない．

① 「効果が出るまで2〜3日かかります．続けて飲むことで効果が出てきますので，すぐ便が出なくても続けて飲んでください」
② 「便を軟らかくするための薬なので，便の硬さに応じて薬の量を調整します．効きすぎて下痢になるようなら，減量，または1日おきに飲むようにしてもかまいません」
③ 「薄い塩味があります．食後だと，服用を負担に感じやすいかもしれません．起床時に飲むと，空腹で味覚もにぶいので飲みやすくおすすめです（処方例：朝食前1〜2包から開始）．飲むのが負担なようなら，その日のうちに分けて飲んでも構いません」

4　分泌性下剤

　リナクロチド，ルビプロストン，エロビキシバットは3剤とも作用機序は異なるものの，いずれも小腸粘膜上皮に作用することで腸液の分泌を促進し，便輸送を高めて排便を促す（表2）．

a　リナクロチド

　筆者は，リナクロチドを分泌性下剤のなかでの第一選択薬としている．それは確実な排便効果が得られるからである．1日1回1〜2錠の内服で済むにもかかわらず，便秘に対して強い効果が得られるので，内服の負担がある頑固な便秘の患者に選択するとよい．

　一般に効果発現がはやく，投与後2〜3時間で頻回の下痢や便失禁をきたすことがある．下痢や便失禁が拒薬につながることもあるので，事前の説明が大切である．1錠（0.25mg）でも下痢になってしまう場合には，隔日投与にするか，歯で噛んで分割（0.125mg）して服用するか，ルビプロストンに変更する．効果は確実にもかかわらず，腸管の痛覚神経の発火抑制により，腹痛や腹部不快感の軽減が得られる点もよい．

　食後投与のほうが，食前投与より作用が強く出る（開発時の臨床試験結果）ことを利用して，最初は食前投与とし，効果不十分なら食後投与としている．

表2 新規便秘治療薬

	特　徴	実際の処方
ポリエチレングリコール	体内へ吸収されない ↓ ・相互作用が少ない* ・腎障害でも安全 ・1日1回	投与回数・時刻は自由
リナクロチド		例）朝食前1回 ・食後投与で作用増強
エロビキシバット		例）朝食前1回 ・胆汁酸の再吸収という作用 　機序から，食後投与で作用 　が減弱する可能性が考えら 　れる
ルビプロストン	・体内への吸収はわずか ・1日1〜2回 ・悪心**が出現することも	例）朝食後，夕食後 ・食直後または食事中での服 　用により悪心が減少すると 　されている

*エロビキシバットは，ミダゾラム，ジゴキシン，ダビガトランエテキシラートメタンスルホン酸塩（プラザキサ®）などと相互作用がある.
**承認時安全性評価例で23%に悪心があり，若年女性での報告が多い．悪心のメカニズムは不明であるが，胃運動能の低下がひとつの原因とされている．そのため，食直後に内服することで，食事刺激により胃運動能が促進され，副作用が発現しにくくなるとされている．

（処方例）

- 0.25mg朝食前（または昼食前）に内服．当日有意な排便が得られなければ，翌日は0.25mgを朝食後に内服とする．それでも十分な排便が得られなければ，さらに翌日に0.5mg食前（または食後）へ増量し，排便が得られたら1〜2錠/日の間で増減量
- 効果は数時間と早期に発現するため，1〜2日単位で処方を変更する．内服時間は，患者の生活のリズムに合わせて調整してよいが，午前中の服用とすることが多い

（説明例）

「数時間で効いてくることがあります．作用が強すぎる場合には，1日おき，または半分にして服用して構いません．それでも作用が強ければ，薬を変更します」

b ルビプロストン

　筆者のがん患者での経験では，効果が得られないため自己中止してしまうケースが多い．そのため，リナクロチドでは効果が強すぎる場合に限っての使用となっている．逆にルビプロストンで効果がない場合には，リナクロチドへ変更すると排便が得られる．

5　エロビキシバット：胆汁酸トランスポーター阻害薬

　　浸透圧性下剤や分泌性下剤では排便が得られない場合に，"大腸蠕動促進"という異なる作用を加える目的で，追加・併用することが多い．"大腸蠕動促進"といっても，生理的に分泌される胆汁酸による効果なので，その作用は刺激性下剤と比べるとマイルドで安心して試せる．

　　エロビキシバット特有の注意点は，食前に内服する必要があること，投与初期に蠕動痛が生じる可能性，また2〜3時間以内に複数回の排便が生じる可能性である．

　　胆道閉塞や食事量が少ない患者では効果が減弱するので，食事量が不安定な患者では使用しない（図1）．腸管の狭窄があり腹痛が生じやすい患者での使用も避ける．

処方例

　　エロビキシバット10mg，1日1回朝食前をリナクロチドまたはポリエチレングリコールに追加し併用
→①効果不十分ならエロビキシバット15mgへ増量
→②良好な排便が得られたらそのまま継続
→③下痢になるようならエロビキシバットまたは先行薬を減量するなど調整

説明例

①「食事によって分泌される消化液を利用して腸の動きを活発にする薬なので，食事前に服用してください．数時間でお腹がゴロゴロしてくることがあります」
②「最初，軽い腹痛が出る可能性がありますが，数日で徐々に治まってきます」
③「はじめて服用するのは，休日など一日家にいる日にしてください．排便のタイミングによって，何時頃に服用するか決めて構いません」
　（就労していなければ朝食前，日中就労している場合には夕食前などが推奨される）
④「作用が強すぎる場合には，1日おき，または半分にして服用して構いません」
⑤「それでも作用が強ければ，薬剤を変更します」

6　刺激性下剤

　　長期連用により耐性が生じて難治性便秘に進展することがある．つまり，刺激性下剤は，毎日使えばやがて効かなくなる薬といえる．そのため，『慢性便秘症診療ガイドライン2017』では，頓用または短期間の投与にとどめるべきであるとされている．刺激性下剤は，まさにレスキュー薬なのである．

参考文献

1) 日本老年医学会，日本医療研究開発機構研究費・高齢者の薬物治療の安全性に関する研究研究班（編）：高齢者の安全な薬物療法ガイドライン2015，日本老年医学会，2015
2) 厚生労働省：高齢者の医薬品適正使用の指針，総論編，2018
3) Yamasaki M et al: Interaction of magnesium oxide with gastric acid secretion inhibitors in clinical pharmacotherapy. Eur J Clin Pharmacol **70**：921-924, 2014
4) 日本消化器病学会関連研究会慢性便秘の診断・治療研究会（編）：治療．慢性便秘症診療ガイドライン2017，南江堂，p.58-92，2017

56 オピオイド誘発性便秘治療薬 （ナルデメジン） を使いこなす

●**予防的に投与（オピオイド導入と同時にナルデメジンも開始）**
オピオイド投与前からある便秘には，
"他の便秘治療薬" の調整を

●**後から投与（オピオイド継続中の便秘下で開始）**
数日間，離脱症状が出現する

要注意

- 糞便塞栓のある患者 ⇨ "便を排出してから" ナルデメジンを開始

- 衰弱した患者
- 消化管狭窄の存在が 疑われる患者

⇨
- ナルデメジンを避け，"その他の便秘対策" または
- ナルデメジンを使用する際には，"すでに 使用している便秘治療薬をいったん中止" するなど慎重に

　2017年，末梢性 μ オピオイド受容体拮抗薬（PAMORA）の経口剤，ナルデメジンが使用できるようになった．オピオイド誘発性便秘症（opioid induced constipation：OIC）に対する専用の薬である．ナルデメジンをオピオイド開始時に予防的に開始するか，他の便秘治療薬が無効な場合に開始するかについては一定の見解が得られていない．

　筆者は，オピオイドを開始する場合には，予防的にナルデメジンを開始することが多い（**p.27**「7. 経口オピオイドの導入」の処方例参照）．また，オピオイドを一定期間継続後にナルデメジンを開始する際には，特別な注意が必要である（**表1**）．

表1 ナルデメジンの使用のポイント

	確認ポイント	対応例
オピオイド導入と同時に予防的にナルデメジンを開始する場合	オピオイド投与前の排便状況	• オピオイド投与前に便秘があれば，他の便秘治療薬や排便処置の必要性についても検討 • 原因治療が可能であれば原因治療
オピオイド継続中に，あとからナルデメジンを開始する場合	オピオイド以外の便秘の原因（問診，血液検査，病歴：特に腹部の術後癒着や腹膜播種などによる消化管狭窄の疑いはないか）	• オピオイド以外の原因があれば，他の便秘治療薬や排便処置の必要について検討．原因治療が可能であれば原因治療 • 消化管狭窄が疑われる場合には，ナルデメジンの適応は慎重に検討
	糞便塞栓の有無（腹部診察，画像所見）	• 糞便塞栓があれば，経直腸的処置などにより，ある程度便を取り除いてからナルデメジンの開始を検討
	開始後数日間，離脱症状（蠕動痛，下痢など）を許容できる体力があるか	• PS 3，4では適応について慎重に検討し，下痢が負担になるような場合には，迅速な対応ができる態勢*をとる

*入院または緊急往診，ブチルスコポラミンの準備など．

1 オピオイド導入時に予防的に開始

　筆者が予防的にナルデメジンを開始することが多い理由は，薬理学的に理に適っているからであるが，何よりも筆者の苦い経験が関係している．他の便秘治療薬で便秘治療に難渋しナルデメジンを開始した結果，末梢性オピオイドの離脱症状によると思われる，ひどい下痢や便失禁で患者に負担をかけてしまった経験である．特に体力が低下した患者にとってひどい下痢は体力の消耗につながる．オピオイドと同時にナルデメジンを使用しておけば，こうした離脱症状（下痢，蠕動亢進）は生じない．

　また，腹膜播種や腹部腫瘤のある患者では，どうしても腸蠕動が抑制され便秘になりやすいが，オピオイド導入と同時にナルデメジンを開始しておけば，少なくともオピオイドによる便秘は回避できるというメリットもある．

　ただし，ナルデメジンはオピオイドによる便秘以外には効かない．そのため，オピオイド導入前から便秘がある場合には，他の便秘治療薬の併用，または可能であれば原因治療を行う必要がある（便秘の原因については**p.218**の**図1**参照）．

2 オピオイド継続中に，あとから開始する場合

　オピオイドを1週間以上など，しばらく継続してからはじめてナルデメジンを開始する場合には，2〜3日は離脱症状としての下痢や一過性の蠕動亢進が生じることを想定して対応する必要がある．

a 糞便塞栓の確認

　直腸に硬便が貯留していると，ナルデメジンを開始しても排便が得られにくいため，蠕動痛と強い便意，溢流性の水様便から体力の消耗を招くことがある．糞便塞栓があれば，摘便などの経直腸的な処置で，ある程度便を取り除いてからナルデメジンを開始するようにする（**p.235**のコラム「糞便塞栓の場合には，まず便を排出させる」参照）．

b 便秘の原因の確認

　がん患者では様々な要因で便秘をきたしやすいため，オピオイド以外の便秘の原因をスクリーニングする（**p.217**「54. 排便コントロールの重要性をもう一度」参照）．

　特に，腹部の手術で腸管癒着が疑われる場合や，腹膜播種や腹部腫瘍による消化管狭窄が疑われる場合には，一過性の蠕動亢進により腹痛や腸管穿孔のリスクがあるため，慎重に適応を検討する．使用する場合には，注意深く経過観察を行うとともに，迅速な対応ができる態勢をとる．著しい蠕動亢進時は，ブチルスコポラミンの投与とともに，ナルデメジンや他の便秘治療薬を中止する．

c 体力の確認

　離脱症状を許容できる体力がない患者では，一過性の蠕動痛や下痢は消耗を招く．ナルデメジンを開始する際は，患者の体力や便秘の程度を勘案して，すでに服用している便秘治療薬をいったん中止または減量するといった対処を検討する．または，ナルデメジンは避けて他の便秘治療薬などで排便コントロールを図る．

処方例（ナルデメジンをあとから処方する場合）

- オピオイド開始と同時にリナクロチド0.5mg（朝食前1回）を開始していたが，軽〜中等度の便秘であった
- ナルデメジン0.2mg（朝1回）の開始と同時にリナクロチドは中止とし，便秘時

にリナクロチド1錠（0.25mg）から再開可とした
- ナルデメジン開始後2〜3日は軟便となったが，その後普通便となり徐々に排便困難感が出てきたため，ナルデメジンに加えてリナクロチド0.25mgを追加し，良好なマネジメントを得た
- ナルデメジン0.2mg（朝1回）＋リナクロチド0.25mg（朝1回）で処方を継続

説明例（ナルデメジンをあとから処方する場合）

- 「オピオイドの便秘を改善する薬です」
- 「1〜2日，下痢や腹痛を起こすことがありますが，2〜3日で治まってきますので中止せずに続けてください」
- 「いま使用している下剤はいったんお休みしてください」
- 「数日して便秘になるようなら，いままで使用していた下剤を再開してください」

3 他の便秘治療薬とナルデメジンの位置づけ

　がん患者は，オピオイド以外にも便秘の原因を複数抱えやすいものである．ナルデメジンを投与しておけば事足りると早合点せず，常に排便状況を評価し，必要に応じて他の便秘治療薬と併用することがナルデメジンを活かすコツである．

💡 ナルデメジンの相互作用

ナルデメジンは主にCYP3A4で代謝されるため，CYP3A4阻害薬，誘導薬と相互作用を生じる可能性がある（**p.30**の表2参照）．相互作用といってもナルデメジンの作用増強や減弱は，下痢に傾いたり便秘に傾いたりするということなので，それほど大きな影響はないと考えられる．しかし，相互作用を念頭に置いて経過観察することで，どの程度相互作用への配慮が必要なのか，今後の知見を集積することができる．

57 オピオイド投与中の患者で悪心や下痢：実は，便秘

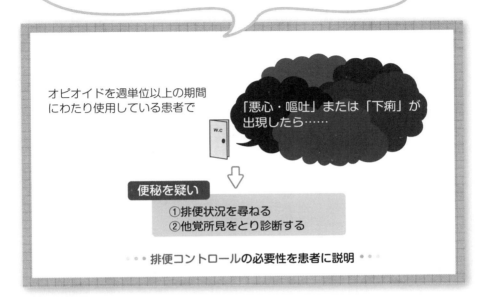

オピオイドを週単位以上の期間にわたり使用している患者で

「悪心・嘔吐」または「下痢」が出現したら……

W.C

便秘を疑い

①排便状況を尋ねる
②他覚所見をとり診断する

・・・排便コントロールの必要性を患者に説明・・・

1 オピオイド投与中の悪心は，即，便秘を疑え

a メカニズムは生体の防御反応

　がん患者は様々な原因で悪心・嘔吐をきたすが（**p.206**「52. 悪心が緩和されないとき：原因を考え，原因治療を行う」参照），意外な盲点は"便秘による悪心"である．便がたまると腸管内圧が上昇し，漿膜（腸管を覆っている膜）が異常伸展することで迷走神経，大内臓神経を経て，嘔吐中枢が刺激され悪心・嘔吐が生じる．これは腸管の破裂を招かないための生体の防御反応である．つまり悪心により食べられなくなることで腸管内圧の上昇を防ぎ，また嘔吐により腸管を減圧させるのである．

b オピオイドによる悪心との違いは"タイミング"

　悪心が出現すると，すぐオピオイドが犯人にされてしまう．オピオイドを開始するタイミングで悪心が出現した場合はオピオイドが一因であることが多いが，オピオイドを長期間投与していて突然悪心が出現した場合にはオピオイド以外の原因を考えなければならない．

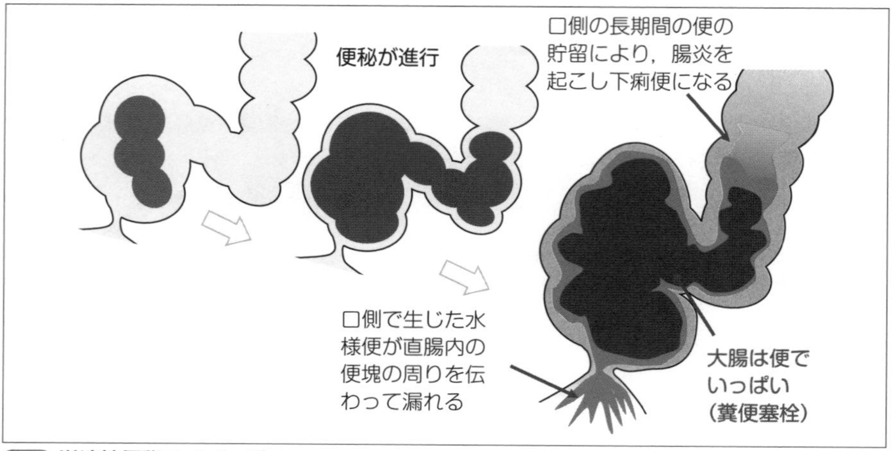
便秘が進行
口側の長期間の便の
貯留により，腸炎を
起こし下痢便になる
口側で生じた水
様便が直腸内の
便塊の周りを伝
わって漏れる
大腸は便で
いっぱい
（糞便塞栓）
図1 溢流性便秘のイメージ

便秘による悪心を見逃さないコツ

オピオイドをすでに数週間以上服用している患者が悪心を訴え始めた場合には，必ず排便状況を尋ねる．“便秘が原因の悪心”は意外と多い．

2 オピオイド投与中の下痢は，即，便秘を疑え

a 水様性下痢は溢流性便秘かもしれない

オピオイド投与中の患者で何の誘因*もないのに下痢が出現した場合には，逆に便秘を疑うべきである．硬便が栓になり（糞便塞栓），軟～水様便しか隙間を通過できないために見かけ上は下痢となることがある（**図1**）．本当の下痢ではなく，水様便の溢流なのである．

*放射線治療，便秘治療薬，抗菌薬，抗がん剤など，下痢が新たに出現する原因となるもの．その他，がん患者の下痢の原因としては，消化管切除後や膵がんによる消化酵素分泌障害などの吸収不良がある．

b 便秘・糞便塞栓の診断

問診が基本である．しかしそれまで排便が順調であっても，すこしずつ便が貯留していることもあるので他覚所見をとることが大切である．腹部を診

察すると軽く膨満しており，腹部打診で鼓音が聴こえてガスがたまった状態であることが多い．やせている患者では，触診で硬い便塊を触れることがある．仰臥位のX線写真で便の貯留を確認するとよい．

⬛ⓒ 患者への説明が大切

　　自覚症状としては下痢なのに，便秘治療薬の増量や浣腸などの便処置が必要となるので，"便秘による下痢であること"を患者にしっかり説明し，排便コントロールの理解を得ることが大切である．

💡 便秘による下痢を見逃さないコツ

オピオイドを使用している患者が下痢となったら，以前の排便状況を尋ねる．以前は便秘だったが，急に水様便となっているようなら，便秘や糞便塞栓（直腸内などに便が貯留している）を疑う．

3　糞便塞栓への対応

　　オピオイドを週単位以上の期間にわたり使用している患者が，「悪心」と「下痢」を訴えたら，典型的な便秘または糞便塞栓と考えてよい．

　　溢流性便秘にまで進展した状態では，便秘治療薬の調整だけでは対応できないことが多く，便処置が必要となる（図2）．患者の羞恥心へ十分配慮しながら直腸診を行い，苦痛のない範囲で直腸内の硬便を摘出する（表1）．その後，坐剤や浣腸などを併用して便を取り除く．便が除去され自然排便が得られるまで，必要に応じて便処置と便秘治療薬を組み合わせる．

💡 糞便塞栓の場合には，まず便を排出させる

数日以上，有形便が出ていない状態や溢流性便秘となっている場合には，糞便塞栓の有無を確認する．そして糞便塞栓の場合には，まずは摘便，坐剤や浣腸などの経直腸的な処置で排出させる．糞便塞栓の状態で便秘治療薬の変更や増量を行っても，水様便だけが出ることになってしまいやすいからである．

1. 直腸診，摘便
2. 坐剤
3. 浣腸

①オリーブ油［30 ～ 50mL/ 回（～ 80mL/ 回）をカテーテルチップ＋ネラトン
カテーテルでグリセリン浣腸と同じ要領で注入］（図 3）
➡ •停留させることで，固まった便を軟らかくする
 •腹痛などを起こすことがほとんどなく，マイルド
 •日中に停留すると，2 ～ 3 時間後に排ガス・排便が得られることが多い
 •眠前に注入し一晩停留させると翌朝に排ガス・排便があることが多い
②グリセリン［10 ～ 150mL/ 回］
➡ •腸管の蠕動亢進と便の軟化を促す．禁忌に注意*
③1・2・3 浣腸［オキシドール：グリセリン：微温湯＝ 1（20mL）：2（40mL）：
3（60mL）］
➡ •グリセリン最大量で対応できない場合に検討
 •オキシドールの発泡作用で，腸粘膜を刺激して便意を起こさせる
 •グリセリンとの相乗作用で，最も強力な効果が得られる
 •高濃度のオキシドールは腸粘膜を傷めるため濃度に注意し，直腸粘膜に
びらんがある場合には避ける

強

図2 便処置の例
*グリセリンによる浣腸の禁忌：①消化管の完全閉塞，腸管出血，腹腔内炎症，②全身衰弱が
強い状態，③下部消化管の手術直後，④サブイレウスや大量の便，など浣腸により激しい腹
痛や悪心・嘔吐につながりそうな状態では慎重に行う.

表1 苦痛の少ない摘便の方法

①ゴム手袋をはめた示指全体にワセリン or オリーブ油 or リドカインゼリーをたっ
ぷりとつける
②肛門周囲を軽く輪状にタッピングする：表在性肛門反射に役立つ
➡肛門の収縮-弛緩運動を促し，便と肛門の間に空間ができる
③「の」の字を書くように，指をゆっくり回しながら便を出す
 •便塊が大きいときは，砕いてかき出す
 •空いている手で，下腹部を「の」の字マッサージ
 •患者の負担が大きい場合には，一度に行わず何回かに分けて行う

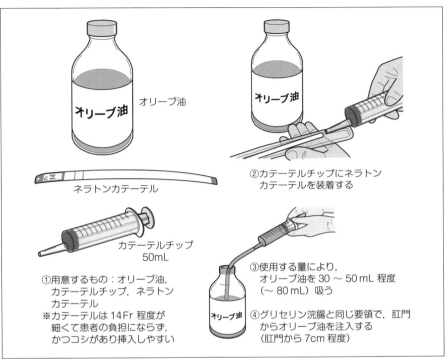

オリーブ油

ネラトンカテーテル

②カテーテルチップにネラトン
　カテーテルを装着する

カテーテルチップ
50mL

①用意するもの：オリーブ油，
　カテーテルチップ，ネラトン
　カテーテル
※カテーテルは14Fr程度が
　細くて患者の負担にならず，
　かつコシがあり挿入しやすい

③使用する量により，
　オリーブ油を30〜50 mL程度
　（〜80 mL）吸う
④グリセリン浣腸と同じ要領で，肛門
　からオリーブ油を注入する
　（肛門から7cm程度）

図3 オリーブ浣腸

衰弱の著しい患者での対応のコツ

体力の低下した患者では，浣腸による強制排便が消耗やときにショックを招く．
いきなり坐剤や浣腸を行うのではなく，まずは直腸診による摘便を行う．摘便
しても"糞便塞栓による苦痛"が強い場合には，坐剤や浣腸の出番となる．しか
し，"糞便塞栓による苦痛"と"便処置による消耗"とのバランスについて患者と
よく相談し，実施する場合にも慎重に行う．

58 腸閉塞時の治療方針：「食べたい」を叶えるために

・・・ **閉塞部位によって方針が異なる** ・・・

上部腸閉塞（食道，胃，十二指腸） ……嘔吐が激しい

- ドレナージを活用したほうが楽なことが多い
- 留置したまま "味わう" ことを楽しめるケアを行う

下部腸閉塞（小腸，結腸，直腸） …… 腹部膨満（腸内容の貯留）が強いため，薬物療法が効きやすい

- 薬物療法を積極的に試す
- 改善が得られれば，すこしずつ食べてみる

1 腸閉塞について知識を整理しよう（表1，図1）

腸閉塞とは，腸内容が停滞するために口側への逆流と排便・排ガスの消失が生じる状態である．"機械的な" 閉塞と "機能的な" 閉塞に大別される．がん患者では "機械的な" 閉塞が問題となることが圧倒的に多いので，本書では "機械的な閉塞" について述べる．

腫瘍などで内腔または外からの圧迫により腸が閉塞すると，①腸内容が逆流 ➡悪心・嘔吐，②腸蠕動が亢進 ➡疝痛，ときに持続痛，③腸内容の停滞 ➡腹部膨満，④閉塞 ➡排便・排ガスの停止または下痢，が症状として出現する．これらの症状や診察所見，さらに腹部単純X線写真などで総合的に診断する．

表1 腸閉塞の病態と分類

1. 機械的閉塞*
  ①内腔閉塞
  例）胃がん（噴門部狭窄，幽門狭窄・閉塞など）
      大腸がん
      糞便塞栓（溢流性便秘）
  ②腸管外性
  例）腹腔内リンパ節転移，がん性腹膜炎によるもの
      ダグラス窩転移による直腸閉塞
      膵がん（膵頭部がん ➡十二指腸閉塞，膵尾部がん ➡横行
       結腸閉塞）
      術後の腸管癒着

2. 機能的閉塞
  ● 麻痺性イレウス**：脊髄麻痺（脊椎転移）
  ● オピオイド，抗コリン薬

*本書では機械的閉塞について述べる．機能的閉塞については成書を参考
にされたい．
**日本では機械的閉塞も機能的閉塞もともに"イレウス"と呼称されること
が多いが，英語で"イレウス"は機能的腸閉塞を指す．

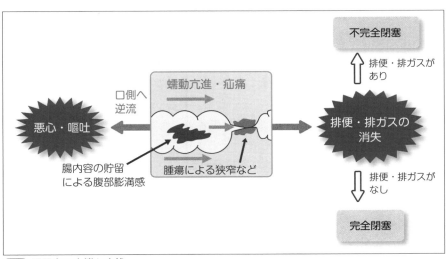

図1 腸閉塞の病態と症状

表2 機械的な腸閉塞の症状と対処方法

		上部腸閉塞	下部腸閉塞
症状	腹痛	心窩部	下腹部
	嘔吐	初期から激しい	後期に出現
	吐物	大量，未消化物・胃液・胆汁	便汁様，食物残渣
	腹部膨満感	なし	強い
	腸蠕動	正常	亢進（金属音）
対処法	手術	全身状態が良好で予後が2〜3ヵ月以上，閉塞部位が1〜2ヵ所以内といった症例で検討される	
	ドレナージ	有用	長期留置する有用性は少ない
	ブチルスコポラミン オクトレオチド	効果は少ない	効果が得られやすい

上部腸閉塞では嘔吐が激しく，下部腸閉塞では腸内容の貯留による腹部膨満感が強い．吐物や腸蠕動に相違がある．

2　閉塞部位によって治療の方向性が異なる（表2）

　　ここでは手術以外の薬物療法とドレナージについて述べる．腸閉塞となると，患者は"絶食""飲水禁止"を余儀なくされるが，手術が適応とならない進行・終末期がんでは絶食したところで腸閉塞が改善するとは限らず，"一生食べることができない"ということになりかねない．患者が「食べたい」と希望しているならば（多くの患者がそうであるが），薬物療法やドレナージを駆使し，「食べたい」を叶えるようにしよう．

a 下部腸閉塞の場合は，積極的な薬物療法を

　　閉塞部位が上部なのか下部なのかによって，症状が異なる．閉塞部位が下部であるほど"腸内容が貯留"するため，初期には嘔吐は目立たないが腹部膨満感が強く，疝痛が出現しやすい．このように下部の閉塞では腸内容の貯留が症状となって現れるので，腸内容の減少に有効なオクトレオチドやブチルスコポラミンの効果が期待できる．

下部腸閉塞の治療のコツ

薬物療法を積極的に行う．嘔吐や腹痛の軽減，ドレナージしている場合には排液量の減少，排ガス・排便の出現，画像上の改善など，何らかの効果がみられたら患者の希望も配慮して食事をすこしずつ開始してみる（消化管に負担がない低残渣・低刺激の食物が望ましい）．一度に食事内容をレベルアップしてしまうと，腸管穿孔のリスクもあるので十分な説明を行う．

b 上部腸閉塞では，ドレナージを行ったほうが"味わえる"場合が多い

　上部腸閉塞で嘔吐が激しい場合には，いったん経鼻胃管を留置したほうが楽なことが多い．同時に薬物療法を行い，排液量が減少すれば患者の希望により抜管を試みる．ただし，上部腸閉塞では腸内容の停滞がほとんどないか少ないため，オクトレオチドやブチルスコポラミンによる効果はあまり期待できない．薬物療法が有効でない場合には，患者の希望にもよるが，経鼻胃管を留置したまま味わうことを楽しめるようにしたほうがよいこともある．

　経鼻胃管が長期になる場合には，粘膜のびらんや出血，誤嚥性肺炎，中耳炎など患者の苦痛となることがあるので，経皮的胃瘻造設などを検討する．

ドレナージを留置するか否かを判断するコツ

①患者ごとに下記の点について尋ね，できる限り患者の希望を実現するような治療とケアを行う．
　ⅰ）吐くことの苦痛
　ⅱ）ドレナージや点滴などに対する苦痛
　ⅲ）食べることへの思い
②閉塞部位が上部なのか下部なのかによって，治療の有用性に相違があることに留意する（表2）．

59 腸閉塞時の治療方針：「食べたい」を叶える薬物療法

オクトレオチド	……………腸内容の減少により，閉塞を改善
ブチルスコポラミン	……疝痛に有効，抗コリン作用により腸内容を減少させる効果もあり
コルチコステロイド	……抗浮腫作用による腸閉塞の解除
制吐薬	………………持続的な悪心に有効
輸液量の減量	…………腸液の分泌の減少に役立つ？
オピオイド	…………持続痛に有効

　腸閉塞とその治療については前項でまとめたが，ここでは薬物療法を中心に述べたい．薬物療法は閉塞部位によって効きやすさに違いがあり，使用の目安を表1に示した．

1　オクトレオチド

　消化管（胃～直腸）の腸液の分泌を抑制し，吸収を促進させる．そのことにより腸内容の貯留を軽減させ，腸閉塞の病態と症状を改善させる．したがって，腸内容の貯留の少ない上部腸閉塞では効果が得られにくい．有効な場合には，2～3日で症状（悪心・嘔吐，排液量）が改善する．1週間使用しても無効な場合には，経済的またはルートの負担となるので中止を検討することが多い．食道の閉塞では効果が期待できないので使用しない．

表1 腸閉塞の内科的治療
閉塞の部位による治療の効きやすさと治療方針の目安を示した.

		上部腸閉塞	下部腸閉塞
ドレナージ		○	△
薬物療法	オクトレオチド	△〜×	○
	ブチルスコポラミン	△〜× (疝痛には有効)	○
	ステロイド	○	○
	制吐薬 (ヒドロキシジンなど)	△〜× (嘔吐には,ドレナージの ほうが有効)	○
	輸液の減量	△〜×	○
	消化管運動改善薬	ときに有効	使用しない! (症状の増悪,消化管穿孔の リスクがあるため)
	オピオイド	○	○

○:有効なことが多いので試すべき,△:有効なこともあるため試すが漫然と使用しない,×:有効なことは少ない

2 ブチルスコポラミン:腸蠕動の亢進による悪心・嘔吐,疝痛に

抗コリン作用により,腸内容の減少効果が期待できる.加えて,腸蠕動亢進による疝痛や嘔吐に有効なので,蠕動亢進による症状がある場合にはオクトレオチドと併用するとよい.

ただし,唾液分泌も抑制してしまうので,使用中は口渇に対する口腔ケアを重点的に行う.

3 ステロイド:再開通をねらって試してみる

腸管や腫瘍周囲の浮腫が軽減して,腸閉塞が解除されることがある.ステロイドの腸閉塞に対する効果を検討した系統的レビューでは,デキサメタゾン6〜16mgの静脈内投与は有益な可能性があるとされている.ステロイドは,有効な症例では短期間で効果が出るので試してみる価値がある.

　ベタメタゾン注 1回 8〜24mg，1日1回，点滴静注．オクトレオチドと同様，3〜5日程度使用し，無効であれば中止する．（**p.181**「46. ステロイドを開始するときの注意点」参照）

4　制吐薬：持続的な悪心があれば

　オクトレオチド，ブチルスコポラミン，ステロイドにより悪心・嘔吐が和らぐが，持続的な悪心が緩和されないようなら制吐薬を使用する．注射剤として投与できるヒドロキシジン，ミダゾラムを使用し，緩和が得られるまで十分増量する（**p.211**「53. 悪心が緩和されないとき：症状緩和を行う」参照）．

5　輸液の減量：短期間でもよいので試す

　オクトレオチドやステロイドの効果を判定する数日間は，輸液量を500mL 以下に減量することが多い．輸液を控えたほうが腸液の分泌も減少し，悪心・嘔吐も軽減する印象がある．

　無効な場合，その後の輸液量は**図1**を目安に検討する．

6　消化管運動改善薬，便秘治療薬：慎重に

　メトクロプラミド，大腸刺激性下剤などは，疝痛や嘔吐を誘発させることがあるので，完全閉塞では避ける．ただし不完全閉塞の場合には，腸内容の流れが促進されるので有効なことがある．

　肝腫大によって胃・十二指腸が圧迫されているために胃の排出障害があり，食べると嘔吐してしまうような場合にメトクロプラミドやモサプリドを食前または持続投与すると，蠕動が促進され嘔吐が軽減し食べられる量が増えることがある．

　また，便秘や糞便塞栓が腸閉塞の原因になっている場合があるので，X線写真で確認し便秘治療薬や処置などで便を取り除くようにする（**p.233**「57. オピオイド投与中の患者で悪心や下痢」参照）．

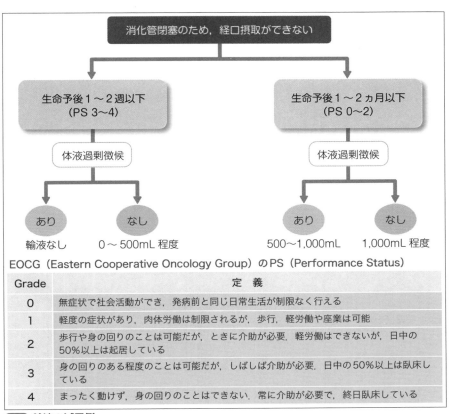

EOCG（Eastern Cooperative Oncology Group）のPS（Performance Status）

Grade	定　義
0	無症状で社会活動ができ，発病前と同じ日常生活が制限なく行える
1	軽度の症状があり，肉体労働は制限されるが，歩行，軽労働や座業は可能
2	歩行や身の回りのことは可能だが，ときに介助が必要．軽労働はできないが，日中の50％以上は起居している
3	身の回りのある程度のことは可能だが，しばしば介助が必要．日中の50％以上は臥床している
4	まったく動けず，身の回りのことはできない．常に介助が必要で，終日臥床している

図1 **輸液の減量例**
あくまでも目安であり，患者・家族の希望と合わせて，倫理的判断を行う（**p.196**「49. 終末期の輸液・栄養管理の考え方」参照）.

7　オピオイド：持続的な痛みがあれば

　　持続的な痛みは腫瘍や腸管の拡張によるものなので，オピオイドが有効である．

8　食べられるようになるための治療例

　　手術適応にならないような進行・終末期がんでは残された時間が短いぶん，すこしでもはやく症状を緩和することが大切である．そのため筆者は，

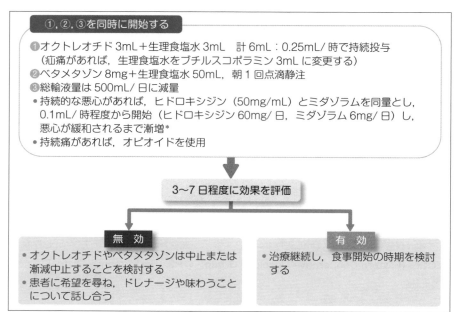

図2 腸閉塞の薬物療法の例

①，②，③の治療開始時も，患者のつらさを考えて少量の水や氷は摂取してもよいことにしている．
*悪心のコントロールについては，**p.211**「53．悪心が緩和されないとき：症状緩和を行う」を参照のこと．

　図2のような手順で治療を行うことが多い．

　治療が無効な場合は，ドレナージをしながら味わうことを提案するが，少量の嘔吐であれば患者はそれほど苦痛に感じていない場合もあり，「嘔吐が増悪するくらいなら，食べずにいたほうがよい．ドレナージはしたくない」という要望の患者もいる．大切なのは，患者の希望をきちんと聴き治療方針を検討することである．

参考文献

1) Mercadante S et al：Medical treatment for inoperable malignant bowel obstruction：a qualitative systematic review. J Pain Symptom Manage **33**：217-223, 2007
2) Feuer DJ et al：Corticosteroids for the resolution of malignant bowel obstruction in advanced gynaecological and gastrointestinal cancer. Cochrane Database Syst Rev（2）：CD001219.

60 必ず「舌を出してください」とお願いしよう

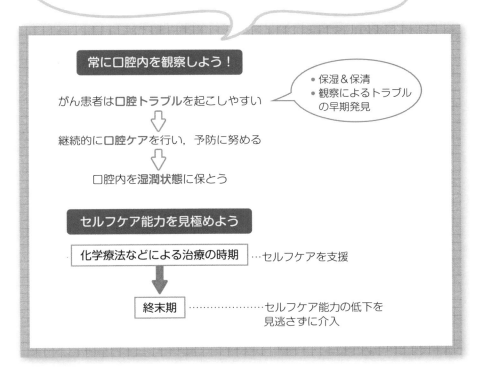

常に口腔内を観察しよう！

がん患者は**口腔トラブル**を起こしやすい

• 保湿＆保清
• 観察によるトラブルの早期発見

⬇

継続的に**口腔ケア**を行い，予防に努める

⬇

口腔内を**湿潤状態**に保とう

セルフケア能力を見極めよう

化学療法などによる治療の時期 …セルフケアを支援

⬇

終末期 ……………………セルフケア能力の低下を見逃さずに介入

1 口腔ケアの力の入れどころは"予防"

　　がん患者は，治療期〜終末期にかけて常に口腔トラブルと隣り合わせにある（図1）．口腔トラブルは「食べる」「話す」ことの障害に直結するが，患者から口腔の問題を積極的に訴えることは少ない．また重症化すると苦痛は強いうえに改善しにくいが，予防や早期の対応を行えば確実に効果がある．となると，入院ならば毎日，外来や往診ならば毎回，必ず口腔内を観察し口腔トラブルの予防と早期発見・治療に努めるようにすべきである．

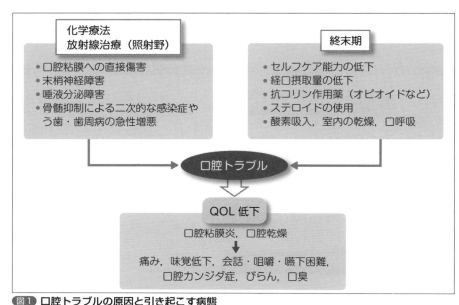

図1 口腔トラブルの原因と引き起こす病態

口腔内観察のコツ

「舌を出してください」とお願いして，舌を観察する．次に舌を左右に振って
もらい，舌辺縁を観察する．続いて舌を引っ込めて口を開けてもらい，左右の
頬粘膜を中心に口腔内を観察する．さらに口唇の裏側も忘れずに観察するよう
にする．視診だけなので，1分とかからない．口内炎は舌，頬粘膜，口唇の裏
といった軟らかいところにできやすい．

2 セルフケア能力を見極める

　口腔ケアは清潔保持（以下，保清）と保湿が中心で，誰でもできる．がん
治療を行うようなPSの良好な患者では，セルフケアとして行えるよう指導
する．PSが低下しセルフケアが難しくなった患者では，医療者や家族が口
腔ケアを行うようにする．

　最も注意すべきポイントは，セルフケアが困難になっている患者を見逃さ
ないことである．それまでセルフケアができていた患者が徐々に体力が低下

したり，また眠気が加わったりしてセルフケアができなくなり，口腔トラブルが重症化して発見されるということがしばしば見受けられる．特に終末期になると歯科医院への通院が難しくなるので，歯科医や歯科衛生士の頻繁な往診を受けられない環境では治療に難渋し，最期の大切な時期に食べることや話すことも困難となる．やはり力の入れどころは"予防"であり，セルフケア能力を見極め，介入のタイミングを見逃さないことである．

口腔ケアのコツ（表1）
①保清と保湿を心がけるように指示する
- 1日3回の歯磨き（または義歯の洗浄）
- 保湿：頻回の含嗽または飲水（日中は約2時間ごと），ガム，ワセリン，白ゴマ油，市販の保湿剤，レモン水など

②セルフチェックを指導する
- 毎日口腔内を鏡で観察し，異常があったら医療者に報告するよう指導する

③口腔内の観察を行う
- セルフケアができなくなる時期を見極め，周囲が口腔ケアを行わなければならないタイミングを見逃さない

3 目標は"湿潤状態の維持"

　終末期には，セルフケア能力や経口摂取量の低下，オピオイドの増量や酸素吸入など，様々な理由により口腔内が著しく乾燥した状態になる（図1）．そして口腔乾燥は，味覚低下や「食べる」「話す」ことの障害に直結する．たとえばクラッカーを早食いすると，唾液がクラッカーに吸収されて嚥下に必要な潤滑剤としての唾液が不足し，うまく嚥下できないことがあるが，こんなことからも口腔乾燥が咀嚼・嚥下障害につながることはイメージできる．また口腔乾燥は，粘膜が脆弱化しびらんや痛み，易感染性による口内炎につながり，大きな苦痛を招く（図1）．

　口腔ケア用品が枕元に置いてあるにもかかわらず，著しい口腔乾燥の状態にあるケースが見受けられる．口腔内は"常に湿潤状態を保つ"ことを目標にしよう．

表1 口腔ケアの実際

口腔ケア	対処例
保清	●歯ブラシ：操作性に優れるヘッドのコンパクトなものがよい ●歯磨剤：低刺激でフッ化物の配合されているものがよい ●歯磨きの方法：歯と歯肉の境目に歯ブラシをあて，歯ブラシを振動させるように動かす
保湿*	●ガムや飴は，体力のある患者では手軽な選択肢 ●体力の低下した患者では，氷片が好まれる（誤嚥に注意） ●乾燥の強い場合や就寝前は，下記のようなものを保湿に使用する 　ワセリン，白ゴマ油など／保湿剤（ジェル形，洗口型） 　ただし，手指やスポンジが必要ですこし煩雑となる．筆者のお勧めは保湿剤（スプレー式）のもので，携帯性と簡便性，衛生面に優れ，寝たきりの患者でも枕元に置いて自力で頻回に使用できるので便利
痛みに対する治療	●局所麻酔入りの含嗽水**や，非オピオイド鎮痛薬・オピオイドの定期投与を行う ●痛みが強い場合にはオピオイドが必要になることが多い．化学療法や口腔カンジダ症などで，症状が一時的と考えられる場合でもオピオイドを積極的に使用し，口腔内の状況が改善してくれば漸減中止することができる ●食事が刺激になる場合には，食前に含嗽水や鎮痛薬（レスキュー）を使用する

*乾燥により粘膜が脆弱化し，易出血や易感染となるため，湿潤状態が維持されるようにする．

**含嗽水はハチアズレ®5包，グリセリン60mL，4%キシロカイン®10mLに水を加えて500mLにしたもの．1回10〜20mLを口に含んで，2分間ほどゆっくりブクブクうがいをする．ガラガラうがいは誤嚥につながるので行わない．

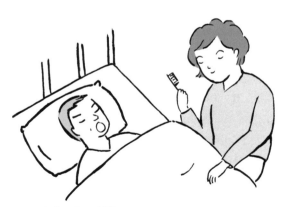

セルフケアが難しくなる時期を見逃さず，
周囲の者が口腔の保清と保湿をチェックしよう

61 悪性腹水による腹部膨満感

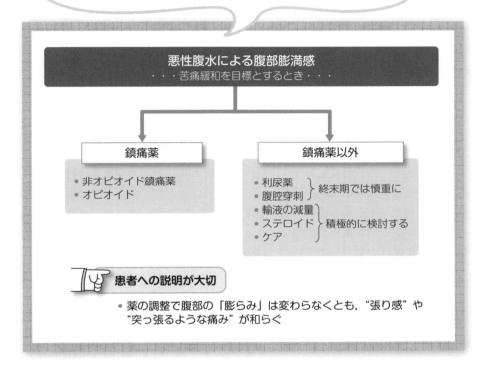

1 まず鎮痛薬の活用を

　悪性腹水による腹部膨満感は，経験的にWHO3段階鎮痛ラダーに沿った鎮痛薬で対応できることが多い．

a 鎮痛薬の効果

　腹部膨満感はしばしば"張り感""突っ張るような痛み"と表現されるが，そのような症状には非オピオイド鎮痛薬やオピオイドが有効であることを経験する．がん疼痛と同様に，十分症状が緩和されるようアセトアミノフェン，NSAIDs，オピオイドを調整する．

b 食前のレスキュー薬

　「食事をすると，お腹が張ってすこししか食べられない」という場合には，食前にアセトアミノフェンやオピオイドをレスキューとして使用するのも有効である．消化性潰瘍のリスクがあるので，NSAIDsの食前投与は行わない．

c 筋弛緩作用を持つ薬剤の活用

　オピオイドが何らかの理由で増量できずに苦痛緩和が得られないとき，ベンゾジアゼピン系薬を併用してみるとよい．ジアゼパムといったベンゾジアゼピン系薬が緊張している腹筋の弛緩作用を生み，腹部膨満感に効果的であるといった報告がみられる．

　また，腹部膨満感のある患者では，体位が制限されることで脊椎に沿った起立筋群の過負荷や廃用により血流低下が生じ，腰痛（**p.127**「32. いま一度，痛みの原因を評価する」参照）を生じていることが多い．加えて，腹水や腹部腫瘤により腹腔内圧が上昇するので，腸管が圧排され，しばしば悪心・嘔吐も合併する．MPSや悪心にもベンゾジアゼピン系薬は効果が期待できるので，こうした膨満感に伴う「つらい」感覚が全体として和らぎ「楽になった」感覚が得られる．

　もちろん，ベンゾジアゼピン系薬そのものもGABAa作動薬として鎮痛作用をあらわす薬剤である（**p.163**「42. どうしても痛みが和らがず，苦痛が強いときどうするか」参照）．

┌─────────────────────────┐
│ **筋弛緩作用をもつ薬の処方例** │
└─────────────────────────┘

- ミダゾラム持続注射0.125～0.25mg/時より開始し，ミダゾラムによる眠気が生じない範囲で増減量
- ジアゼパム2mg，1日2回から開始（適宜増減）
- ジアゼパム坐剤，4mgから開始（適宜増量）

2 患者のあらわす"腹部膨満感"の意味は様々

ときどき患者の表現する"腹部膨満感"が"腹部が膨隆していること＝膨み"への心理的な苦痛を意味している場合がある．患者の表現する"腹部膨満感"が，"張り感"などの身体的な苦痛なのかどうか，確認することが大切である．そして，以下のような説明をしておく必要がある．

（説明例）

「お薬の調整では"膨らみ"は変わりませんが，"張り感"や"痛み"が和らぎますよ」

3 その他の悪性腹水の治療を整理

悪性腹水の治療には万能なものはないので，"腹部膨満感"など患者の苦痛に応じて前述の鎮痛薬を中心とし，以下のものを組み合わせて対応する．

終末期がん患者の腹水の治療
目標は腹水を減少させることではなく，"腹部膨満感"など患者の苦痛の緩和に置く．もし腹水があっても，苦痛を感じていなければすぐ治療する必要はない．

a 利尿薬

利尿薬が有効な病態は，肝性腹水（肝転移，肝硬変）や心性腹水（うっ血性心不全），腎性腹水（ネフローゼ症候群）とされている．一方，腹膜播種に伴う悪性腹水に対する利尿薬の効果は不確実であり，漫然と使用すべきではない．

利尿薬を使用する際には，腹水の病態を念頭に置きながら，きちんと効果と負担を評価し，頻尿による負担，電解質異常*，脱水，腎機能低下などをきたす場合には中止する．衰弱の著しい患者では，負担が大きく効果が得られないことが多いので，特に注意する．

*スピロノラクトンは高カリウム血症，フロセミドは低カリウム血症，低ナトリウム血症を生じやすい．

1）従来の利尿薬：抗アルドステロン薬とループ利尿薬

悪性腹水は，一般にスピロノラクトンが第一選択薬とされている．しか

し，スピロノラクトンは効果が出るのに数日かかるので，速効性のフロセミドが併用されることが多い．フロセミドの併用は，スピロノラクトンによる高カリウム血症を防ぐ意味でも有用である．フロセミドは，速効性かつ短時間作用型なので血行動態を急激に一時的に変動させること，また低アルブミン血症では効果が減弱することなどに留意する．

投与例
①電解質異常がないことを確認
②1回 フロセミド20～40mg＋スピロノラクトン25～100mg，1日1回と少量から開始
③電解質異常と効果をみながら，数日ごとにスピロノラクトンを中心に漸増
④効果，電解質（Na値，K値）や腎機能のモニタリングを行い，漫然と使用しない

2) バソプレシンV$_2$受容体拮抗薬

　トルバプタンは，腎臓の集合管でのバソプレシンによる水再吸収を阻害し，水分排泄を促す利尿薬である．高ナトリウム血症をきたすことがあるので，血清ナトリウム値をモニタリングするが，がん患者ではむしろ低ナトリウム血症をきたすことが多く，かえってSIADHも含めた低ナトリウム血症の補正に有用なことを経験する．

　CYP3A4阻害作用を持つ薬剤（**p.30**の**表2**参照）との併用で作用が増強するので，併用薬に留意する．

（処方例）
• トルバプタン1回7.5mgまたは15mg，1日1回

b　腹腔穿刺

　症状の速やかな改善が得られるので，横隔膜圧迫による呼吸困難など症状が著しい際に行われる．腹水排液後に倦怠感が強く，終末期に持続することが多い．この状態だと腹水の再貯留もはやく，腹腔穿刺の効果も一時的で頻回に穿刺が必要となる．これではかえって苦痛は増強し，また蛋白喪失を助長することで腹水貯留を加速させてしまう．したがって，腹腔穿刺後に倦怠感が強く持続する場合には腹腔穿刺は避け，前述の鎮痛薬と以下の c ～ e で対応する．

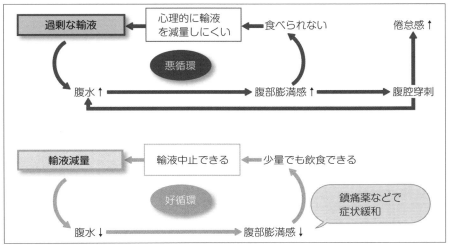

図1 輸液の減量が「好循環」を生む

c 輸液の減量（図1）

　経口摂取がほとんどない状況であれば，500〜1,000mL／日以下とする（**p.245**の**図1**参照）．これを上回る輸液は，腹水を増悪させる可能性が高く，推奨されない．

d ステロイド

　鎮痛薬とともに，悪性腹膜炎に対する抗炎症薬としてステロイドを併用することが多い．おまけの効果として，ステロイドにより腸管の浮腫が軽減するせいなのか，便秘が一気に改善し喜ばれることがある（**p.177**「45. 困ったときのステロイド」参照）．

```
投与例
```

- ベタメタゾン1回2〜8mg，1日1〜2回

e ケア

　表1にまとめた．

表1 悪性腹水のケア

1. **水分・塩分は制限しない**
   - 悪性腹水は，滲出性の腹水*であるため意味がない

2. **腹部膨満感の軽減**
   - 安楽な体位の工夫（腹部に緊張のかからない半座位や側臥位）
   - 温罨法，メンタ湿布や下半身浴（感覚的に楽になることあり，血行や腸蠕動の亢進）

3. **精神的ケア**
   - 外観の変化による不安やイライラなど（傾聴，共感）

4. **日常生活の援助**
   - 食事：好みの食品を選択，分割食をとる，氷片・シャーベットを勧める
   - 衣類・寝具：ズボンのゴムをゆるめる，軽いかけふとんに替える
   - 排泄：頻尿対策，尿器・便器，ポータブルトイレ

*漏出性腹水では水分・塩分の制限や利尿薬が有効である．漏出性腹水は，肝硬変，心不全などにより門脈圧が亢進し，行き場を失った門脈内の水分が腹腔内に漏れて生じる．一方，がん性腹膜炎などでは，血管新生促進，血管透過性亢進から生じる滲出性腹水であり，水分・塩分の制限や利尿薬の効果は得られにくい．ただし，がん患者でも，巨大な肝転移や腹部リンパ節転移では漏出性腹水が混在することもある．

参考文献

1) Keen J：Ascites：Jaundice, ascites, and encephalopathy. Oxford Textbook of Palliative Medicine, 5th Ed, Cherny NI et al（eds）, Oxford University Press, p.693-697, 2015
2) GrallaRJ：Tolvaptan use in cancer patients with hyponatremia due to the syndrome of inappropriate antidiuretic hormone：a post hoc analysis of the SALT-1 and SALT-2 trials. Cancer Med **6**：723-729, 2017
3) Mitsuhashi N et al: Effect of tolvaptan on ascites due to malignancy：Jpn J Cancer Chemother **42**：201-205, 2015

62 呼吸困難：評価と原因治療

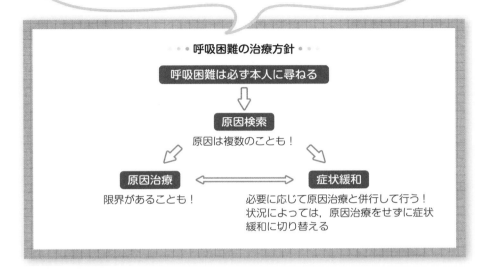

・・・ 呼吸困難の治療方針 ・・・

呼吸困難は必ず本人に尋ねる

⬇

原因検索

原因は複数のことも！

原因治療　⟷　症状緩和

限界があることも！　　必要に応じて原因治療と併行して行う！
状況によっては，原因治療をせずに症状
緩和に切り替える

1 呼吸困難は自覚症状

　呼吸困難は，あくまでも自覚症状であることは強調してもしすぎることはない．なぜなら，呼吸困難は痛みと異なり，呼吸数，喘鳴，酸素飽和度などの他覚所見で苦痛と判断してしまいやすいからである．たとえば，呼吸が浅く促迫して喘鳴があれば，どうしても「息苦しそう」にみえる．本人に確認せずに他覚的に「呼吸困難」と判断して，オピオイドや抗不安薬を増量していった結果，傾眠や呼吸抑制などの不利益を生じさせることは避けるべきである．

　逆に，呼吸促迫や喘鳴，酸素飽和度の低下といった他覚的な徴候がなくても呼吸困難は生じる．さらに，呼吸・循環器系の異常がなくても腹水，肝腫大による横隔膜の運動制限や不安，全身状態の悪化など，様々な原因で呼吸困難は生じる．そのため，がん患者では呼吸困難に関する問診をルーチンに行うことが大切になる．

問診例

「息は苦しくないか」「息が吸いづらいとか，息が吐きづらいということはないか」など，必ず本人に尋ねる.

2 呼吸困難があるときにNRSなどで評価する

痛みはNRSなど数値で評価することに慣れていても，呼吸困難まで日常的にNRSで評価していないことがある．比較的普通に会話をしているので呼吸困難は軽いとみえても，NRSで尋ねてみると「NRS 9：1ヵ月もこんなにつらかったのにまわりに伝わらず絶望的になっていた」などということをよく経験する．他覚的にわからないということは，家族にもわからないということであり，患者は不安・恐怖に加えて絶望感・孤独感を感じていることがある．意識レベルが保たれていれば，本人に直接，NRSなどで尋ねることの意義は大きい.

3 NRSで尋ねるときの必須事項

a 動作ごとの苦痛の強さ

呼吸困難のNRSは，動作ごとに尋ねる必要がある．安静時，会話時，室内歩行時，階段昇降時など，動作によってその程度は異なってくるからである.

問診例

まず，「こうして静かにしているときの息苦しさは，どれくらいですか？」と安静時の呼吸困難から尋ね，「お話しするとどうですか？」「お部屋のなかを歩いたりするのはいかがですか？」など，負担の軽い動作から順に尋ねていくとよい.

b 突発的呼吸困難

痛みと同様に，急に息苦しさが強くなることがないか尋ねる．もしあるようなら，"きっかけ"があるかどうか尋ね，そのきっかけを避ける方法についていっしょに相談するとよい．きっかけとしてしては，咳，動作，気温差などの環境因子，不安・ストレスなどがある（**p.266**参照）.

c 目 標

　痛みと同様に，目標とする症状緩和のレベルを尋ねて治療方針に役立てる．たとえば，NRSをみせながら「じっとしていると3で，歩くと6になるということをお聞きしました．これから薬を使って和らげていきますが，これくらいになったらいいな，というのはどのあたりでしょうか」などと確認する．

4 呼吸困難の対処法：基本の3ステップ

　悪心，せん妄の場合と同様に，以下の3ステップで考えてみよう．
①原因を考える
②原因治療を検討する
③症状緩和を行う

a まず，原因を考える

　原因を考え，補正できる原因があれば原因治療を検討する．

　がん患者の呼吸困難の原因は，①腫瘍そのものの影響によるもの（肺がん，肺転移，がん性リンパ管症，胸水，気道狭窄，上大静脈症候群，肺炎，腹水，肝腫大など），②がん治療によるもの（肺切除，放射線性肺臓炎，化学療法による肺毒性など），③全身状態の悪化によるもの（悪液質，呼吸筋疲労，貧血，肺塞栓，腎不全による代謝性アシドーシスなど），④その他（不安・抑うつ，慢性肺疾患などの基礎疾患），に分類される．

　進行がんの多くは，原因は単一ではなく，複数の因子が絡み合っている．

b 原因治療を検討する（表1，図1）

　原因治療のなかには侵襲性が高いものもあり，また進行がんの場合には複数の病態が影響し合い難治性で非可逆的なことも多い．そのため，①原因治療のメリットとデメリット，②治療効果までの時間と予後，③患者の希望，などを念頭に置いて総合的に判断する．

　症状が中等度以上の場合には，原因治療と同時に症状緩和も併行して行う．また，原因治療によって症状緩和が得られる可能性が低い，または原因治療よりも症状緩和を優先するほうがメリットが大きい場合には，侵襲的な原因治療から薬物による症状緩和に切り替える．

表1 呼吸困難の原因と原因治療例

原　因	原因治療例
肺・胸壁腫瘍による	化学療法，放射線治療
がん性リンパ管症	化学療法，ステロイド
胸水貯留	胸水ドレナージ，胸膜癒着術
心嚢水貯留，心タンポナーデ	心嚢水ドレナージ
気道狭窄	放射線治療，ステント，レーザー，ステロイド
上大静脈症候群	化学療法，放射線治療，ステント，ステロイド
気胸	胸腔ドレナージ
肺炎，気管支炎	抗菌薬
腹水	利尿薬，腹水ドレナージ
間質性肺炎，放射線性肺臓炎	ステロイド
ステロイドミオパチー	ステロイドの中止
肺血栓塞栓症	血栓溶解療法，抗凝固療法
貧血	輸血
不整脈	抗不整脈薬
肺気腫，喘息	気管支拡張薬，ステロイド，抗ロイコトリエン薬

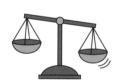

デメリット
- 侵襲性
- 合併症
- 副作用

メリット
- 生存期間中に症状緩和が得られる可能性

患者・家族の希望・目標，予後予測

メリット＞デメリットなら，治療適応がある

図1 原因治療の適応を総合的に判断する

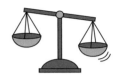

デメリット	メリット
・不快感, 拘束感 ・一生機械につながれない 　と生きていけない ・外したときの罪悪感	・酸素で呼吸困難が和らぐ ・安心感

図2 酸素投与
低酸素血症を伴う呼吸困難で試してみるが，継続については患者が楽と感じられることを大切に検討する.
逆に低酸素血症がなくても，酸素投与を希望する場合には禁忌がなければ投与しても構わない.

5 酸素投与について（図2）

　がん患者の呼吸困難に対する酸素投与については，明確な基準はない．基本的には，低酸素血症を伴う呼吸困難がある場合に試してみる．実際には，低酸素血症があれば一律に酸素投与が開始され，継続されることが多い．しかし，患者によっては，不快感，拘束感，一生機械につながれていないと生きていけないという感覚，外したときの罪悪感など，苦痛をもたらすことを見聞きする．反対に低酸素血症がなくても，酸素投与が安心感や呼吸困難への有効感につながることもある.

　このようなことから，酸素投与については，その効果と負担について患者ごとに評価する．そして患者が楽になることを目標に酸素投与の継続の可否，または流量を調整することが大切である.

　慢性閉塞性肺疾患がある場合には，酸素投与によりCO_2ナルコーシスを引き起こすことがあるので，既往歴に注意する.

63 呼吸困難：症状緩和

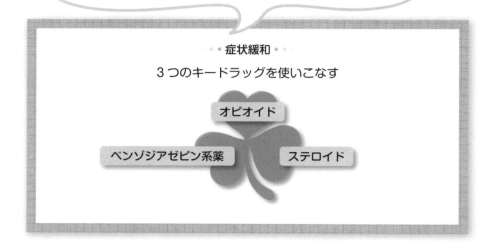

・・・症状緩和・・・
３つのキードラッグを使いこなす

オピオイド

ベンゾジアゼピン系薬　　　ステロイド

　オピオイドとベンゾジアゼピン系薬，ステロイドの3つのキードラッグを
うまく使いこなす．オピオイドとベンゾジアゼピン系薬は，眠気を許容でき
る範囲で少量から漸増して使用すれば安全に使用できる．むしろ楽に呼吸が
できるようになることで呼吸状態もかえって安定することが多い．ただし，
呼吸状態が悪いなかでオピオイドとベンゾジアゼピン系薬を使用する際に
は，思わぬ呼吸抑制が生じることがあるので，いきなり高用量から開始する
ことはしない．

1 オピオイド

　呼吸困難の症状緩和としては，第一にオピオイドを検討する．一般的には
古くから使用されているモルヒネが第一選択とされているが，経験的にヒド
ロモルフォンとオキシコドンはモルヒネと遜色がない．フェンタニルは，モ
ルヒネ，ヒドロモルフォン，オキシコドンより効果は劣る印象があり第一選
択にはならないが，オピオイド未使用の患者で高度腎障害のある患者では選
択肢になりうる．

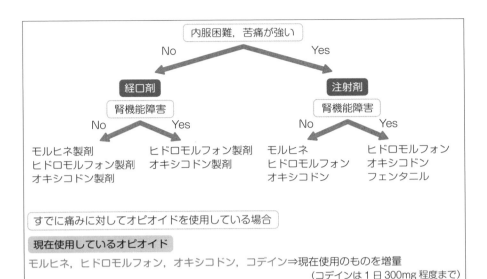

図1 呼吸困難に対するオピオイドの選択

　安静や会話でも呼吸困難がつらいようなら，定期的にオピオイドを開始し，すでに定期オピオイドを使用している場合には定期オピオイドを増量する（図1）.

a 持続注射でのマネジメント

　オピオイド未使用であってもすでにオピオイドを使用していても，苦痛が強く迅速なタイトレーションを要するようなら，モルヒネ，ヒドロモルフォンまたはオキシコドンの持続注射を用いる. そして，レスキュー薬を使用しながらタイトレーションを行う. 高度腎障害がある場合にはフェンタニル注射もありうるが，第一選択ではない.

b 経口剤でのマネジメント

　内服可能で強い苦痛でなければ，経口剤を用いてタイトレーションを行ってもよい. ヒドロモルフォン，オキシコドン，モルヒネ，またはコデインのいずれかを用いる.

　痛みに対してすでにフェンタニル，タペンタドール，トラマドールを使用

している場合には，モルヒネ，ヒドロモルフォンまたはオキシコドンへ変更する，あるいはモルヒネ，ヒドロモルフォン，オキシコドンの追加を検討する．

ただし，高度腎障害がある場合には，フェンタニル貼付剤の増量を試してみても構わない．この場合には，効果を再評価し患者の希望と目標に合わせて個別に薬剤の変更・調整を行う．

1）呼吸器症状が出たらモルヒネに変更するか？

呼吸器症状が出現したからといって，他のオピオイドからモルヒネへ変更することで，せん妄や幻覚を招くことは避けたい．がん患者の呼吸困難は，全身状態が低下するほど苦痛が増し頻度も増加する．予後予測スコア[Palliative Prognostic Score（PaP Score）やPalliative Prognostic Index（PPI）（表1）]の項目のひとつとしてあげられているほどである．呼吸器症状が苦痛となる段階では，腎機能低下などの多臓器不全も合併していることが多いため，①モルヒネへ変更してよい病態か，②モルヒネに変更する意義が本当にあるのか，を個別に検討する．

すでに鎮痛目的でヒドロモルフォンやオキシコドンを使用しているのなら，オピオイドスイッチングのリスクをとるより，まずは現行のオピオイドの増量をするのが得策である．

2）フェンタニルは呼吸困難にどうか？

オピオイド未使用の患者の場合，オピオイドの導入薬としてフェンタニルを開始した場合，呼吸困難に効果があることはよく経験される．

呼吸困難のある患者では排便マネジメントを重視する

呼吸困難のある患者の多くが重度の便秘であることが経験される．それは，労作性呼吸困難のため運動量が減少しやすいこと，いきめないことが理由の一部と考えられる．一度便秘になってしまうと，呼吸困難のためにいきめないので，さらに便秘が重症化する，という悪循環に陥る．呼吸器症状がある患者では，特に排便マネジメントを重視しよう．

2 ステロイド

ステロイドは，抗炎症，腫瘍周囲の抗浮腫作用があることから，腫瘍そのものによる呼吸困難などに効果が期待できる．特に，がん性リンパ管症，上

表1 Palliative Prognostic Index（PPI）

PPI		点　数
全身状態（PPS）	10〜20	4
	30〜50	2.5
	≧60	0
経口摂取量*	著明に減少（数口以下）	2.5
	中等量減少（減少しているが数口よりは多い）	1.0
	正常	0
浮　腫	あり	1.0
	なし	0
安静時呼吸困難	あり	3.5
	なし	0
せん妄	あり**	4.0
	なし	0

*消化管閉塞のため高カロリー輸液を施行している場合は0点とする.
**原因が薬物単独，臓器障害に伴わないものは含めない.

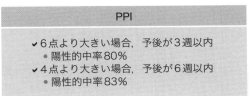

PPI
✓6点より大きい場合，予後が3週以内
●陽性的中率80%
✓4点より大きい場合，予後が6週以内
●陽性的中率83%

（Morita T et al：Support Care Cancer 7：128-133, 1999を参考に作成）

大静脈症候群，がん性胸膜炎，化学療法・放射線治療による肺障害などに使用される.

　徐々に増悪する呼吸困難では漸増法で投与し，急性に増悪するような場合は高用量（例：ベタメタゾン4〜16mg/日）から開始し，徐々に減量する漸減法を用いる.

　ステロイドの効果は，病態により有効な場合と効果が十分得られない場合がある．そのため，1〜3日投与し効果がはっきりしないようなら，増量できるなら増量，増量できないなら副作用とのバランスで減量・中止も検討する（使用方法は，**p.185**「47. ステロイドの具体的な投与方法」参照）.

　また，副作用によるミオパチーにより呼吸筋の機能も低下することが指摘されており，無効な場合には漫然と使用せず，減量・中止する.

3 ベンゾジアゼピン系薬

　がん患者の呼吸困難は不安と関連があるため，不安を合併する場合にはよい適応とされている．具体的には，オピオイドの増量で眠気ばかり出て十分な緩和が得られない場合，またステロイドを併用しても十分な症状緩和が得られない場合には，少量のベンゾジアゼピン系薬を併用する．眠気の増強なく著明な症状緩和が得られることが多い．眠気に注意しながら効果が得られるまで漸増する．

ベンゾジアゼピン系薬の処方例
- ミダゾラム注射：0.25mg/時程度から開始．眠気が不快なら減量，効果不十分なら0.5mg/時→0.75mg/時→と眠気が許容できる範囲で漸増する．レスキュー薬は，いずれのレートでも1回1.5mg，1時間3回までから開始し，効果不十分であれば1回2.5mg，1時間4回程度まで増量
- 経口：ロラゼパム1回0.5mgまたはアルプラゾラム1回0.4mgなど，1日1〜3回
- 上気道の狭窄による呼吸困難（吸気時に喘鳴が聴取される状況）では，上気道の確保ができない状況での呼吸抑制が生じて命取りになる可能性がある．そのため，さらに少量投与とするなど慎重な評価のもとに使用する

4 突発的呼吸困難のマネジメント （表2）

　突発的呼吸困難では，きっかけ，頻度，時間帯などをきちんと評価し対応策を検討する．このような評価なしに，漫然とオピオイドを増量すると傾眠などでQOLを低下させることがあるからである．

a 予測できるもの

　座位での会話や飲食，室内をゆっくり移動する程度ならまあまあ楽だが，排便，入浴や外出などで呼吸困難が増悪する場合には，「予測できる突発的呼吸困難」である．

　この場合には，予防的にオピオイドのレスキュー薬を使用する．また，誘因となる動作や環境に対して，負担軽減が得られるような生活方法を相談・援助する．

表2 突発的呼吸困難のタイプと対処法

突発的呼吸困難のタイプ		例	対処例
①予測できるもの		日常生活動作によるもの 気温などの環境によるもの	● 予防的レスキュー薬 ● 生活動作の変更 ● 生活環境の調整
②予測でき ないもの	不随意な誘 因がある	咳嗽時の呼吸困難	● 咳嗽のマネジメント
	誘因なく生 じる	発作的な呼吸困難	● 時間帯による傾向があれば, 出現 する時間帯に合わせてオピオイド を増量 ● 頻度が高い場合には, オピオイド を増量 ● 頻度が低い場合には, ベンゾジア ゼピン系薬 ● 病態によってステロイド

動作時の呼吸困難の生活指導

　慢性閉塞性肺疾患などで行われている生活指導が, そのままがん患者にも有用なことがある. 負担にならない範囲で指導する（図2）.

　基本は, ①動作をゆっくり行う, ②手すりなどの補助具を利用する, ③動作時は口すぼめ呼吸（鼻から息を吸い, 唇をすぼめてゆっくり吐く）で息を吐きながら動作をする.

- 排便時：通常は息を止めていきむが, 息を止めずに, 口すぼめ呼吸で息を吐きながらいきむ. 洋式トイレを用い, 立ち上がりのための手すりを用いる. 便は軟らかめに下剤を調整するよう指導する.
- 階段昇降の場合には, 1, 2段目で息を吸い, 3, 4, 5, 6段目で息を吐きながら昇降する.

b 予測できないもの

　咳など不随意な誘因で増悪する呼吸困難, あるいは突然何の誘因もなく増悪する発作的な呼吸困難については, 個々に対応を検討する.

- 夜間だけ, 明け方だけ, 午後だけなど, 時間による増悪のパターンがないか評価する. そして, 突発的呼吸困難が特定の時間帯に生じるようであれば, その時間帯にのみオピオイドを増量してみる.
- 時間帯にかかわらず, 1日に何度もあるような頻度が高い場合には, 不快な眠気にならない範囲で定期オピオイドを増量してみる. オピオイドを増量した結果, 不快な眠気が出現し耐性ができない場合には少量のベンゾジ

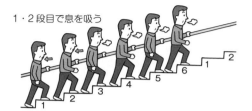

階段昇降

1・2段目で息を吸い，3・4・5・6段目で息を吐きながら，
呼吸のリズムに合わせて昇降する．階段でも<u>口すぼめ呼吸</u>を行う

1・2段目で息を吸う

排便動作

排便時は息を止めていきむのが普通だが，
逆に<u>口すぼめ呼吸</u>で息を吐きながらいきむように指導するとよい．
洋式便器を用い，立ち上がりのために<u>手すり</u>の設置が望ましい

図2 日常生活動作での呼吸法の指導

アゼピン系薬，病態によってはステロイドを組み合わせて調整する．
• 1日に1〜3回など頻度が低い場合には少量のベンゾジアゼピン系薬，病態
によってはステロイドを検討する．

5 症状緩和の保障を行う

呼吸はまさにバイタルサインである．そのため，呼吸困難が死のイメージ，不安や恐怖につながることは容易に想像できる．そして不安と緊張がさらに呼吸困難を増悪させるという悪循環に陥りやすい．そのため，症状緩和のコツは，「必ず楽になりますからね」と症状緩和の保障を行って3つのキードラッグを十分使いこなすことである．

また呼吸困難は，終末期の鎮静を必要とする確率が高い症状である．3つのキードラッグを十分使用しても安静時の呼吸困難が緩和しない状況は，予後の面でも厳しいことが多い．呼吸困難が主な症状となる患者では，将来的に治療選択のひとつとして鎮静を行う可能性を想定して対応することも重要である（**p.296**「70. 持続的深い鎮静前に確認しておく事項」参照）．

64 眠気が強いとき, せん妄のときにすべきこと

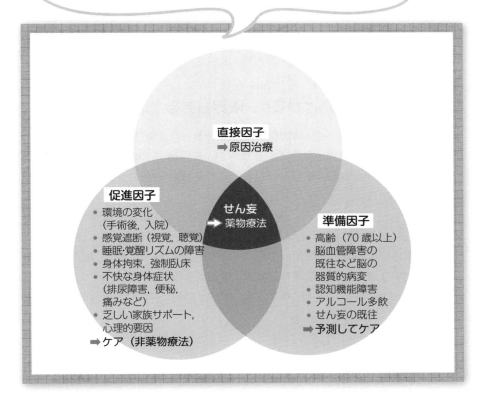

1 まず, 原因を考える

　オピオイド投与中の患者に眠気やせん妄が出現すると, オピオイドが犯人扱いされてしまいやすい. オピオイドの見直しも大切だが, オピオイド以外の原因を考えることも忘れてはならない. これを見逃してしまうと, オピオイドを減量・変更しても当然病状は改善しない.

2 原因の同定方法

　せん妄の原因は, **p.169**の**表1**のようにまとめられる. 眠気もほぼ同じ

と考えてよい．悪心の場合と同様に，カルテを①薬歴，治療歴，②血液検査データ，③画像所見，とチェックしていけば，網羅的にこれらの原因をチェックすることができる．悪心は消化管の状態に注意が必要だが，眠気やせん妄は中枢神経系，全身状態の悪化（低酸素血症，栄養障害）が原因として加わる，と理解すると覚えやすい．

3 原因は複数のことが多く，限界もあるが治療を検討する

　まずは原因に対して，可能な治療がないかどうかを検討することが大切である（図1）．準備因子は改善できないが，直接因子と促進因子については，ひとつでも多くの要因を引き算していくことで眠気やせん妄の改善につながることがある．

　ただし，がん患者では，複数の要因が重なって症状が出現することが多い．特に終末期せん妄*のように，がんが進行し要因が重なった形で症状が出現する場合には，原因治療を行っても効を奏さないこともあり，また病状の悪化を反映しているときには原因治療は行えない．

　＊終末期せん妄：終末期に生じる，治癒不能で回復困難なせん妄

4 症状緩和

　原因治療で症状が改善しそうな単純な症例では，原因治療の効果を待ってもよい．それでも過活動型のせん妄や原因治療に限界が予想される場合には，向精神薬（**p.272**「65．過活動型せん妄の薬物療法」参照）を併用し，1日でもはやく症状緩和が得られるようにしよう．

せん妄の成り立ちと対処法

せん妄は直接因子が原因となり，促進因子や準備因子が重なり症状が増強する．治療にあたっては"直接因子に対する原因治療"と"促進因子に対するケア（非薬物療法）"を行い，必要に応じて"症状緩和としての薬物療法"（**p.272**「65．過活動型せん妄の薬物療法」参照）を行う．

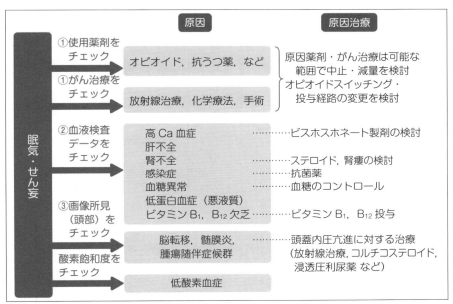

図1 原因を考え，原因治療を検討する

悪心と同様にカルテで①薬剤・がん治療，②血液検査データ，③画像所見，を確認し，原因治療へ進める．終末期では原因が複数あることが多く，またしばしば原因治療に限界がある．

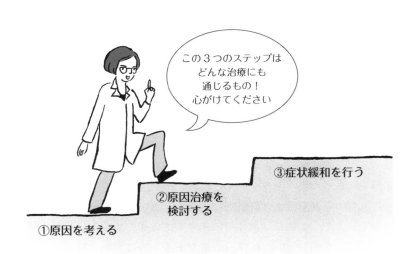

65 過活動型せん妄の薬物療法

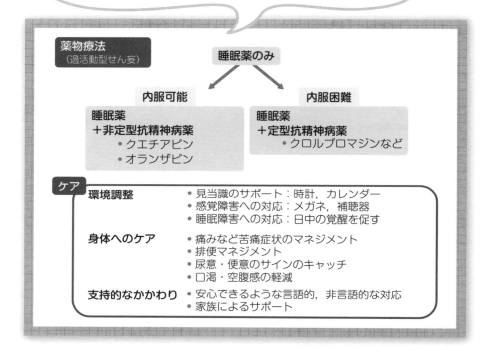

ここでは, 対応に難渋する重度の過活動型せん妄を中心に, 不眠・せん妄の薬物療法について述べる.

1 向精神薬は両刃の剣

　過活動型せん妄の症状緩和では, まず "眠れるようにする" 必要がある. そのために使用されるのが向精神薬である. せん妄に使用される向精神薬は3種類ある. ①睡眠薬 (オレキシン受容体拮抗薬, ベンゾジアゼピン系薬など), ②鎮静系の抗うつ薬 (トラゾドン, ミルタザピンなど), ③抗精神病薬, である. これらの薬剤を使えば睡眠が得られる, つまり過活動型せん妄に効果的である. 一方で, これら鎮静作用のある薬剤はせん妄を惹起したり悪化させたりすることもある, いわば両刃の剣である. 特にベンゾジアゼピン系薬や

鎮静系の抗うつ薬は，せん妄に有効だが，ときにせん妄を惹起する．

　そこで過活動型のせん妄には抗精神病薬が使用される．しかし，抗精神病薬では錐体外路症状を生じる可能性がある（**p.171**「44．これで見逃さない，薬剤性錐体外路症状」参照）．せん妄に対して抗精神病薬を使用している最中に「落ち着きなさ」が増悪してくると，抗精神病薬によるアカシジアなのか，せん妄の増悪なのかの鑑別は事実上困難である．しかも両者の治療方法は逆なので，まさに泥沼状態に陥ってしまう．予後の限られたがん患者においてこのような状態は，まさに「取り返しのつかない事態」となりうる．

2　オレキシン受容体拮抗薬（図1）

　睡眠薬のオレキシン受容体拮抗薬が2014年に登場した．オレキシン受容体拮抗薬は，睡眠薬にもかかわらず転倒リスクが少なく，せん妄の予防や治療にもなるといった報告もある．一方のベンゾジアゼピン系薬は転倒やせん妄の原因になるので，不眠に対しては可能な限りベンゾジアゼピン系薬を避け，オレキシン受容体拮抗薬を中心に使用するのがいまの潮流となっている．

　筆者も不眠にはオレキシン受容体拮抗薬を第一選択としている．ただし，実際にはオレキシン受容体拮抗薬を最大量使用しても眠れないがん患者は多く，この場合には，トラゾドンまたはミルタザピン，最終的にベンゾジアゼピン系薬やクエチアピンの併用が必要となる．

　なお，オレキシン受容体拮抗薬はいずれもCYP3Aで代謝されること，特にスボレキサントは併用禁忌薬があることに注意が必要である．

3　過活動型のせん妄には，まずは睡眠薬で対応する

　以上のように，どの向精神薬を使用しても一長一短あるなかで，過活動型のせん妄で第一に選択する薬剤は何か？　過活動型せん妄の症状緩和で求められるのは，まず目の前の過活動を鎮火し患者が安全に眠れるようにすることである．筆者の経験上，睡眠薬，特にベンゾジアゼピン系薬を適切に十分量使用すれば，ほとんどの場合マネジメントできる．がん患者の重度の過活動型せん妄では，まずは睡眠薬で対応するのが得策である．

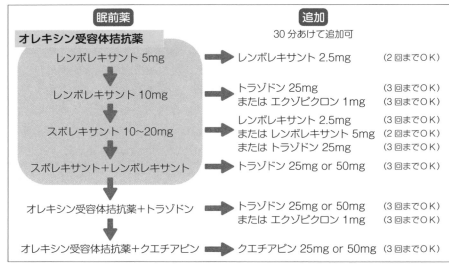

図1 不眠に対する経口睡眠薬の選択の目安

- レンボレキサントを第一選択とする理由は，メタ解析の結果，レンボレキサント10mgがスボレキサント15mg，20mgと比べて睡眠潜時，総睡眠時間，中途覚醒への治療効果が高い傾向が認められたこと，さらに，レンボレキサントのほうが血中濃度の上昇も低下もはやいことから，入眠障害の治療に適していると考えられるためである．筆者は，薬物動態から，入眠障害にはレンボレキサント，中途覚醒にはスボレキサントという位置づけで調整している．
- ベンゾジアゼピン系薬などの先行の睡眠薬を中止すると反跳性不眠が生じることがある．そのため，先行薬は良眠が得られるまで併用し，良眠が得られたら減量中止する．
- トラゾドンの代わりに，ミルタザピンなどを用いてもよい．
- 矢印を飛び越えて対応してもよい．

睡眠薬の使い分け（図2）

不眠には，オレキシン受容体拮抗薬を第一選択とする．一方，重度の過活動型せん妄を発症してしまったら，ベンゾジアゼピン系薬を使うと迅速に対応できる．ただし，ベンゾジアゼピン系薬によりせん妄をきたしてしまう場合には，抗精神病薬を用いる．

4　睡眠薬の選択方法

　　多くの経口の睡眠薬があるが，作用時間により分類すると**図3**のようになる．「せん妄の重症度」と「経口投与の可否」，さらに「現在使用している睡眠薬に対する反応」の3点を勘案して選択するとよい．

不眠 ────────────────────────────────▶ 過活動型せん妄

オレキシン受容体拮抗薬

ベンゾジアゼピン系薬

抗うつ薬（トラゾドン，ミルタザピンなど）

抗精神病薬

図2 **うまくいく向精神薬の使用のイメージ**
不眠は主にオレキシン受容体拮抗薬で対応し，必要に応じて他の向精神薬を併用する．
また，過活動型せん妄になってしまったら主にベンゾジアゼピン系薬で対応し，必要に応じて
他の向精神薬を併用する．

| 睡眠薬 | 抗精神病薬 |

オレキシン受容体拮抗薬
 レンボレキサント
　　　スボレキサント

ベンゾジアゼピン系薬
- **超短時間型**
　エスゾピクロン
　ゾルピデム
- **短時間型**
　リルマザホン
　ロルメタゼパム
　ブロチゾラム
- **中間型**
　フルニトラゼパム
　ニトラゼパム
- **注射**
　ミダゾラム注
　フルニトラゼパム注

抗精神病薬

〝メジャー・トランキライザー〟

非定型　抗精神病薬
　クエチアピン
　オランザピン
　アリピプラゾール

定型　抗精神病薬
　クロルプロマジン
　ハロペリドール（継続的には用いない）

必要に応じて組み合わせて，家族や看護師が対応できる程度に迅速に睡眠コントロール

図3 **過活動型せん妄で用いている主な向精神薬**
過活動型せん妄でベンゾジアゼピン系薬を用いる際は，中間型または注射を選択する．

表1 抗精神病薬の比較

分類	一般名	調節性 半減期(時間)	鎮静 作用	錐体外 路症状	剤　形	代謝酵素* CYP3A4	CYP2D6	等価 用量 **
定型抗精神病薬	クロルプロマジン	31 時間	+++	+++	錠 注射	○		100 33
	ハロペリドール	経口　約24 静注　約4	+	++++	錠 注射	○	○	2 1
非定型抗精神病薬	リスペリドン	約4(活性代 謝物　約20 ~24)	+	++	内用液, OD錠, 錠, 細粒		○	1
	ペロスピロン	約2.3	+	++	錠	○		8
	クエチアピン	約3.5	++	+	錠, 細粒	○		66
	オランザピン	約33	++	+	口腔内崩 壊錠, 錠, 細粒		○	2.5
	アリピプラゾール	約61	+	++	内用液, 錠, 散	○	○	4
	ブロナンセリン	約10~16	−	+++	錠, 散	○		4

*各代謝酵素の阻害薬で抗精神病薬の作用が増強し，誘導薬で作用が減弱することを念頭に置いて投与
　量調整を行う．各代謝酵素の阻害薬，誘導薬は**p.30**の**表2**参照.

**等価用量は経口投与時のものである．クロルプロマジンとハロペリドールについては注射剤について
　も記載した．記載した等価用量は，統合失調症患者を対象として症状改善に要する各薬剤の投与量を
　比較したもので，そのままがん患者のせん妄にあてはめることはできない．また，薬剤ごとに各受容
　体への遮断作用の強さは異なるため，効果や副作用に差異が生じる．実臨床では，薬剤ごとのプロ
　フィールに各患者の個体差も加わることになる．以上のことを踏まえて，等価用量はあくまでも目安
　とする.
　また，経口ハロペリドールのバイオアベイラビリティは約60%であることから，①ハロペリドール
　注：経口ハロペリドール＝1：2，または②経口ハロペリドール×0.625＝ハロペリドール注，など
　とされている.

5　睡眠薬だけではマネジメントが難しい場合に，抗精神病薬を

　　　睡眠薬だけではマネジメントが難しい場合に，抗精神病薬を追加する．ま
　た，ベンゾジアゼピン系薬がせん妄の原因となる場合にはベンゾジアゼピン
　系薬を中止し，抗精神病薬を用いる．従来はハロペリドールなどの定型抗精
　神病薬が使用されてきたが，最近では非定型抗精神病薬が使用される．これ
　は，非定型抗精神病薬は錐体外路症状が比較的少なく（**表1**），せん妄に対
　する効果はハロペリドールと同等だからである.
　　　抗精神病薬を使用する場合には，「ベース薬は抗精神病薬，鎮静の決め手
　はベンゾジアゼピン系薬」というイメージで薬の調整をするとよい.

ⓐ 非定型抗精神病薬によるせん妄治療のコツ

1）薬剤の選択

　調節のしやすさ，鎮静効果の強弱，剤形などで選択する（**表1**）．"調節のしやすさ"とは半減期が短く，毎日増量しやすいということである．血中濃度が定常状態に達するまでの時間は半減期の約3～5倍なので，半減期が短いほうが増量間隔も短く調節性がよいということになる．

　過活動型のせん妄では，1日でもはやいコントロールを得るために毎日増量したいので，半減期の短い薬剤を選んだほうがよい．クエチアピンは半減期が短いので毎日増量でき，かつ鎮静効果も強いので過活動型のせん妄のときに選択するとよい．

2）増量間隔

　薬剤の血中濃度が定常状態になる時間を念頭に置き，症状により数時間～数日ごとに漸増する（**表1**）．

3）投与のタイミング

　一定の時間帯になるとせん妄が出現するような場合には，症状が出現する2～3時間前に投与しておく．一日を通してせん妄が続く場合には，血中濃度が一定に保たれるよう定期投与とする．

4）併用薬

　周囲の者が対応可能な活動レベルになるように，睡眠薬（ミダゾラム，フルニトラゼパムなど）を適宜追加する．

（処方例）

17時：クエチアピン25mg
20時：クエチアピン25mg ±睡眠薬
不眠・不穏時：クエチアピン25mg ±睡眠薬

　翌日は，前日に必要となったクエチアピンと睡眠薬の量を参考に，クエチアピン，睡眠薬を増量する．その後，毎日投与量調整を行う．

薬物投与のコツ

患者の周囲にいる看護師を除いた医療者（医師や薬剤師など）は，つい薬剤を控えめに使用する傾向にある．しかし，せん妄は本人のみならず，そばで直接対応する者にとって非常につらい体験である．したがって，薬物療法や鎮静レベルは介護にあたっている家族や看護師と話し合ったうえで検討することが最も重要である．

6 抗精神病薬の代わりに抗うつ薬という選択肢

　睡眠薬だけではマネジメントが難しい場合，抗精神病薬の代わりに抗うつ薬を使用することも有用である．鎮静作用の強い抗うつ薬として，トラゾドン，ミルタザピン，ミアンセリンなどを睡眠薬に追加する．難治性の不眠にも有用である．

　ただし，上記3剤はいずれもCYP2D6，CYP3A4で代謝されるため，各阻害薬（**p.30**の**表2**参照）との併用で作用が増強することに留意し，投与量を検討する．

<table>
<tr><td>処方例</td></tr>
</table>

①睡眠薬＋トラゾドン25〜50mg，眠前1回
　（不眠時①：睡眠薬＋トラゾドン25mg，不眠時②：睡眠薬＋トラゾドン25mg，
　不眠時③：短時間作用型睡眠薬）
②睡眠薬＋ミルタザピン7.5〜15mg，眠前1回
　（不眠時①：睡眠薬，不眠時②：睡眠薬……）
③睡眠薬＋テトラミド10mg，眠前1回
　（不眠時①：睡眠薬＋テトラミド10mg，不眠時②：睡眠薬＋テトラミド10mg，
　不眠時③：短時間作用型睡眠薬）
翌日は，前日に必要となった睡眠薬と抗うつ薬を参考に眠前薬を増量する．

7 注射剤でのマネジメント：ベンゾジアゼピン系薬

　内服困難，あるいは難治性の場合や迅速な睡眠マネジメントが必要な場合には，ミダゾラムの持続投与（皮下投与または静脈内投与）や，フルニトラゼパムの点滴静注を使用する．痛みに対するオピオイドのタイトレーションと同様に，睡眠薬の必要量を見積もっていくことで，早期にコントロールが得られる（処方例は**p.286**を参照）．

<table>
<tr><td>処方例</td></tr>
</table>

①ミダゾラム*持続注射0.75mg/時，レスキュー1.5mg/回，4回/時まで可（適宜増減）
　*ミダゾラムはCYP3A4で代謝されるため，CYP3A4阻害薬（**p.30**の**表2**参照）との併用で血中濃度が上昇することに留意する．

②フルニトラゼパム2mg＋生理食塩水100mg：小児用点滴セットで1時間程度で点滴静注＊＊．不眠時・不穏時は①を半量30分で点滴静注（繰り返し可）
＊＊注射薬の入眠止めの指示は，かえって中途覚醒が増えてマネジメント不良となり，投与総量も多くなることが経験される．

8　注射剤でのマネジメント：抗精神病薬の注射剤

　ベンゾジアゼピン系薬だけではマネジメントが難しい場合に，抗精神病薬を追加する．

a クロルプロマジン注射

　クロルプロマジンは，ハロペリドールより鎮静作用が強い（**表1**）．一方で，半減期が長いため，はやめの時間に開始し，はやめに中止するのが使用のコツである．

> **処方例**
> - クロルプロマジン注持続皮下投与：16時に開始し，0時に終了（投与量は，1mg/時＝0.2mL/時程度で開始）
> - 眠前：いままで使用していたミダゾラム注などのベンゾジアゼピン系薬の投与を開始
> - 不眠時は，ベンゾジアゼピン系薬のレスキューまたはクロルプロマジン注のレスキューを使用
> - 翌日は，睡眠に要したレスキュー量を計算し，それを目安に投与速度を調整する
> - 循環虚脱などの重篤な副作用を避けるため，クロルプロマジンの静脈内投与は避ける

b ハロペリドール注射

　ハロペリドールは，錐体外路症状が強いわりに鎮静作用が小さいため（**表1**），筆者はあまり用いていない．用いる場合にも，アカシジアを極力避けるため，数日以内の短期間，かつ単回投与にとどめるようにしている．ハロペリドールを数日以上，あるいは持続的に投与することはない．また，過活動型のせん妄になってからでは鎮静作用は弱く役立たないことが多いので，使用する場合にはせん妄になる時間帯より1～2時間前に用いるようにする．

処方例

- せん妄になる1～2時間前にハロペリドール注2.5mgを点滴静注または皮下投与
- 眠前：いままで使用していたミダゾラム注などのベンゾジアゼピン系薬の投与を開始
- 不眠時は，ベンゾジアゼピン系薬のレスキューを使用
- 翌日は，睡眠に要したベンゾジアゼピン系薬のレスキュー量を計算し，それを目安に投与速度を調整する

参考文献

1) Kishi T et al：Evidence-based insomnia treatment strategy using novel orexin antagonists：A review. Neuropsychopharmacol Rep **41**：450-458, 2021
2) Leucht S et al：Comparative efficacy and tolerability of 15 antipsychotic drugs in schizophrenia：a multiple-treatments meta-analysis. Lancet **382**：951-962, 2013
3) Lonergan E et al：Antipsychotics for delirium. Cochrane Database Syst Rev **18**：CD005594, 2007
4) Van Putten T et al：Akathisia with haloperidol and thiothixene. Arch Gen Psychiatry **41**：1036-1039, 1984
5) 稲垣　中ほか：新規抗精神病薬の当価換算（その5）．臨床精神薬理 **11**：887-890, 2008
6) 融　道男：抗精神病薬の種類と特徴：抗精神病薬．向精神薬マニュアル，第3版，医学書院，p.34-92，2008

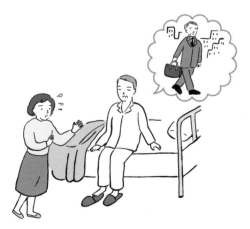

せん妄は周囲で直接対応する人にとってつらいものである．
薬物や鎮静レベルは家族や看護師と話し合う必要がある

66 睡眠マネジメントは症状緩和の土台

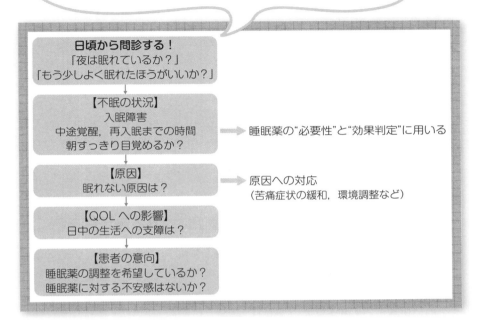

日頃から問診する！
「夜は眠れているか？」
「もう少しよく眠れたほうがいいか？」

【不眠の状況】
入眠障害
中途覚醒, 再入眠までの時間
朝すっきり目覚めるか？
→ 睡眠薬の"必要性"と"効果判定"に用いる

【原因】
眠れない原因は？
→ 原因への対応
（苦痛症状の緩和, 環境調整など）

【QOLへの影響】
日中の生活への支障は？

【患者の意向】
睡眠薬の調整を希望しているか？
睡眠薬に対する不安感はないか？

1 睡眠マネジメントと症状緩和は密接に関連している

　　がん患者は, 心身の苦痛から不眠となることが多い（**表1**）. そして, 夜眠れない状態が続くと, 苦痛を強く感じやすくなったり日中の倦怠感や眠気が強くなるなどQOLの低下を招く. 特に, オピオイドを使用している患者が日中の眠気を訴えると, 患者も医療者も「眠気はオピオイドのせい」と誤解し, 必要量までオピオイドを増量できず鎮痛が得られないことになる. ましてや「日中眠気があるので睡眠薬は使用しないほうがいい」となると, いつまでたっても苦痛は緩和しない. 本来は, 適切な睡眠マネジメントを行うことで日中の眠気を改善し, 十分なオピオイド増量を行えるようにすべきである. また, 日中の眠気は, 思考力・活動性の低下から体力低下や不安につながることもある.

　　このように, 睡眠マネジメントは, 症状緩和を行ううえで土台のようなものである.

表1 がん患者の不眠の原因

1. **十分に治療されていない症状**
   痛み，呼吸困難，悪心・嘔吐，不随意運動（ミオクローヌスなど），かゆみ，失禁，下痢
   など

2. **睡眠を妨げる刺激**
   光，室温，音，頻尿

3. **精神症状**
   不安，抑うつ，せん妄

4. **心理的要因**
   心配ごと，悪夢，死への恐怖

5. **薬物，その他**
   利尿薬，コルチコステロイド，カフェイン，交感神経作用薬，アルコール（深夜のリバウ
   ンド的な覚醒），昼間の睡眠など

2 睡眠について必ず問診する：睡眠に対する満足度を聴く

　　不眠は，患者自らが訴えない限り見過ごされてしまいやすい．一方の患者
は，一定程度眠れていれば，もうすこし眠りたいと思っていても，満たされ
ないニーズを伝えないことは多い．そこで，医療者側から睡眠について日常
的に問診することが重要になる．

　　通常医療者は「夜眠れているか？」と質問するが，それに対して患者が
「眠れている」と答えたとしても，必ずしも満足な睡眠がとれているとは限
らない．そこで，「もうすこしよく眠れたほうがいいということはないか？」
と質問すると満足度を知ることができる．

3 不眠の状況を問診する

　　患者の夜間の状況を把握することで，はじめて"睡眠薬の必要性"を判断
することができる．これには，入眠障害，中途覚醒，熟眠障害といった不眠
の状況を問診することが役立つ．また，中途覚醒は残存したが入眠障害は改
善したなど，こまかく睡眠の状況を把握することで"睡眠薬の効果判定"が
可能となり，適切な薬剤調整にも結びつく．

4 不眠の原因について問診する

加えて，不眠の原因（**表1**）を問診する．何らかの原因があれば，対応するケアや薬物による症状緩和を行うことで容易に睡眠障害が解消することもある．しかし実際には，原因に対するアプローチだけでは眠れないことも多く，しばしば睡眠薬が必要となる．そして，夜眠れることによって，原因となっている苦痛症状が緩和することも多い．

5 QOLへの影響，患者の意向を問診する

日中の生活への影響，どのような対処を望んでいるのかを問診したうえで対応する．

> **不眠の問診例**
> ● **不眠の状況：**
> 「（入眠障害）なかなか寝つけないですか？」
> 「（中途覚醒）夜途中で起きてしまいますか？　目が覚めたあと，すぐ眠れますか？」
> 「（熟眠障害，持ち越し効果）朝はすっきり目覚めますか？」
> ● **不眠の原因：**
> 「眠れない理由は何かありますか？」
> ● **患者の希望：**
> 「眠れないのは，つらいですか？」と不眠に対する苦痛について尋ねる
> 「眠れないことで，何か日中の生活に影響がありますか？」
> 不眠の苦痛があり睡眠薬が必要と思われるとき「寝つきをよくしたり，ぐっすり熟眠できるお薬を飲んだほうが体力の回復のためにもよいと思いますが，いかがですか？」

6 睡眠薬をめぐる葛藤

睡眠薬を提案しても患者が拒否し，医療者が葛藤する場面がしばしばある．患者が拒否する理由としては，"睡眠薬に対する抵抗感"が多いが，"患者が睡眠薬の必要を感じていない"のに医療者側が葛藤している場合も意外と多い．

a "睡眠薬の必要を感じていない"場合

眠れていなくても患者にとってはそれほど苦痛ではないとか，それまでの睡眠習慣に照らし合わせると十分な睡眠量であったりすることもある．このような場合には睡眠薬は必要なく，患者の意向に合わせる．

b "睡眠薬に抵抗感"を持っている場合

「睡眠薬を拒否したときの3つの質問」を行ってみる．不眠の苦痛や生活への支障を引き出して，それを意識づけ，不眠を改善したいという気持ちを共有する．さらに，睡眠薬に対する過去の経験や不安感についても聴き，そのうえで患者にとって安心が得られるような睡眠薬の説明を行う．不安がある患者にとっては，自分個人に注意を向けて対応してもらえたことへの安心感は大きい．不安と睡眠は密接な関係があるので，安心して睡眠薬を服用できるような対応も腕のみせどころである．

一方で，夜間苦痛を訴えながら長時間覚醒しているなど，医療者からみて睡眠薬を使用したほうがよいと判断されるが，患者が睡眠薬に抵抗感を持っている場合がある．終末期では，"起きられなくなるのではないか"といった，眠る／眠らされることへの不安が強いこともあり，患者の意向に沿うケアが求められることも多い．

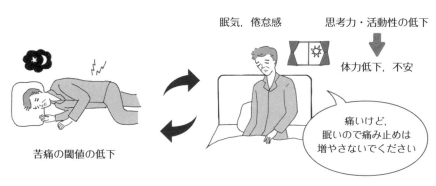

症状緩和において睡眠マネジメントは必須

67 注射剤による睡眠コントロール

普段の睡眠コントロール
(不眠の原因に対する対応はしていることが前提)

⬇ ベンゾジアゼピン系薬を活用

ミダゾラムでコントロールが得られなかったら
フルニトラゼパムへ変更または併用

それでも
睡眠が得られない
場合

➡ ベンゾジアゼピン系薬の耐性
➡ 苦痛下における GABA の枯渇？

そんな場合は　バルビツール系薬剤の使用を検討

　病状が進行し苦痛が増強すると，内服が困難になるだけでなく，苦痛のため不眠となりやすい．このような状況では，睡眠コントロールが十分行えるかどうかが患者の幸・不幸を二分するといっても過言ではないが，注射剤の睡眠薬を使いこなせると大きな力となる．

1　普段の睡眠コントロール：ベンゾジアゼピン系薬の活用

　普段は，ベンゾジアゼピン系薬のミダゾラムやフルニトラゼパムの点滴静注を行うことで睡眠コントロールは得られる．ミダゾラムで効果が不十分な場合には，フルニトラゼパムを追加することで対処できることが多い．

　終末期で静脈ラインがとれないときでも，ミダゾラムまたはフルニトラゼパム 0.3〜0.5mL を皮下注，不十分なときは追加投与，あるいは持続皮下注

することで睡眠が得られることが多い.

皮下注ルートの処方例

・単回投与

①ミダゾラム1回1.5〜2.5mg（0.3〜0.5mL）皮下注，1時間に2回まで投与可
②フルニトラゼパム1回0.6〜1.0mg（0.3〜0.5mL）皮下注，1時間に1回まで投与可

①，②のいずれかひとつを選択.呼吸状態が悪い患者では，いずれの薬剤も少量から開始し効果をみながら増量する.患者ごとに睡眠や翌日の持ち越し効果に対する満足度を尋ねながら，投与時間や投与量を調整する.ベンゾジアゼピン系薬の使用歴のない患者の場合は，①を1回投与するだけで朝まで良好な睡眠が得られることも多い.①が頻回に必要な場合には，午前1時まではフルニトラゼパムを，午前1時以降は日中に眠気が残らないようにミダゾラムを優先して使用するといった工夫をする.

・持続投与：単回投与ではコントロールが得られない場合に行う

③夜間の持続皮下注：ミダゾラム0.75mg（0.15mL）/時〜4mg（0.8mL）/時くらいまでレスキューとして①または②を使用

翌日は，睡眠に要したレスキュー量を計算し，それを目安に投与速度を調整する.投与速度は，ベンゾジアゼピン系薬の使用歴がある患者や苦痛が強い場合には多めに，そうでない場合には少量から開始する.

2 それでも眠れず，苦痛が激しいとき：バルビツール酸系薬の活用

a バルビツール酸系薬が効く理由

ベンゾジアゼピン系薬を増量してもいっこうに睡眠コントロールが得られず，睡眠確保に難渋することがある.これはベンゾジアゼピン系薬の耐性の問題だけではなく，ベンゾジアゼピン系薬の薬理作用も影響していると考えられる.

ベンゾジアゼピン系薬は，脳内のGABAを介し鎮静作用を発揮する.ところが痛みのある状況下では脳内のGABAが枯渇しているため，ベンゾジアゼピン系薬を投与しても鎮静が得られにくい.これに対してバルビツール酸系薬はGABAを介さず鎮静作用を発揮するので，たとえ苦痛があってGABAが枯渇していても鎮静効果を生み出せるのである.このようにして，ベンゾジアゼピン系薬が効かない場合でも，バルビツール酸系薬を用いることで睡眠コントロールが期待できるというわけである.

b フェノバルビタールという選択肢

　　フェノバルビタールの半減期は数日と長いため，持ち越し効果がQOLを低下させないように適宜減量または中止，投与時間をはやめるなどの調整を行う必要がある．このように使い方にコツが必要で苦肉の策といえるが，睡眠効果が得られるので選択肢として必要である．

（処方例）

①フェノバルビタール1回30～50mg（0.3～0.5mL）から開始（入眠する1～2時間前）し，1回最大100mg（1mL）まで．3～4日続けて投与していると蓄積効果により日中の眠気につながることが多い．この場合には，減量またはいったん中止する

②①の方法で，睡眠に必要な投与量がわかれば，夜間のみ持続投与にしてもよい．
一晩の睡眠確保に100mg必要な場合，19～24時の5時間：20mg/時，持続皮下注

🔖 参考文献

1) 葛巻直子ほか：慢性疼痛と不安/睡眠障害：痛み刺激による脳内感作．日緩和医療薬誌 **2**：33-37, 2009
2) Narita M et al：Sleep disturbances in a neuropathic pain-like condition in the mouse are associated with altered GABAergic transmission in the cingulate cortex. Pain **152**：1358-1372, 2011

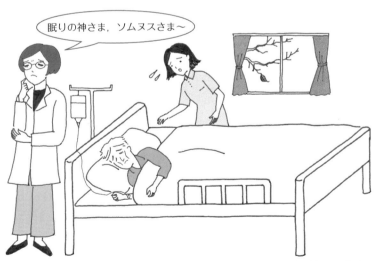

終末期，苦痛が強くてベンゾジアゼピン系薬では眠れない場合の選択肢を持っておくことも必要

Ⅳ 鎮 静

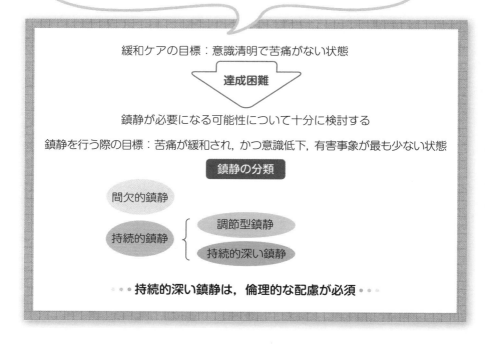

緩和ケアの目標：意識清明で苦痛がない状態

達成困難

鎮静が必要になる可能性について十分に検討する

鎮静を行う際の目標：苦痛が緩和され，かつ意識低下，有害事象が最も少ない状態

鎮静の分類

間欠的鎮静

持続的鎮静　調節型鎮静　持続的深い鎮静

・・・**持続的深い鎮静は，倫理的な配慮が必須**・・・

　普通の状態，つまり“意識清明で苦痛がない状態”を目指して緩和ケアは行われる．鎮静をせずに苦痛の緩和が行えるのであれば，それに勝るものはない．しかし，がんの終末期では苦痛緩和のために鎮静が必要になることがある．ここでは，適切な鎮静のために押さえておくべき基本について整理する．なお，夜間の睡眠コントロールは一般に鎮静には含めない．

1　鎮静の分類

　日本緩和医療学会における苦痛緩和のための鎮静は，「治療抵抗性の苦痛を緩和することを目的として，鎮静薬を投与すること」と定義されている．鎮静薬の投与方法によって，「間欠的鎮静」と「持続的鎮静」とに大別され，さらに持続的鎮静は，「調節型鎮静（proportional sedation）」と「持続的深

パターン1　間欠的鎮静 　不十分　 調節型鎮静 　不十分　 **持続的深い鎮静**

パターン2　**「持続的深い鎮静」**を最初から選択

条件

- 患者の苦痛が強く，治療抵抗性が確実
- 死亡が数日以内と予測される
- 持続的深い鎮静でなければ苦痛が緩和されないと見込まれる
- 患者の意思に沿っている

図1　鎮静の道すじ

い鎮静（continuous deep sedation）」に区別される．

「間欠的鎮静」とは一定期間意識の低下をもたらしたあとに薬剤を減量・中止して，意識の低下していない時間を確保する鎮静で，「持続的鎮静」とは持続的に鎮静薬を投与することを指す．

「調節型鎮静」とは，苦痛の強さに応じて苦痛が緩和されるように鎮静薬を少量から調節して投与することを指す．鎮静薬の投与量調整は意識レベルではなく「苦痛の強さ」によって行うため，コミュニケーションが確保される可能性が残されている．

一方，「持続的深い鎮静」は，中止する時期をあらかじめ定めずに，深い鎮静状態とするように鎮静薬を投与することを指す．鎮静薬の投与量調整は「意識レベル」であるため，確実な苦痛緩和が得られる反面，コミュニケーションはできなくなる．持続的深い鎮静を開始しても，苦痛が再燃せず患者の不利益とならないと考えられる場合には鎮静薬を減量・中止する．

2　鎮静の道すじ（図1）

通常，まずは間欠的鎮静を行う．間欠的鎮静でも苦痛が緩和できない場合に調節型鎮静，それでも苦痛緩和が得られない場合に持続的深い鎮静を検討するという順になる．

a パターン1：間欠的鎮静から，順に

夜間の睡眠薬などを使用し，間欠的に数時間深く鎮静する．覚醒したときに「楽」であれば，患者の希望時に，この間欠的鎮静を行う．しかし，覚醒してしまうと「つらい」ということであれば，患者と話し合い「調節型鎮静」へ変更する．逆に，「調節型鎮静」を先に行い，必要なら「間欠的鎮静」を併用していくこともある．

これらの対処でも「つらい」となれば，はじめて「持続的深い鎮静」を検討する．「持続的深い鎮静」になると患者は意思表示ができなくなるので，実施にあたっては患者・家族との十分な話し合いが必須となる（**p.296**「70. 持続的深い鎮静前に確認しておく事項」参照）．

b パターン2：条件を満たすなら，いきなり「持続的深い鎮静」も

実際の臨床では，余命が数日以内の状況で急速に苦痛が強くなり，いきなり「持続的深い鎮静」が必要となることがある．条件は，苦痛が耐えがたく治療抵抗性で，ほぼ確実に数日以内に死亡すること，また患者の「持続的深い鎮静」への意思が明らかで，他の鎮静方法では苦痛緩和ケアが得られないと予測される場合である（**図1**）．このような緊急の場合でも患者・家族との十分な話し合いは必須である．手間取ると患者の苦痛が長引いてしまう．そうならないよう日頃から鎮静の可能性を念頭に置いて，はやめに患者や家族と話し合っておけるとよい（**p.296**「70. 持続的深い鎮静前に確認しておく事項」参照）．また，患者の意思は明らかだが，家族の同意を得るのに時間を要するなら「間欠的鎮静」を行い，患者の苦痛が最小限になるよう対応する．

参考文献

1）日本緩和医療学会（編）：がん患者の治療抵抗性の苦痛と鎮静に関する基本的な考え方の手引き2018年版，金原出版，2018

69 鎮静の方法

ベンゾジアゼピン系薬を使用
（フェノバルビタールはベンゾジアゼピン系薬で不十分な場合に使用）

評価項目

- 治療効果……苦痛の程度，意識水準
- 有害事象……せん妄，呼吸抑制，循環抑制，舌根沈下

目標 投与量を漸増・漸減して目標へ

苦痛が緩和され，かつ有害事象が最も少ない状態

👉 **常に念頭に置くこと**

- 鎮静以外の方法で苦痛が緩和される可能性はないか
- 家族の希望に変化はないか

　前項の「鎮静の基本」を踏まえ，ここでは鎮静の方法について具体的に述べたい．

1　鎮静薬の使用方法

　鎮静薬としては，ミダゾラム，フルニトラゼパムなど普段から睡眠薬として使用するベンゾジアゼピン系薬を用いる．また，これらで十分な鎮静が困難なときにはフェノバルビタールを使用することもある．

　ハロペリドールなどの抗精神病薬は，せん妄以外では使用しない．ハロペリドールを数日以上使用した場合には錐体外路症状は必発であり，一見眠っているようにみえても，患者は体が動かずつらい状態に置かれているかもしれないからである．

a **「間欠的鎮静」の方法**

　あらかじめ，患者に「何時まで眠りたいですか？」と確認しておき，その

時間帯は眠れるように薬剤を調整する．鎮静薬の効果は，薬剤に対する反応や苦痛の軽重などにより異なるので微妙な調整が必要である．1回でうまく調整できなくても，次回に活かすように薬剤の投与時間と投与量，睡眠について観察し記録に残しておこう．

投与例

- ミダゾラムまたはフルニトラゼパム0.3〜0.5mL/回を皮下注または点滴静注（ミダゾラムの持続投与を併用してもよい．投与量は下記を参照）

b 「調節型鎮静」の方法

調節型鎮静は，苦痛緩和が得られることを目標に鎮静薬を増減量する．そのため，半減期が短いミダゾラムが調節性もよく蓄積しにくいので使い勝手がよい．ミダゾラムの半減期は2〜6時間なので，定常状態になるのは理論上6〜30時間であることを念頭に置き，用量を増減する．

投与例

- 普段，睡眠薬を使用していない患者は，ミダゾラム原液を0.25mg/時から持続皮下注または持続静注で開始
- 睡眠薬を使用している患者では，ミダゾラム原液を0.25〜0.75mg/時くらいから持続皮下注または持続静注で開始，適宜調整

c 「持続的深い鎮静」の方法

ミダゾラムの持続投与を増量する．必要に応じて適宜，頓用でフルニトラゼパムを併用する．筆者はミダゾラム4mg/時を最大量とし，フルニトラゼパムを併用しても十分な鎮静が得られなければフェノバルビタールを使用することがある．

フェノバルビタールを持続的に使用する場合，まず苦痛緩和に十分な量を使用し，適切な鎮静が得られたあとに減量する方法をとる．また最初は鎮静が得られにくいので，それまで使用していたミダゾラムなどは継続し，適切な鎮静が得られたあとにミダゾラムなどを漸減，中止する．

たとえば，フェノバルビタールを20〜40mg/時，持続皮下注から開始した場合には，適切な鎮静が得られたら6〜12時間ごとに10mg/時ずつ減量，ミダゾラムなども漸減する．適切な鎮静が得られなくなるようなら，再びフェノバルビタールまたはミダゾラムを増量し，適宜調整する．

フェノバルビタールは持続的に使用すると蓄積性があるため，予後が限られている場合は再び覚醒しない可能性を念頭に置くべきである．

2　鎮静開始後にすべきこと

「苦痛が緩和され，かつ有害事象が最も少ない」を目標に，治療効果と呼吸・循環抑制といった有害事象を定期的に評価し，投与量の微調整を行う．また，鎮静以外の方法で苦痛が緩和される可能性がないか，家族の希望に変化がないかについて，鎮静後も続けて確認を行おう．

3　鎮静の施行率について

鎮静の施行率は，報告により1％以下から60％以上まで大きな差がある．そもそも報告により鎮静の定義が多様であるため，各報告で頻度を比較したり平均値をとったりする意義は乏しい．また，こうした定義や対象患者の違いだけでなく，医療者側の多様性も影響するものと思われる．たとえば，意識清明でどこまで症状緩和ができるかという技術的な問題で施行率が高くなる場合もあるし，患者の苦痛を十分キャッチしていないために施行率が低い場合，さらにオピオイドなどを多めに使用した"傾眠の緩和ケア"が行われているため施行率が低い場合などである．現場において大切なことは，日頃から患者が「何に苦しみ，何を望んでいるのか？」ということを直接患者に聴きながら，患者の望む症状緩和を行い，そして必要性を十分検討したうえで，意識低下と有害事象が最小の方法で鎮静を行うことである．

🔍 参考文献

1) 日本緩和医療学会（編）：がん患者の治療抵抗性の苦痛と鎮静に関する基本的な考え方の手引き 2018年版，金原出版，2018

70 持続的深い鎮静前に確認しておく事項

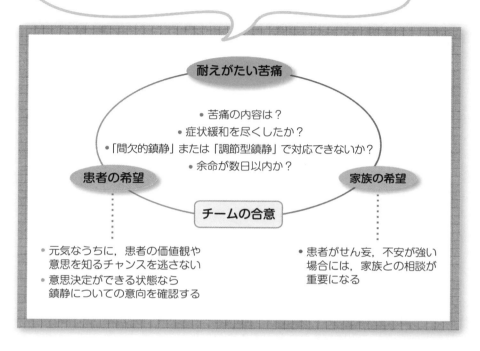

　「持続的深い鎮静」下では，"コミュニケーション"や"意思表示"ができなくなるので，患者・家族との十分な話し合いが必要となる．具体的なチェック項目を**表1**に示す．

表1 持続的深い鎮静前のチェック項目

1. 苦痛の内容は？　耐えがたい苦痛かどうか？

2. 持続的深い鎮静以外に対処方法がないか？
 ● 症状緩和を尽くしたか？
 ● 間欠的鎮静，調節型鎮静で対応できないか？

3. 予測される余命は数日以内か？

4. 患者・家族の意向は？

5. チームで合意が得られたか？

1 苦痛の内容は耐えがたいか／鎮静以外に対処方法が ないか

　苦痛が呼吸困難なのか，倦怠感なのか，痛みなのか，悪心なのか，などが確認されていないことがある．患者の訴える「つらい」「痛い」がどのような身体症状に相当するのか，患者に確かめる必要がある．苦痛の内容が明らかになることで，対応方法がみつかることもあるからである．苦痛の内容が明確になったら，鎮静以外の症状緩和の手段がないか，治療を尽くしたかをもう一度，確認しよう．

苦痛の内容を確かめるコツ
「どんなふうにつらいのか？」と患者に直接尋ねよう．「痛い」と表現されたら，どこが痛いのか，部位を確認する．
［例］ がんそのものの痛みではなく，るいそうに伴う骨突出部（仙骨，肩甲骨，上前腸骨棘など）の痛みのことがある．また「全身」という訴えであれば，「全身がだるいという感じですか？」と聞き直してみると，痛みではなく倦怠感であることがわかることもある．

2 予測される余命

　「持続的深い鎮静」が必要となるのは，通常は余命が数日以下になってからである．それ以上の余命が予測される場合で耐えがたい苦痛があれば，症状緩和について専門家にコンサルテーションしよう．

　予測される余命が長いのに，患者が「もう眠りたい」「終わりにしたい」などと鎮静を希望する場合には，抑うつを疑うことも大切である．抑うつの強い患者では，少量のベンゾジアゼピン系薬の持続投与が有用である（ミダゾラム持続皮下注6mg/日から開始）．また「死期が迫っている」「死にたくない」などのスピリチュアルペインの表現である場合も多く，その場合には傾聴やそばにいるなどのケアが大切なことはいうまでもない．

3 患者・家族の意向

a 患者の希望

1) 元気なときから「鎮静」を意識する

　日頃から，最終的に「鎮静」が必要となる可能性を念頭に置き，患者の意思や価値観を知るチャンスを逃さないようにしよう.

チャンス1

- 患者が「死ぬときの苦痛」の話題に触れたとき

　「家族が最期苦しんで亡くなりました」「最期は苦しいだろうけれど……」など，最期は苦しむのではないかという不安が表出されたとき，鎮静という対処方法があることを伝え，それに対する希望について尋ねる.

チャンス2

- 患者が「死」に関する話題に触れたとき

　たとえば，「こんなふうに死ねたらいいなぁ」などと患者が言ったときに「それは苦痛がなく最期までいけたらということですか？」など，もし鎮静が必要な状況になったら希望するかどうかについて意思確認をしておく. また，「ご家族はあなたのそういう思いを理解していますか？」などと，家族へ意思を伝えておくことを促す.

> **会話を深めるコツ**
> 信頼関係のある患者なら「これだけはやっておきたい，というようなことはありますか？」などと尋ねてみる. 心理状態や，対話者との関係によって反応は様々だが，患者の価値観，人生観，死生観を知るきっかけになる会話ができることがある.

2) 鎮静直前の意思確認

　患者が意思決定できる状態であれば，必ず確認を行おう. 「つらさを和らげられるなら，眠気が強くなってもよいと感じていますか？ それとも，眠くなるのは困ると思いますか？」「眠くなりますが，よろしいですか？」などと尋ねる.

　患者によっては，すこし待ってほしい事情があることもある. たとえば，家族にこれだけは伝えておきたい，会いたい人がいるなどである. その場合

開催日 令和　　年　　月　　日（　　回目）

患者名 _____　　　　参加者（自筆）_____

1. 開催目的
　　□今、対応が必要なため　　　　　　　　　□今後に備えて

2. 治療抵抗性の苦痛（複数回答可・順位をつける）
　　全身倦怠感　呼吸困難　痛み　精神的・実存的（スピリチュアルな）苦痛
　　過活動型せん妄（強度のせん妄・活発な動きのある意識障害）　その他（　　　　　　　　）

3. 鎮静以外の緩和方法がないことへの判断
　　鎮静以外にない（　　名）　　他の緩和方法がある（　　名）具体的方法 _____
　　わからない（　　名）

4. 予測予後
　　□時間単位　　　□日単位　　　□日〜週単位　　　□週単位
　　PPI（　　点）　　PaPスコア（　　点：最終採血データ　　月　　日）

5. 同意の有無・・・・・・鎮静についての詳細な説明にもとづいた同意
　　本人：同意　拒否　決断困難　未確認　●患者の意向_____
　　　　　確認困難（直面困難・認知症・意識障害・その他　　　　　　　　　　　　　　）
　　家族：同意　拒否　決断困難　未確認　●家族の意向_____
　　（同意を確認した家族（時期）　_____　_____　_____　_____

6. 実施する場合の鎮静の分類
　　鎮静水準：深い鎮静　　　調節型鎮静
　　鎮静様式：持続的鎮静　　間欠的鎮静　　間欠的⇒持続的

7. 鎮静に関するスタッフの意見
　　賛成（　　名）　反対（　　名）　決断困難（　　名）

8. 使用予定の鎮静薬
　　□ミダゾラム　　（持続　間欠的　その他（
　　□フルニトラゼパム（持続　間欠的　その他（
　　□フェノバルビタール（持続　間欠的　その他（
　　□クロルプロマジン　（持続　間欠的　その他（　　　　　　　記録 _____

図1 「鎮静に関する検討会」書式例

患者や家族に対して，以下のことを説明し，理解してもらうことが大切である．鎮静について，①患者にとって耐えがたい苦痛が出現しており，②苦痛そのものは一般的な医療や看護行為では治療できないものであるが，③鎮静といって，意識レベルを低下させる薬剤を使って苦痛を感じにくくすることはできること，④しかし，鎮静によって患者はウトウトした状態になり，これまでのように話したり食事をしたりすることはできなくなること，⑤鎮静開始後も状況によっては薬剤の量によって意識レベルを調整することはできること．

には，事情が速やかにクリアされるために，家族への橋渡しが必要になる．

せん妄，死への不安が強い人で，このような確認が不適切な場合には，家族と話し合う．

b 家族の希望

　本人の意思が最も尊重されるべきであるが，本人の意思の確認が難しい場合には，家族と話し合い，本人の価値観に照らし合わせてチームで検討する（**p.301**「71．鎮静について家族へどのように説明したらよいか」参照）．

4　チームによる判断

　意思決定は医療チームの合意として行う．**表1**のような項目について多職種でカンファレンスを行う．その際に，**図1**のような書式を用いて行うと，医療スタッフの意見が集約されやすく，また課題が明確化され対応策を検討するのに役立つ．

参考文献

1) 日本緩和医療学会：がん患者の治療抵抗性の苦痛と鎮静に関する基本的な考え方の手引き 2018年版，金原出版，2018

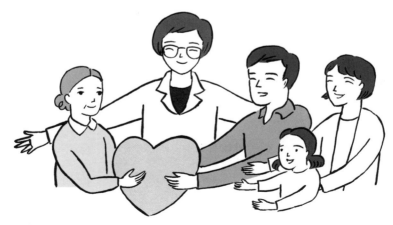

医療者が必要に応じて，"患者の思いを家族に伝える橋渡し"となる

はやい段階で説明する

• 「迅速な対応」と「心の準備」につながる

鎮静の方法について説明する

• いきなり「持続的深い鎮静」を行うのではなく，「間欠的鎮静」や
「調節型鎮静」をまず行うこと．ただし苦痛が強い場合には，短期間で
コミュニケーションができなくなる可能性についても伝える

鎮静薬について説明する

• 家族が安心できる「説明」と「鎮静薬の調整」を行う

患者が意思決定できない場合

• 意思決定の責任は家族に負わせるのではなく，医療チームが共有する

患者と家族の希望が異なる場合

• 家族の疲労に考慮する
• 家族内で意思決定できるメンバーを確認する
• 家族の悲嘆を傾聴する

---

1 はやい段階で説明を

　余命が週単位以内と予測されるすこしはやめに，"鎮静が必要になる可能性"について家族に伝えておく．

a 迅速な対応のために

　鎮静が必要となる時期は，突然やってくることも多い．あらかじめ伝えておくことで，いざ鎮静が必要なときに家族と円滑に話し合い迅速に対応できる．家族の希望を聴くとともに，鎮静が必要になったときに「家族間でどう判断するか？」「連絡するメンバーは誰か？」などを話し合っておいてもらう．

b 心の準備のために

　鎮静の話題は家族にとって，患者との別れを実感することにつながる．そ

のことで，心の準備や悔いのないかかわりを考え直すきっかけになる．その意味でも鎮静が必要になる切羽つまった時期ではなく，一歩手前の段階で話しておく意義は大きい．

2 鎮静の方法について説明する

通常は，まず「間欠的」または「調節型鎮静」を行いコミュニケーションがとれるレベルにとどめておくが，苦痛が非常に強い場合には，短期間のうちに「持続的深い鎮静」に移行することもあることを伝える．また，目的はあくまでも「眠らせること」ではなく，「患者の希望に沿うこと」や「患者にとっての苦痛が和らいで過ごせること」であり，「間欠的」または「浅いレベルの調節型鎮静」で苦痛が和らぐ場合も多いこと，また鎮静を行わずに苦痛なく最期を迎える可能性もあることを伝える．

3 鎮静薬について説明する：家族が安心して選択できる説明を

鎮静は余命の短縮を意図するものではなく，鎮静薬は余命を短縮しないために使用されるべきである．もちろん，鎮静薬は副作用として呼吸循環器系抑制を起こしうるが，それが起こらないように必要最小限の投与量で，苦痛緩和が得られるように努める（**p.293**「69．鎮静の方法」参照）．

もし「鎮静すると寿命が短くなるが，鎮静しますか？」という説明をされたらどうだろうか．「鎮静を選べば寿命を短くし，選ばなければ苦しめてしまう」と，いずれを選択しても悔いが残ってしまう．

説明例

「病状の変化がはやい時期なので，薬を使用したことで一見，死期がはやまったようにみえることがあるかもしれません．でも，鎮静をすることで寿命が短くならないように，苦痛が和らぐ最小限の薬を調節しますので，ご安心ください」

4 患者が意思決定できない場合

　せん妄や死に対する不安が強い場合には，患者に意思の確認を行うことは難しい．その場合には，患者の価値観や以前に患者が表明していた意思に照らし合わせて，「現在の状態で患者が何を希望するか」について家族とともに慎重に検討する．

　その際に大切なのは，意思決定の責任を家族に負わせないという配慮である．家族には患者の意思を推測してもらうが，意思決定は"医療チームが責任を共有する"ことを明確に伝える．そうでないと，家族が患者の死後に「自分の判断はよかったのだろうか？」などと悔やむことにつながるからである．

説明例

　「もしご本人がお元気な状態でしたら，いまの状態でどのような対処を希望されるでしょうか？ 以前に何かおっしゃっていたことなど，ありますか？」
　「"ご家族の方だけで決めてください"ということではありません．ご家族のお考えを伺ったうえで，一番よい方法をいっしょに考え，責任を持って対応いたします」

5 患者と家族の意向が異なる場合

　患者と家族の意向が異なる場合でも，「患者の意思」を尊重するのが原則である．判断が難しいことも多いが，この時期は病状が日単位で変化するので，日々病状や家族の心情の変化に柔軟に対応していく．

a 家族がはやめの鎮静を希望する

　これまで全力で介護をしてきたため，あるいは家族が高齢や病気のため，疲労が強く，はやめの鎮静を希望することがある．この場合には，家族が安心して医療者にケアをゆだね，帰宅して心身の休息がとれるよう配慮する．そのうえで，鎮静については改めて機会を設けて話し合う．

b 家族が鎮静を拒否する場合

　家族の強い悲嘆や自責の念が背景にあることが多い．家族の傾聴に努め，家族が患者の意思を尊重できるよう援助しよう．そして，家族が患者の苦痛をより理解できれば，問題は解決することが多い．患者本人が家族に伝える

こともある．しかしそうでない場合には患者のそばにいてもらい，患者の体験を共有してもらうとよい．

　また，家族のなかで誰が意思決定できるのかを把握しておくことも大切である．「どなたか，他に相談したほうがよい方はいらっしゃいますか？」と家族に尋ねてみる．決定権を持っている人が他にいることもあり，またキーパーソンは悲嘆が強いために独りで判断できない場合もあるからである．

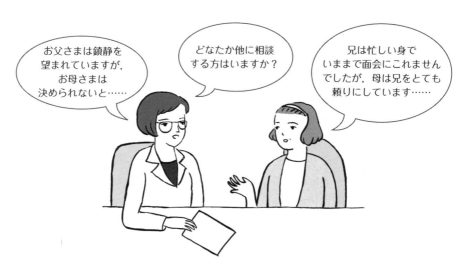

家族のなかで意思決定ができる人物を把握しておく

V コミュニケーション

72 最短の時間で最大の効果をあげる チューニング

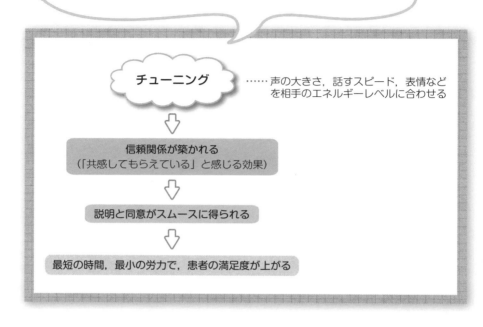

多忙な臨床現場で，最小の労力と最短の時間で，最大の効果をあげる方法としてチューニングを紹介したい．チューニングが成功していれば，様々な治療法を患者が安心して受け入れることができ，また患者の理解を得て医療をスムースに行っていければ患者の満足度も高まり，医療者側の時間的・心理的ストレスも減る．

1 情報を荷物にたとえると……

新しい治療法を説明するなど医療者は常に患者に情報提供を行い，同意を得ながら診療を行っている．情報を荷物にたとえてみる．すると，情報提供というのは医療者から患者に通じている道路を通って荷物を運搬することとイメージできる．患者との間に信頼関係がある状態とは，見通しのよい短い舗装道路が患者との間にあるようなもので，驚くほど短時間かつ最小の労力

で荷物（情報）を届けることができる．反対に，信頼が得られていない状態，つまり道ででこぼこだったり曲がりくねって見通しが悪ければ，当然，時間も労力も必要となる．一度よい道路となる信頼関係をつくっておけば，以降の診療は非常にスムースになるというわけである．

　ある医療者が鎮痛薬の説明を行ったところ患者に受け入れてもらえず，他の医療者が同じ鎮痛薬の説明を行ったら，患者は安心して短時間で同意してくれたということはよくある．その秘訣は，説明の内容ではなく信頼関係にある．不安げに抵抗していた患者も，信頼関係ができていれば安心して「あとはお任せします」と言える．何を話すかではなく，誰が話すかが大切とも言いかえることができる．

2　信頼関係は一瞬でできる

　信頼関係は，意外に短時間でできるものでもあり，逆に一瞬で台無しになることもある．ここで紹介するミルトン・エリクソンの「チューニング」は，筆者が長年診療態度として実践しており，簡単で効果的な方法である．

　チューニングというのは，ラジオのチューニングと同じでチャンネルを合わせるという意味で，ペーシング（テンポを合わせる）やミラーリング（鏡のように真似る）といわれることもあり，エネルギーレベルを相手に合わせるイメージである．具体的には，声の大きさや話すスピード，表情を相手と同じようにする．

　20世紀の米国の著名な心理療法家であるミルトン・エリクソンの臨床能力は卓越したものであったそうだが，その秘訣はこのチューニングであった．ミルトンは，相手のチャンネルを一瞬で見抜き，自らをチューニングしたのだそうである．チューニングによって，相手は「共感してもらえている」と感じる．

　親しい間柄では自然にチューニングが行われるが，医療者は様々なエネルギーレベルの患者に対応しなければならないので，意識的にチューニングを行う必要がある．話の内容はまったく同じでも，チューニングしながら話すかどうかで，患者が信頼を寄せるかどうかが変わる．話の内容や時間は変わらないのに信頼関係が築けるのだから，労力と時間の節約にもなる．

チューニングのコツ

●相手の声の大きさ，話すスピード，表情を相手に合わせる

入院中であれば，部屋に入る前のノックの音からチューニングする．エネルギーレベルの低い患者の部屋に入るときには小さくノックし，ゆっくり入っていく．カーテンがかかっていれば，ゆっくりカーテンを開ける．患者のそばに座り，患者の声と同程度の音量で，ゆっくり間をとりながら患者のペースに合わせて話をする．深刻な表情であれば，こちらも深刻な表情で対応する．反対に元気でにこやかな患者には，こちらも元気に笑顔で対応する，という具合である．

●逆にこんなことには注意が必要

エネルギーが消耗し元気がないときに，大きな声・早口で病室に入ってこられたら，それだけで「この人は自分のつらい状況がわかってない」と感じる．特に，がん診療では大きい声や早口に注意しよう．声が小さいぶんには「もっと声を大きくしてもらえますか？」と頼めるが，大声の医療者に向かって「声を小さくしてください」とは言いづらいからである．

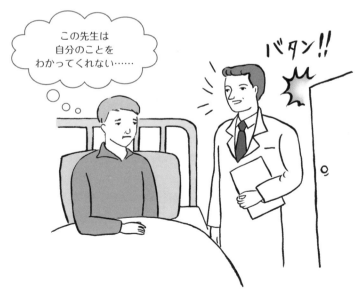

チューニングをうまく使えば，同じ時間のなかでも信頼関係を築きやすくなる

73 化学療法をやる・やらない：患者の選択への援助

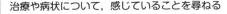

治療や病状について，感じていることを尋ねる

⬇

「大切にしたいこと」を尋ねる

「いま行っている治療について
どんなふうに感じていますか？」

⬇

自分自身のことを考えるきっかけになる

「どんなことを大切にしていきたいと
思っていますか？」
「どんなふうに過ごしたいと思って
いますか？」

⬇

化学療法と「大切にしたいこと」を照らし合わせ，情報提供を行う

家族が同席している場合には，患者の話に対する家族の気持ちを尋ねる

「このようにご本人はおっしゃって
いますが，ご家族はいかがですか？」

⬇

患者にとって最良の選択

化学療法を「やる・やらない」「続ける・止める」が問題になることがある．たとえば，「化学療法を行わないほうが適切と考えられるが，患者が化学療法を諦められない」場合，「患者の意思次第で治療方針が変わるような，医療的な判断が微妙」な場合，「化学療法が効く病状ではない，耐えられないと内心思っていても，"やらないことへの不安"から化学療法を選択する」場合などである．このような生命にかかわる選択をする際には，誰でも大きな不安や葛藤を抱くだろう．ここでは，そのようなときに患者が本当に望んでいる選択をしていくために，どのように援助を行ったらよいかを考えてみたい．

1 治療や病状についてどのように感じているか

患者が「何を感じ，何を望んでいるのか？」について，直接尋ねてみよう．医療者は，とかく治療についての情報提供に集中しがちである．多くの場合，医療者が説明する時間に対して患者が真意を語れる時間が短すぎる

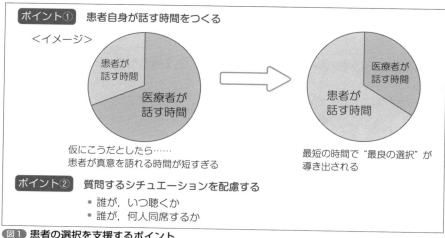

ポイント①　患者自身が話す時間をつくる

＜イメージ＞

患者が
話す時間

医療者が
話す時間

医療者が
話す時間

患者が
話す時間

仮にこうだとしたら……
患者が真意を語れる時間が短すぎる

最短の時間で"最良の選択"が
導き出される

ポイント②　質問するシチュエーションを配慮する
● 誰が，いつ聴くか
● 誰が，何人同席するか

図1 患者の選択を支援するポイント

（図1）．"医療者が話す時間"より"患者が話す時間"を多くしたほうが，最短の時間で"最良の選択"が導き出される．"最良の選択"が"患者が望むこと"であるのだから，これは当然のことである．

「いま行っている抗がん剤治療について，どのように感じてますか？」と直接尋ねてみよう．患者自身が「病状はよくはなっていない」と感じており，わざわざ時間と労力をかけて説明する必要がないことがわかる場合もある．この場合には，それに同意するかたちで説明をすこし追加するだけでよい．また，客観的に尋ねることで患者は bad news に対しての心の準備もできる．

2　どのようなことを大切にしたいか

a 大切にしたいことがわかると，情報提供の内容も変わる

患者自身も「何を望んでいるか」わからなくなっているときには，大切にしたいことを尋ねてみよう．「○○さんは，どんなことを大切にしていきたいと思っていますか？」「どんなふうに過ごしたいと思っていますか？」と尋ねてみる．

「治療」や「病状」の話題からいったん離れて，"ひとりの人間"としての切り口に目を転じ，話題を変えてみるのである．このほうが短い時間で"最

良の選択"へとつながることが多い．たとえば，「治らないことはわかって
いる．できるだけよい状態で家で家族と過ごしたい」ということが表出でき
れば，いま検討している化学療法はその大切にしたいことに照らして合わせ
ると，どう影響があるのかという視点での情報提供や話し合いを進めること
ができる．

b 患者にとっても視点を変えるきっかけに

　患者は医療機関で，医療者に「好きなこと，大切なこと」について尋ねら
れる機会はほとんどない．尋ねられることにより改めて自分自身のことを考
え，今後の生き方や目標を考えるきっかけになり，自分らしい治療選択をす
ることにつながる．こういった質問は，寝たきりの状態になってからでは遅
すぎることがある．体力があり，まだある程度は身体的な自由がきく時期に
したほうがよいのはいうまでもない．

3　家族が同席している場合

　ときに患者が家族のために無理につらい治療を続けており，家族に本心を
伝えられずにいることがある．質問をすることで，患者が家族の前で気持ち
を表出する機会となる．患者との話を，家族にそのまま「このようにご本人
はおっしゃっていますが，ご家族はいかがですか？」と振ることで，患者が
家族の気持ちを知る機会にもなる．患者と家族が互いに気持ちを表出し，話
し合うきっかけになり，よき選択への援助になる．

4　シチュエーションが大切

　「病状や治療についてどう感じているか」「大切なことは何か」といった問
いに答えるには患者が自分自身に向き合わなくてはならないが，本当に自身
と向き合えるかどうかは，その問いについて"誰が，いつ尋ねるのか"，"周
囲に誰が同席しているか，大人数に囲まれているのか1対1なのか"，さらに
"質問のタイミング"など，様々なことに影響を受ける．だから，患者が自
分自身と向き合いやすいシチュエーションを考えて質問すること，そして，
うまくいかなかったときは改めてよいシチュエーションを探すことが大切で
ある（図1）．

74 コミュニケーションは質問力

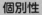

個別性　……人はひとりひとり異なる

⬇

患者ごとで「何に苦しみ，何を望んでいるのか」は異なる

⬇

"質問力"　が大切　……質問のレパートリーを蓄えよう！

個別性に合わせた
緩和ケアの提供

患者の満足が得られ，その人らしさの援助ができる

　患者の満足が得られる緩和ケアを行うためには，患者が何に苦しみ，何を望んでいるのかということを理解できるようなコミュニケーションを行うことが大切である．さらに医療者が患者の価値観や目標を理解できれば，患者に合った満足度の高い"オーダーメイド"の緩和ケアを行うことができ，医療者の無駄な迷いも減る．

　治療方針で迷ったら，あれこれ考える前に患者に直接聴いてみよう．答えは患者のなかにある．

1　個別性：人はひとりひとり異なる

　人はそれぞれ異なる価値観や好みを持っており，社会的な役割や家族背景も異なるので，がんになって何に困るか，何を大切にしたいか，などもそれぞれ異なる．"その人らしさ"を援助していくためには，このような個別性に応じた緩和ケアを行う必要がある．

臨床現場では多様な個性を実感する．たとえば，痛みのスケール上の数字が下がり医療者が満足している一方で，患者は「こんなに多くの鎮痛薬が必要なほど，病状が悪化しているのか？」などと不安が増し満足とはほど遠い状態であるとか，ブロックを行い痛みはよくなったが尿道カテーテルが入ったことで予想以上に気持ちが沈み，抑うつになる，というようなことがある．「薬をどんどん使ってもいいから痛みをゼロにしたい」という患者もいれば，「そこそこのコントロールで薬はあまり使いたくない」という患者もいる．

また，「大工の仕事に復帰できるくらいに痛みを和らげたい」「家事ができるくらいに痛みを和らげて，家族のなかでの役割を果たしたい」「家族に負担をかけたくないので歩けるようになりたい」「オピオイドをこれ以上使うと，計算も間違えるので困る．事務の仕事を続けたいので，痛みのコントロールはそこそこでよい」など，様々な事情で最終的な目標も人それぞれである．

2　患者を知るには質問が必要

このような個別性は医療者の想像を超えるものであり，患者に伝えてもらわないとわからない．ところが患者は，医療者が思う以上にこちらに対して遠慮をしており，質問されないとなかなか感情や望んでいることを表出してくれない．

ここで重要になるのが的確な質問である．よい質問は，たとえ短時間であっても患者が本当に望んでいることを引き出すことができる．また患者も，質問されることではじめて気持ちが整理され，自分が何に苦しみ何を望んでいるのかを認識できる，ということも多い．

3　"質問力"をつけよう（図1）

患者は思いの表出に躊躇するのが普通であるし，医療者も一人の患者に使える時間は限られている．どのような質問をすれば，患者の苦しみや望みを効率よく知ることができるだろうか．"苦しみ"はそのまま「何がつらいですか？」と尋ねれば，答えは返ってきやすい．しかし"望み"は，病気を抱

会話の流れで適切な質問は異なるので
質問のレパートリーを蓄えておくといいですよ！

望んでいること，目標，満足感について聴く

「もうすこし，ここがこうなったらいいなぁ，ということはないですか？」
「何か他にお手伝いできることはありませんか？」
「どのように○○さんを応援していけばいいですか？」
「○○さんの目標に合わせてお手伝いしたいと思っていますが，どんなことを目標にされていますか？」

薬剤調整についての希望，満足感について聴く

「もうすこし楽なほうがいいですか？」
「いまおっしゃられた痛みは，薬で調整したほうがいいですか？
（それとも，もうすこしいまの処方のままでやってみますか？）」
「痛みがとれたら，どんなふうに過ごしたいですか？」

図1 "質問力"をつけるレパートリー

えているという限界があるなかでの"望み"になる．このような"実現可能な範囲での望み"を引き出すには，患者に応じた的確な質問をするための豊富な質問のレパートリーが必要である．これが"質問力"である．質問は，会話の流れのなかで自然で適切であればどんなものでもよいのだが，ここでは筆者がよく使用する質問をすこし紹介しておこう．

a 望んでいること，目標，満足感について聴く

筆者は次のように尋ねている．「もうすこし，ここがこうなったらいいなぁ，ということはないですか？」「何か他にお手伝いできることはありませんか？」

たとえば，墓参りや旅行，外食に行きたい，車椅子でもよいので病室から出たい，看護師を呼ばずに一人で洗面やトイレをしたい，など望んでいることが語られることが多い．いまのままでは実現不可能であるが，ちょっとした工夫で実現可能であったり，医療者の目からみるといまでなければ実現しないような希望が表出されたりする．

また，医療者からみて患者の表情が冴えない様子で「不満足なのでは……」

と医療者が不全感を感じているときにも，この質問をしてみるとよい．意外に「満足しています」という返事が返ってくることもあり，また不満足ならどんなことを望んでいるのかがわかる．

　他にも，「どのように○○さんを応援していけばいいですか？」「○○さんの目標に合わせてお手伝いしたいと思っていますが，どんなことを目標にされているか，聴かせていただけますか？」などの質問も，同様に役に立つことが多い．

　「痛みがとれたら，どんなふうに過ごしたいですか？」と聴いてみると，望んでいることや目標の表出が促される．また十分緩和しきれない痛みがある場合に，このような問いをすることで望んでいることがわかり，痛みは消失しなくても望んでいることの実現を支援でき，満足が得られることがある．

　患者との関係や会話の流れで自然な質問ができるよう，レパートリーを蓄えておくとよい．

b 薬剤調整についての希望，満足感について聴く

　毎日，痛みについて質問されるのが負担という患者がいる．心身ともに余裕がない患者では，NRSなどのスケールで尋ねられるのが負担な場合もある．そうはいっても，適切な薬剤調整を行うには患者に痛みの状況を教えてもらう必要がある．そんなとき「もうすこし楽なほうがいいですか？」「痛みに対して，もうすこし薬を調整したほうがよさそうですか？」と，直接痛みについては聴かずに，薬剤調整についての希望を尋ねる．

　また，患者が「昨日より楽です」と言っても，まだ満足してはいけない．もうひと押し「もうすこし楽なほうがいいですか？」と質問し，「そうですね」という返答であれば薬剤調整を行おう．こういった微妙なやりとりが症状緩和の満足度を上げる．

> **"質問力"をつけるコツ**
> まず，いくつかの質問パターンを記憶しておき，それらを状況に応じて的確に使い分けられるようになることを目指そう．さらに，どういう質問をしたら，目の前の患者が何に苦しみ何を望んでいるのかを知ることができるのか，いつも考えよう．よい質問を思いついたらメモしておき，すこしずつレパートリーに加えていこう．

4　オープンクエスチョンの落とし穴

「調子はいかがですか？」「心配なことや不安なことは何ですか？」など答えの内容を特定しないオープンな質問をすると，患者によっては「大丈夫です」とか，逆に「全部，心配です」「何もかも不安です」というように，具体的なことは何もわからない答えが返ってくることがある．緊張していたり，気持ちが動揺・混乱しているとこのようになりやすい．このようなオープンクエスチョンをする際には，患者の本心が出てこない場合があることを頭に入れておこう．

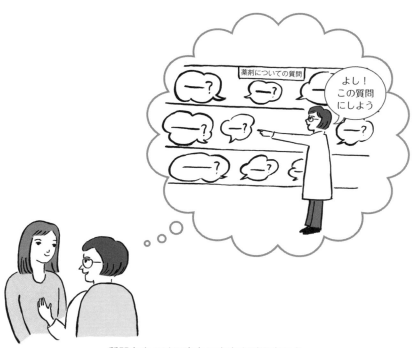

質問力をつけて患者の本音を引き出そう

75 難しい質問には逆質問

答えにくい質問　がきたら……

答えずに，逆に質問する

⬇

背景にある思いや考えを聴く

何度も同じ質問　を繰り返したら……

質問に答えるのではなく，聴く

⬇

疑問形式で，感情を表現しているのかも

　患者から病状の今後の見通しについて質問されても，答えにくい質問というのがある．また質問に答えても，何度も同じ質問を繰り返しされ，どう対応したらよいのか戸惑うことがある．そういったときにはすぐには答えず，逆にこちらから質問するのがよい．

1　答えにくい質問には答えなくてよい

　「私はあとどれくらいでしょうか？」「私は末期ということなのでしょうか？」「これからどうなるのでしょうか？」といった質問をされて，医療者側もドキッと動揺することがあるが，すぐには答えないことが大切である．
　こちらから「どうしてそう思われるのですか？」「どうしていまそう思うのですか？」「なぜ，いま余命を聴きたい気持ちになっているのですか？」「何か，具体的に心配されていることなどがありますか？」などと，逆に質

問を返す．または単に「あとどれくらい，というのは？」「末期，というのは？」「これから，というのは？」と聴き返す．言葉にしなくても首を傾げて眉をちょっと上げるだけでも，逆に尋ねているサインになる．

そして，患者の質問の背景にある思いや考えを，シンプルに尋ねてみることである．患者の質問に無理に答えずに，できるだけ繰り返しその背景を聴き出すことが大切である．質問すると「ある程度，覚悟はできているんです．ただ苦しむのではないかと不安なのです」「余命なんて，いくら医師でもわからないことはわかっています．ただ，残された時間をできるだけ家で家族と普通に過ごしたいのです」などと自分で答えを出すことも多い．

また，こちらが質問したあと，患者が沈黙することがある．沈黙されると，医療者側が不安になったり気を使って自分のほうから説明を始めてしまうことがあり，結局患者の本心が聴けないといったことがある．内面に触れるようなことを表現するときには，考えをまとめたり言葉を選んでいたりして沈黙するものである．沈黙したら，患者に合わせてすこし待つ習慣をつけよう．

2 何度も同じ質問，実は思いを表現している

われわれも，日頃から疑問形で感情を表現することがある．強い感情は，しばしば疑問形式で表わされるものである．たとえば，患者が「なぜ歩けないのだろう？」「なぜ食べられないのだろう？」などと，説明済みで理解が得られているはずなのに，何度も同じ質問を投げかけてくるときがある．「（なぜなら）脊髄転移しているからです」「腸が詰まっているからです」という答えを求めているのではない．疑問形式で，つらさ，不安，悔しさ，怒りなどを表現しているのである．したがって，「歩けない，飲めないのはつらい，悔しい」という感情を想像して，黙ってそばにいることである．

"歩けないこと"は説明済みでも，患者はまるで理解していないかのように「リハビリをして歩いて退院します」などと言ったりすることもある．一種の否認で，自分が壊れないようにする防衛機制である．説明を繰り返しても有効ではなく，辛抱強く待つことである（本人が希望すればリハビリも行う）．

3 普段から，すぐ答えない，逆質問の癖をつけよう

　逆質問は，前述のような深刻な問題に限らず，日常診療で大いに役立つ．たとえば，患者が「モルヒネはずっと飲み続けなければならないのですか？」と質問してきたとする．それに対して，すぐに「モルヒネは飲み続ける必要があります」とか「治療が効けばやめられます」と即答してしまうと，患者の質問の意図はわからずじまいになってしまう．

　「ずっと飲まなくてはならないと思っていらっしゃるのですね．何か気がかりなことがあるのですか？」と素朴に質問してみるとよい．すると，「飲み続けることへの不安」の場合もあるし，「モルヒネのおかげで楽になり助かっている．でも，他にも1日3回食後の薬があり，モルヒネも加えると1日5回も服薬をしなければならない．退院したら復職するので，きちんと5回服用できるかどうか心配」など（この場合は，患者のライフスタイルに合った剤形への変更につながる），患者の懸念によって対応方法も変化する．

　このように患者から何か質問されたらすぐ答えず，どうしてそのような質問をするのか，背景を理解できるような逆質問をするとよりよい緩和ケアにつながることになる．

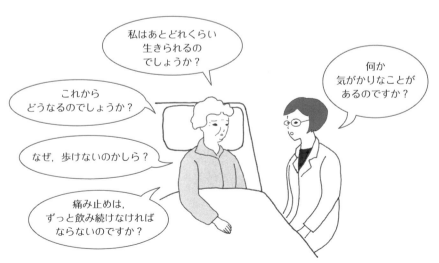

答えにくい質問には，逆に質問を返し，背景にある思いの表出を助ける

76 家族ケア

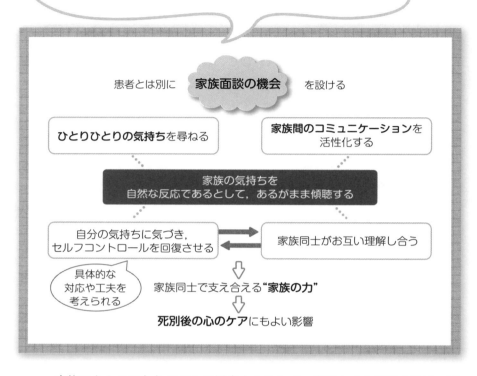

患者とは別に **家族面談の機会** を設ける

ひとりひとりの気持ちを尋ねる

家族間のコミュニケーションを活性化する

家族の気持ちを
自然な反応であるとして，あるがまま傾聴する

自分の気持ちに気づき，
セルフコントロールを回復させる

家族同士がお互い理解し合う

具体的な対応や工夫を考えられる

家族同士で支え合える**"家族の力"**

死別後の心のケアにもよい影響

　家族のなかのひとりががんに罹患することで，家族もまた衝撃を受け，死が近づくとその悲嘆はさらに強くなる．家族は，患者とともに苦しむ「co-sufferer」「第二の患者」と呼ばれ，ケアの対象となる．しかし，家族は自らがケアの対象であることや，医療者に気持ちを表現してもよいとは思っていない．家族ケアの鍵は，こちらから家族に気持ちを尋ねて「医療者に自分たちの気持ちを打ち明けてもよいのだ」と思ってもらうことにある．

1　家族に気持ちを聴こう

a 気持ちを聴く

　家族は，医療者に気持ちについて尋ねられることはほとんどなく，感情を抑えていることが多い．患者の前では家族も本心を十分表現できないことが

多いので，一度は家族面談の機会を患者のいない場面で別に設けるようにしよう．

「患者の病状をどう感じているか」から聴き始めて，「どんなことを心配しているか」「どんな想いでいるのか」「今後どんなふうに患者にかかわっていきたいか」など，家族の気持ちを聴く．また「相談に乗ってもらったり，支えてくれる人がいるか」を尋ね，「周囲からサポートしてもらったほうがよい」ことを伝える．家族自身もサポートが必要であることが自覚できるとよい．ときに，家族が患者以上に落ち込んでいたり，家族が自分の問題に悩んでいる場合もあり，誰にも話せないでいることがある．そうしたことも別室で表出できる意義は大きい．

b 気持ちへの対応

家族の気持ちは，単に"悲しい"というものだけではなく，怒り，被害感，不信感，罪悪感など様々である．気持ちが表出されたときは，話をさえぎらずに聴く．自然な感情であることや，気持ちを表出してよいとのメッセージになる．泣くときにも「泣いていいのですよ」と，自然な反応であることを保証する．このような傾聴を行うことで，家族は自分の気持ちに気づいて整理し，セルフコントロールを回復させ，具体的な対応や工夫を考えることができるようになる．また，死別前に十分に悲しみなどの感情を表現しておいたほうが，死別後の立ち直りにもよい影響をもたらすといわれている．

「つらいですね」「大変ですね」という言葉を安易にかけると，深い悲嘆のなかにある人にとっては「わかってもらえた」と思えたときでなければ，空虚に響くことがあるので注意しよう．何も答えずに黙って情を込めて，ただうなずくだけで十分のことが多い．

2　家族間のコミュニケーションを活性化する

家族の悲嘆は強いので，できる限り傾聴することにつきるが，現場では十分時間がとれないことも多い．そこで，家族同士が互いに支え合えるよう家族に働きかけるとよい．また，家族が互いに支え合えるようになると，そのまま死別後も続けて支え合えるようになる．

家族全員に集まってもらい，「患者の病状をどう感じているか」ひとりひとりに聴いたうえで，必要なら病状を説明する（医師以外の場合には「医師

は○○と考えています」という具合に伝える）．続いて，本項の1-aで述べたように「ここまでの話をどんなふうに感じたか」「心配なことや気がかりなことは何か」「今後どんなふうにかかわっていきたいか」といった流れで気持ちを表現できるよう質問する．また「お互いを思いやってこられたご家族なのですね」などと意図的に家族の絆を表現するとよい．家族がお互いを理解し合い，気持ちに焦点を当てて情緒的なコミュニケーションができるように面談を進行させる．具体的には「お姉さんはこうおっしゃってますが，弟さんはいかがですか？」などと家族の話をそのまま，他の家族に振る．家族をひとり失うという危機に直面している状況下では，このような家族自身の力を引き出していく調整も，医療者の役割である．

　家族全員が集まれないときや，家族間のコミュニケーションが良好な場合には，必ずしも全員が集まらなくてもよい．ひとりひとりの家族に会うときに，同様の質問を行いながら気持ちを聴く．そして「他のご家族の方は，どのように思っていますか？」「いま話されたことは，他のご家族にもお話しされていますか？」「他のご家族も，同じように思っていらっしゃるのでしょうか？」などと質問し，家族間のコミュニケーションを図ることの必要性に家族自身が気づけるとよい．

3　熱心な家族

　昼夜問わず休みない看病をしたり，休職や退職をして看病するなど，医療者からすると過度に頑張っているようにみえる家族を前にすると，どう対応したらよいのか悩むときがある．そういった家族に，安易に「お疲れでしょうから休んでください」などと労いのつもりで言葉をかけると，逆効果なことがある．家族は「疲れてもいいから，できる限りのことをしたい」「自分は仕事人間だったので，妻にできるだけのことをしたい．それでも亡くなったときはきっと，不十分だったと後悔すると思います」といった気持ちで，心残りのないようにしていることもあるからである．

　ときに，患者が希望しない治療や代替療法などを家族が求めることもあるが，背景には強い悲嘆があることが多い．家族の求める治療を無下に否定せず，背後にある気持ちを読みとって患者とのコミュニケーションを促すようにする．

4　遺族ケアにとっても，患者へのケアが何よりも大切

　　家族が「よい医療者に出逢えた」「最善の治療を受けることができた」「患者が大切な人に伝えたいことを伝えられた」と思えることは，死別後の家族の支えとなる．家族によっては「最期まで頑張って世話することができた」「最期に看取ることができた」「故人の望みである外泊を叶えることができた」などと思えると，つらいときの支えとなる．このような，死別後に家族が「よかった」と思えるようなことを目指して，信頼される誠実で温かいケア，そして身体症状の緩和を行うことが，遺族ケアにつながるのである．

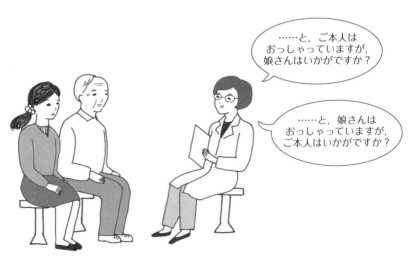

……と，ご本人はおっしゃっていますが，娘さんはいかがですか？

……と，娘さんはおっしゃっていますが，ご本人はいかがですか？

外来で家族が付き添ってきた際には，それぞれの気持ちを共有するチャンスになる

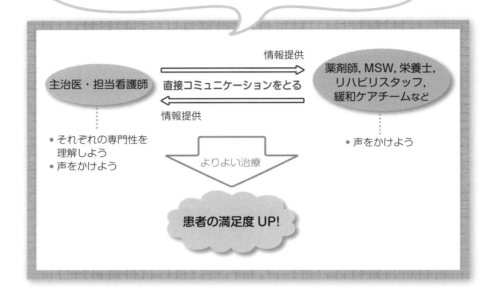

> ## 77 チーム医療の"うまくいっているつもり"が危ない！

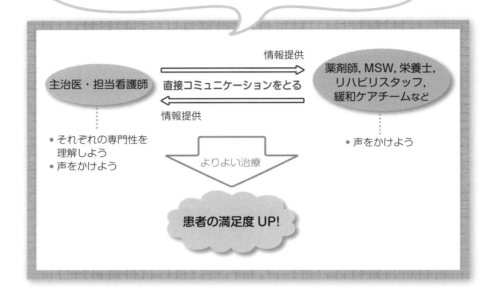

1 医師・看護師は各専門職への橋渡し役

　日頃，患者の一番そばにいて治療に影響を及ぼすのは，一般に医師と看護師である．看護師は，その専門性だけではなく医師不在時にも医療的な対応を行う．そういった意味で看護師と医師は互いに欠くべからざる一心同体ともいえ，両者が互いに話し，聴き，尊重し協力し合うのは当然である．

　ここで述べようとしているチーム医療の問題は，主治医・担当看護師とそれ以外のスタッフとの関係，つまり薬剤師・リハビリスタッフ・医療ソーシャルワーカー（MSW）・栄養士・緩和ケアチームなどとの関係である．これらのスタッフの専門性を患者が享受するためには，主治医・担当看護師が患者のニーズを把握し，診療の依頼や紹介を行うところから出発する．主治医・担当看護師は，患者と各専門職との橋渡し役なのである．それには，主治医・担当看護師が各職種の専門性（誰がどういうことに秀でており，何ができるのか）ということを十分理解している必要がある．卓越した専門性を

個別的に導入することにより，患者に提供される医療の質ははるかに向上し，結果的に主治医・担当看護師の負担も軽減する．

2 専門性を活かすには

　各職種がその専門性を十分活かし役に立たせるためには，患者や家族についての情報を十分把握し，主治医・担当看護師がどのようなことを期待して介入を依頼したのかを知る必要がある．カルテを読むだけでは正確に把握することは難しく，やはり主治医・担当看護師とのコミュニケーションが重要な情報源となる．専門家として患者ごとに個別性の高い適切な治療を提案・提供し，主治医や担当看護師の要望に答えるためには，直接コミュニケーションをとることが大切なのである．

3 患者の立場になると

　複数の医療者が1日のうちに代わるがわる訪問し，「いかがですか？」「痛みはどうですか？」などと同じ質問をすると患者によっては負担を感じたり，また「職種間で連携がとれていないのでは？」と不安や不満につながる．患者に連携不足と感じられないように，医療者間でコミュニケーションをとることが大切である．

4 医師と看護師から声をかける

　他のスタッフは「医師と看護師を煩わせたくない」という遠慮から，声をかけられないでいる場合がある．医師と看護師はこの「他のスタッフに遠慮されている」という事実にまず気づき，自覚してほしい．

チーム医療のコツ
医師や看護師は，他の専門職に「○○さんはどんな様子ですか？」とそのつど声をかけてみる．

5 他のスタッフも遠慮しないで声をかける

　医師や看護師がスタッフにあまり声をかけてこないからといって，それは決して"話をしたくない"からではない．実はむしろ「病棟に来てくれたけど，何も言わずに帰ってしまった．今日はどんなことをしたのかな？」と思っていることのほうが多い．

　タイミングを見計らい，遠慮せずに医師や看護師に声をかけてみよう．1回でだめでも，何度でも声をかけるとよい．

　ただし，それ相応の覚悟も必要である．「余計な口出し」と言われてへこむようでは困る．プロ意識を持って，何度でもチャレンジしよう．

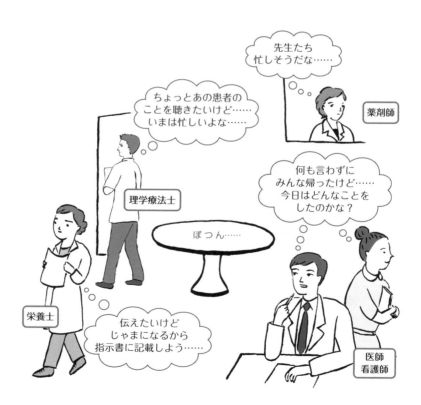

索　引

―――――― 薬剤索引 ――――――

MSコンチン® 28
MSツワイスロン® 28
アジスロマイシン 223
アセトアミノフェン 19，121，153，157
アナフラニール® 172
アナモレリン 189，193，194
アミトリプチリン 94，96，172
アモキサピン 172
アモキサン® 172
アリピプラゾール 172，275，276
アルファカルシドール 223
アルプラゾラム 164，266
イトプリド 172
イフェンプロジル 94，96
ウインタミン® 172
エスゾピクロン 275
エソメプラゾール 15，17
エチドロン酸二Na 223
エドルミズ® 193
エビリファイ® 172
エロビキシバット 226，227
オキシコドン 13，23，24，28，29，35，44，52，53，54，64，84，140，263
オキシコンチン® 28
オキノーム® 28
オクトレオチド 240，242
オピオイド →「事項索引」をみよ
オプソ® 28
オランザピン 172，212，214，275，276

カイトリル® 212
ガナトン® 172
カルシトリオール 223
カルバマゼピン 94
クエチアピン 172，212，275，276
グラニセトロン 212
クロナゼパム 93，94，96，98，140，164
クロミプラミン 172
クロルプロマジン 171，172，275，276，279
ケタミン 94，96，101，102
コデインリン酸塩 11，24，28，44，263
コントミン® 172
酸化マグネシウム 222
ジアゼパム 98，157，164
ジクロフェナク 140
ジヒドロコデインリン酸塩 28
ジフェンヒドラミン 32，212
ジプレキサ® 172，212
ジプロフィリン 212
シプロフロキサシン 223
スコポラミン 206
ステロイド →「事項索引」をみよ
スピロノラクトン 253
スボレキサント 273，274，275
スルピリド 172
セフジニル 223
セフポドキシムプロキセチル 223
セルトラリン 172
セレコキシブ 17，223

セレネース® 172, 212
セロクエル® 172, 212
ゾルピデム 275
タペンタ® 28
タペンタドール 13, 23, 24, 28, 29, 31, 32, 44, 52, 54, 263
ダントロレン 157
ツートラム® 28
テトラサイクリン 223
テトラミド® 172, 278
デパケン® 172
デュロキセチン 94, 96
ドグマチール® 172
トスフロキサシン 223
トラゾドン 172, 278
トラベルミン® 212
トラマドール 13, 28, 44, 263
トラマール® 28
トリプタノール® 172
トルバプタン 254
ドンペリドン 172
ナウゼリン® 172
ナルサス® 28
ナルデメジン 32, 229, 230
ナルラピド® 28
ニザチジン 15
ニトラゼパム 275
ノバミン® 172, 212
ノルトリプチリン 94, 96
バクロフェン 93, 94, 96, 98, 99, 157
パシーフ® 28
バルプロ酸ナトリウム 94, 96, 99, 164, 172
バレリン® 172
パロキセチン 172
ハロペリドール 171, 172, 212, 215, 275, 276, 279, 293
ヒドロキシジン 215, 244

ヒドロモルフォン 13, 23, 24, 28, 29, 31, 32, 35, 39, 44, 52, 53, 54, 64, 88, 140
ファモチジン 15
フェキソフェナジン 223
フェノバルビタール 287, 293
フェンタニル 13, 23, 24, 29, 35, 41, 44, 52, 54, 84, 121, 263
――口腔粘膜吸収剤 64, 68, 73, 78
ブチルスコポラミン 207, 215, 240, 243
プリンペラン® 172, 212
フルニトラゼパム 275, 285, 293
フルボキサミン 172
プレガバリン 94, 96, 99
プロクロルペラジン 171, 172, 176, 212, 215
フロセミド 254
ブロチゾラム 275
ブロナンセリン 172, 276
ベタメタゾン 112, 265
ペニシラミン 223
ペロスピロン 172, 212, 214, 276
ポリエチレングリコール 32, 221, 224, 226
ミアンセリン 172, 278
ミコフェノール酸モフェチル 223
ミソプロストール 15
ミダゾラム 101, 102, 104, 163, 164, 202, 215, 244, 266, 275, 279, 285, 293
ミノサイクリン 223
ミルタザピン 93, 94, 96, 97, 140, 212, 213, 278
ミロガバリン 93, 94, 95, 96, 99, 108, 140
メキシレチン 94, 96, 99
メサドン 29, 52, 55, 81, 84, 86, 88, 112, 157

メチルプレドニゾロン　112，160
メトクロプラミド　172，207，212，
　215，244
メマンチン　93，94，96，97，98
モサプリド　215
モビコール®　224
モルヒネ　13，23，24，28，29，35，
　44，52，53，263
　——坐剤　47
モルペス®　28
ラコサミド　93，94，95，96，101，
　103，108
ラベプラゾール　223
ランソプラゾール　15
リスパダール®　172，212
リスペリドン　172，212，276

リセドロン酸Na　223
リドカイン　94，96，99，101，103
リナクロチド　225，226，231
リフレックス®　212
リルマザホン　275
ルビプロストン　226
ルーラン®　172，212
レメロン®　212
レンボレキサント　274，275
ロキソプロフェン　140
ロスバスタチン　223
ロナセン®　172
ロラゼパム　266
ロルメタゼパム　275
ワントラム®　28

事項索引

欧　文

add on 方式　83
conscious sedation　204
COX　11
COX-2 選択的阻害薬　16
CTZ　207
CYP2D6　30
CYP3A4　30，84
H_2受容体拮抗薬　15
Helicobacter pylori　14
Mirels の病的骨折予測表　148
myofascial pain syndrome（MPS）　127
Na^+チャネル阻害薬　104
NMDA受容体拮抗薬　102
NSAIDs　11
　——潰瘍　14
Numerical Rating Scale（NRS）　4
Palliative Prognostic Index（PPI）　265
parathyroid hormone-related protein
　（PTHrP）　199

PG　11
PPI　15
Spinal Instability in Neoplastic Score
　（SINS）　146，147
stop and go方式　81
time limited trial　198

和　文

アカシジア　172
悪液質　191
悪性腸腰筋症候群　98，155
悪性腹水　251
アルコール多飲　269
アロディニア　106

易感染性　182
遺族ケア　323
痛みのスケール　2

痛みの性状の表　9
溢流性便秘　234

栄養管理　196
嚥下障害　49

嘔吐　31
悪心　25, 31, 168, 203, 207, 211
オステオトーム　126
オピオイド　23, 115, 219, 262
　　――スイッチング　43
　　――注射　33, 38
　　――抵抗性　90
　　――誘発性便秘治療薬　229
オリーブ浣腸　237
オンコロジーエマージェンシー　141

化学受容器引金帯　207
過活動型せん妄　272
覚せい剤　116
家族ケア　320
家族への説明　301
仮面様顔貌　174
間欠的鎮静　290
換算比　44
肝障害　22
肝代謝低下　56
関連痛　125

き
飢餓状態　191
逆質問　317, 319
急速鎮痛　38
強オピオイド　26
緊急性　33, 42
筋・筋膜性疼痛　127
筋弛緩薬　157
筋れん縮　93, 98, 157

け
経口オピオイド　27

倦怠感　204

こ
抗アルドステロン薬　253
高カルシウム血症　142
高カロリー輸液　197
口腔カンジダ症　183
口腔ケア　247
抗けいれん薬　95
高血糖　161
交差耐性　45
抗精神病薬　276
叩打痛　144
高マグネシウム血症　224
高齢者　31
呼吸困難　24, 203, 257, 262
骨修飾薬　90
骨転移　110, 125, 130, 150
個別性　312
コミュニケーション　312

さ
酸素投与　261

し
シクロオキシゲナーゼ　11
持続痛　78, 132
持続的鎮静　290
持続的深い鎮静　291, 296
シチュエーション　311
質問力　312
しびれ　141
弱オピオイド　26
終末期　196
消化性潰瘍　181
神経障害性疼痛　90
腎障害　29, 51
信頼関係　307

す
衰弱　49
錐体外路症状　171
睡眠コントロール　285

睡眠薬　272，283

ステロイド　111，177，181，185，243，264
　　──パルス療法　159

制吐薬　211，244

脊髄圧迫　141

脊椎　146
　　──転移　141

セルフケア　248

セロトニン症候群　213

漸減法　186

漸増法　185

せん妄　25，102，169，269

増量　36
　　──間隔　57

速放性製剤　62

即効性製剤　60

た
大腸刺激性下剤　220

体動時痛　150

タイトレーション　40，73，79

ち
チーム医療　324

チューニング　306

長管骨　148

調節型鎮静　291

腸閉塞　238

鎮静　290
　　──の目標　5
　　──補助薬　89，93，101，105，106

つ
追加投与　74，75

通過障害　49

て
デルマトーム　126

と
疼痛治療　113

突出痛　59，79，132

突発的呼吸困難　258

ドレナージ　241

ね
眠気　19，25，39，66，95，103，120，121，269

は
排便コントロール　217

パーキンソニズム　174

バソプレシンV₂受容体拮抗薬　254

バッカル錠　73，80

バルビツール酸系薬　286

ひ
非ステロイド性抗炎症薬　11

評価シート　9

病的骨折　146

ピロリ菌　14

腹腔穿刺　254

副甲状腺ホルモン関連蛋白　199

腹部膨満感　251

不眠　282，283

プレアルブミン　191

プロスタグランジン　11

プロトンポンプ阻害薬　15

糞便塞栓　231，235

便イラスト　8

ベンゾジアゼピン系薬　266，285

便秘　31，217，233
　　──治療薬　220

放射線治療　109，111

ま
マイヤーソン徴候　174

麻薬　116

満月様顔貌　183

眉間反射　175

や

夜間に増強する痛み　138
薬剤性錐体外路症状　171
薬物相互作用　30
ヤブ医者療法　107

ゆ

有効限界　26
有効用量　73

輸液　196

利尿薬　253
リンパ浮腫　92

ループ利尿薬　253

れ

レスキュー薬　58, 62, 69, 136, 252

著者紹介

余宮 きのみ（よみや きのみ）
埼玉県立がんセンター緩和ケア科 部長

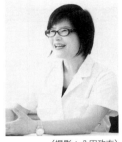
（撮影：八田政玄）

·経 歴·
1991年　日本医科大学卒業
　　　　　内科，整形外科，神経内科を経て
1994年　日本医科大学　リハビリテーション科
2000年より現職，緩和ケア病棟，緩和ケア外来，
　　　　　緩和ケアチームで緩和ケアを実践

·その他·
日本緩和医療学会 専門医
日本緩和医療学会 緩和医療ガイドライン統括委員会 副委員長
日本緩和医療学会 がん疼痛薬物療法ガイドライン改訂 WPG副員長
日本がんサポーティブケア学会 骨転移と骨の健康部会 委員
日本緩和医療学会 がん疼痛薬物療法ガイドライン改訂 WPG員長
（2014年版，2020年版）
埼玉がんリハビリテーション研究会 世話人
ルーテル学院大学附属人間成長カウンセリング研究所 カウンセリング課程修了

ここが知りたかった緩和ケア（改訂第3版）

2011年10月 5日　第1版第1刷発行	著　者　余宮きのみ
2016年 6月10日　増補版第1刷発行	発行者　小立健太
2019年 6月10日　第2版第1刷発行	発行所　株式会社 南江堂
2020年 2月 1日　第2版第2刷発行	☏113-8410 東京都文京区本郷三丁目42番6号
2023年 7月10日　改訂第3版発行	☎(出版)03-3811-7236 （営業）03-3811-7239

ホームページ https://www.nankodo.co.jp/
印刷・製本 日経印刷
装丁 渡邊真介／イラスト 柏木リエ

Clinical Pearls You Really Wanted to Know in Palliative Care
© Nankodo Co., Ltd., 2023

定価は表紙に表示してあります．
落丁・乱丁の場合はお取り替えいたします．
ご意見・お問い合わせはホームページまでお寄せください．

Printed and Bound in Japan
ISBN978-4-524-20666-7

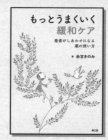
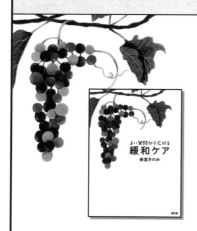